Der Scheintod,

oder

Sammlung der wichtigsten Thatsachen und Bemerkungen

darüber,

in

alphabetischer Ordnung

mit einer Vorrede

von

D. Christ. Wilh. Hufeland,

Königl. Preuß. Geh. Rath und wirklichem Leibarzte ꝛc.

Berlin,

in der Buchhandlung des Commerzien-Raths Matzdorff,

1808.

Vorrede.

Der Mensch kann in einen todtenähnlichen Zustand verfallen, in demselben mehrere Tage lang verharren, und nachher wieder zum Leben erwachen.

Alle gewöhnlich so genannten Kennzeichen des Todes sind ungewiß, selbst die Elektrizität und den Galvanismus nicht ausgenommen.

Das einzige sichere Kennzeichen des wahren Todes, d. h. der Aufhebung nicht blos des Lebens, sondern auch der Lebensmöglichkeit, — ist die Fäulniß, und folglich das einzige Mittel, das Lebendigbegraben zu verhüten, ist, die Leichname nicht eher zu begraben, als bis sich die Spuren der Fäulniß am Unterleibe zeigen.

Da nun das Aufbewahren der Verstorbenen bis zu diesem Zeitpunkte in den Privatwohnungen mit mancherlei Nachtheilen verbunden, ja bei den Armen ganz unmöglich ist, so sollten auf den Begräbnißplätzen öffentliche Leichenhäuser errichtet werden, wo die Leichname ihre Quarantaine unter gehöriger Aufsicht halten könnten, — so wie dies in Weimar vor nun fast 20 Jahren geschehen ist, und von dem Publikum allgemein befolgt wird.

Diese höchst wichtigen und völlig entschiedenen Wahrheiten können nicht oft genug wiederholt, und die sie bestätigenden Beispiele nicht oft genug dem Publikum vor Augen gestellt werden, da die Menschen gar zu sehr geneigt sind, das Sterben, und was damit zusammenhängt, zu vergessen, und Beispiele mehr Eindruck machen, als Vernunftgründe.

D. Hufeland.

Einleitung.

Die, in mannigfaltigen Erfahrungen begründete Gewißheit, daß Unwissenheit oder Unvorsichtigkeit schon so manchem Scheintodten das Leben absprach, und ihn in dem Zustande gebundener Lebenskraft dem wirklichen Tode preisgab — diese traurige Gewißheit ist eine Quelle der peinlichsten Unruhe geworden und hat die Schrecken des Todes verdoppelt. Unzählige, die den Tod an sich nicht ängstlich scheuen, erbeben bey dem Gedanken: ‚ich kann einmal lebendig für todt gehalten und scheußlich gemordet werden.‟ Und bey jedem Todesfalle einer von uns gekannten, geschätzten oder gar geliebten Person wird unsre Theilnahme und unser Schmerz durch den qualvollen Zweifel erhöhet: „sie ist vielleicht nicht todt sie schläft wol nur.‟

Mit Recht sagt Unzer in seinem Arzt und Frank in seinem System der medicinischen Policey: „die „Zahl der Lebendig-Begrabenen ist gewiß größer, als die, „der Selbstmörder.‟ — Diesen großen Aerzten stimmt der menschenfreundliche Markus Herz bey, indem er behauptet: „kaum ist noch Eine Stadt auf Erden, in der „man nicht Eine oder mehrere Geschichten von Todten „aufbewahrete, werche bald in einer veränderten Lage, bald „in offenem Sarge, bald mit verwundeten Theilen des, „beym Erwachen vom Scheintode, verzweiflungsvoll zerfleischten Körpers — gefunden wurden‟ — Mit heiligem Eifer reden Faust, Wendelstädt und andre gefühlvolle Aerzte den scheintodten Schlachtopfern kriegerischer Wahlplätze das Wort, und versichern, „daß bis jetzt „Tausende, die auf Schlachtfeldern nur scheintodt dalagen, „von der undankbaren Menschheit ausgestoßen, für wirk„lich todt gehalten, unbarmherzig entkleidet, der nächtlichen

„Kälte preisgegeben und rettungslos in die gemeinschaftli=„chen Gruften gestürzt wurden.“ — Ist es aber verdienst= und ehrenvoll den Tod für's Vaterland zu sterben, so ist es auch empörend und himmelschreiend, das bis zur stärk=sten Ohnmacht verblutete, aber noch rettungsfähige, Opfer für eine heilige Sache ohne Erbarmen zu morden und den schlummernden Lebensfunken nicht zu respectiren, wie sehr auch die Stimme der Menschheit es zur unerläßlichen Pflicht macht.

Immerhin mag es seine ganz eigenen Schwierigkeiten haben, auf bluttriefenden Kampfplätzen die Scheintodten von der Saat Gottes gehörig zu sondern, und schöpferisch thätig zu seyn; — hat uns nicht der edel rastlose Bücke=burger diese Bedenklichkeiten überwinden, diese Schwie=rigkeiten beseitigen gelehrt? — (s. Faust).

Weniger erschwert durch Umstände ist das Retten derer, die auf friedlichem Sterbebette scheintodt dahinsinken. Und doch! — wie viele Hunderte mordeten wir bis jetzt auch von diesen noch! — —

Unendlich glücklich würd' ich mich schätzen, wenn mein Vorschlag (s. Familienbündniß) diesen Unvollkommen=heiten unsrer bisherigen Rettungsanstalten nach und nach abzuhelfen in Stande wäre.

Zwar konnte es dem Sammler und Herausgeber die=ses Scheintodten=Wörterbuchs nicht entgehen, daß seine Idee — alles, was auf den Scheintod unmittelbar Bezug hat, in alphabetischer Ordnung zusammenzustellen — ihre eigenthümlichen Unvollkommenheiten mit sich führt; aber das unpartheyische Auge wird auch die Vorzüge dieser Idee nicht übersehen. Es sey ihm erlaubt, hier nur auf Eine derselben aufmerksam zu machen: Wenn ein geliebtes Familienglied plötzlich verstirbt, oder ein todtgeglaubtes unvermuthet wieder erwacht und so die Seinigen entweder in bange Trauer oder in frohe Bestürzung setzt, wird man da im Stande seyn, dasjenige, was für diesen Augenblick der Eile und rascher Maßregeln allein interessirt, aus einem systematisch bearbeiteten Scheintodten=Rettungs=Werke, ungesäumt herauszusuchen und aufzufinden? — Ich zweifle! — Nimmt man hingegen in solchen kritischen Augenblicken, wo oft nur die schleunigste Anwendung zweckmäßiger Hülfe das wirkliche Hinsterben, oder das tödtliche Zurücksinken in den Zustand des Scheintodes verhindern kann — dieß Wörterbuch zur Hand: so dürfte es auch im Augenblicke der Bestürzung nicht schwer seyn, ungesäumt aufzufinden, was man sucht.

Seit 1774, dem Stiftungsjahre der Humanitäts-Gesellschaft zu London bis zum Jahre 1796, also innerhalb 22 Jahre, sind daselbst 2175 Scheintodte (Ertrunkene, Erfrorne, Erhenkte rc.) in's Leben zurückgerufen worden.

Der zu einem ähnlichen Zwecke zu Amsterdam errichteten Gesellschaft glückte dieß menschenfreundliche Geschäft innerhalb der Jahre 1767 bis 1793 bey 990 Scheintodten.

Durch die Hamburger Rettungs-Anstalten wurden binnen 5 Jahren 107 verunglückte Menschen ins Leben zurück gerufen — —

Und diese Geretteten verdanken ihre Rettung großentheils nur ihrer Aufsehen-erregenden, sogenannten Todesart. Aber muß man denn eben ertrinken, erfrieren, erwürgt werden, um wenigstens in großen Städten vor dem schrecklichen Schicksale, lebendig begraben zu werden, gesichert zu seyn? Freylich veranlaßt Ein Ertrunkener mehr ärztliche Untersuchung, ob der Tod scheinbar oder wirklich erfolgt sey, als hundert Menschen, die in ihren Betten gestorben zu seyn scheinen. Alles bemühet sich, in jenem die vielleicht nur schlummernde Lebenskraft in neue Thätigkeit zu setzen, während daß man diese, ohne nur eine Hand anzulegen, für todt hält, und ohne weitere Untersuchung begräbt. Wir würden erstaunen, und unserm Leichtsinne fluchen, wenn wir wüßten, wie manche lebendig auf den Kirchhof gebracht und mit der Erde bedeckt wurden, die zugleich das letzte Verbrechen ihrer Mitmenschen deckt! — —

A.

Abhandlungen der Londoner k. Gesellschaft zur Rettung verunglückter und scheintodter Menschen.

Enthalten eine Menge Nachrichten von solchen Scheintodten, welche, durch die menschenfreundlichen Bemühungen dieses wohlthätigen Instituts, in's Leben zurückgebracht wurden. Sie sind 1798 aus dem Englischen in's Deutsche übersetzt worden.

Acilius Aviola und L. Lamia werden als Scheintodte verbrannt.

Bey den Römern trug sichs mehrmals zu, daß die Todten erst auf dem Scheiterhaufen wieder zum Leben kamen. Plinius erzählt dieß von dem Consul Acilius Aviola und dem Prätor L. Lamia. Diese wurden aber nicht mehr gerettet, weil die Flamme schon zu stark um sich gegriffen hatte. Deswegen entstand schon damals der Gebrauch, vor dem Verbrennen dem Leichname ein Glied am Finger abzuschneiden, um die etwa noch übrigen Spuren von Lebensgefühl zu entdecken. Freilich besser ein Glied am Finger weniger, nach dem Erwachen aus dem Scheintode, als lebendig verbrannt zu werden! (De funeribus Roman. Lib. I. Cap. XIII.)

Alberti — schrieb:

„Medicina theologica." Seite 370. ꝛc. sind mehrere Schriftsteller, die über den Scheintod geschrieben haben, gesammelt.

Anatomie=Scheinleichen: (s. Brühier's Cadaver — Brühier's Edelmann — Espinosa. Junker. Prevost.)

Apnoia (s. Scheintod).

Appollonius von Tyana, und Asklepiades.

Schon in den frühsten Zeiten der Menschengeschichte machten sich die griechischen Aerzte Appollonius von Tyana und Asklepiades dadurch berühmt, daß sie scheintodte Menschen, vor dem Verbrennen ihrer vermeintlichen Leichname, schöpferisch ins Leben zurückriefen.

Aergerliche: wie sie im Scheintode zu retten sind (s. Leidenschaftliche).

Armfeld (die Freyfrau von) stirbt scheintodt, und gebiert in der Todtengruft.

Herr Hildebrand, unter den Bürgerlichen unstreitig der begütertste Privatmann in ganz Schweden, besitzt in der Landschaft Sterike das Eisenwerk Bystadt, wozu eine eigene Kirche gehört, in deren Nachbarschaft der Küster wohnt. Im Jahre 1785 vernahm dieser einst am späten Abend Töne des Schreckens und Entsetzens. Sie drangen aus der Kirche zu seinen Ohren. Er hörte ein aus der Erde hervordringendes Stönen, Wimmern und Wehklagen. Durch die Vorurtheile der Erziehung von Jugend an furchtsam, war er nicht im Stande, über den natürlichen Ursprung dieser Töne ruhig nachzudenken. Vielmehr eilte er ohne Herz und Kopf, um die Nachricht den Seinigen mitzutheilen

Indessen erregte die Schreckens=Erzählung die Neugierde einiger sogenannten Beherzten. Man schlich vorwärts, und horchte bei jedem bedachtsamen Schritte. Es war entsetzlich, wie bei nächtlicher Stille schon in bedeutender Ferne das durchdringende Gekreische und ein erschütterndes Wimmern bis zu den Ohren der Horchenden drang.

Sie glaubten die Worte: „Gott!" — „Jesus" — „Erbarmung!" dunkel vernommen zu haben.

Ja wohl „Gott! Jesus! denn wer anders als die können Euch unglücklichen Seelen helfen" dachten sie mitleidig seufzend — und eilten zurück, um nicht länger Zeugen einer so erschütternden Scene zu seyn. Triefend von Angstschweiße hüllten sie sich tiefer als je in ihre Betten, und träumten von marternden Teufeln, ohne zu ahnen, daß sie selbst in ihrer Unwissenheit diese waren.

Am nächstfolgenden Morgen führten Dienstgeschäfte den Küster und Neugierde einige andere Menschen, die von dem nächtlichen Wimmern gehört hatten, in die Kirche. Der Kommenden harrete ein entsetzlicher Anblick. Eine Wöchnerinn lag todt in ihrem Blute und hatte ein todtes Kind im Arme. Die Sache hing so zusammen:

Die Hildebrandsche Tochter, an Herrn von Armfeld verheyrathet, war schwanger, und wünschte auf dem väterlichen Landgute Bystadt ihre Niederkunft zu halten. Die Geburtsschmerzen erschöpften und überstiegen ihre Kräfte, und sie starb, nach langer Marter, unentbunden. Ihr Tod war indessen nur Scheintod. Gleich einer wirklich Gestorbenen lag sie ohne Empfindung in einer lange anhaltenden Ohnmacht, und ward sogleich in das Familien-Gewölbe am Hochaltare beigesetzt.

Gegen die Nacht war die Scheintodte aus ihrer tiefen Ohnmacht erwacht. Mit der Rückkehr des Bewußtseyns und der Empfindung hatten sich auch die Geburtsschmerzen wieder eingestellt. Die während der Ohnmacht schlummernde Natur hatte hinreichende Kräfte gesammelt, um die Geburt fördern zu können. Der neue Mensch, im Sarge geboren, war da. Aber nirgends eilte der unglücklichen Schwachen und ihrem Säuglinge eine mitleidige Menschenhand zur Hülfe.

Sie hatte in der Angst den Deckel des Sarges, der unbefestiget über ihr lag, mit schwacher Hand aufgehoben und von sich, an die Erde hinab, gestoßen.

Alle ihr Wimmern und Flehen, ihr Kreischen und Rufen nach Hülfe war umsonst. Sie war und blieb hülflos und einsam in der grausenvollsten Verlassenheit. Zwar wurden ihr Wehklagen und ihre Seufzer von Menschen-Ohren vernommen; aber Irrthum und Wahn hatten den Küster und alle die übrigen Kinder der Dummheit und des Aberglaubens bethört und für die Stimme der Verzweiflung taub gemacht.

So ganz verlassen von aller Welt und mit dem schrecklichsten Tode ringend, hatte sie nun ihre Zuflucht zum Himmel genommen, und das ihr von Menschen verweigerte Erbarmen von ihm erfleht. Daher die von dem Küster und seinen Begleitern vernommenen Worte: „Gott! Jesus! Erbarmen!" (Wageners Neue Gespenster Theil 1.)

Asklepiades (siehe: Appollonius).

Asphynia (s. Scheintod).

Atzel — schrieb:

„Ueber Leichenhäuser. Mit 4 Kupfern" (8 Stuttgard 1796). Ist vorzüglich nur in Hinsicht auf Baukunst geschrieben.

v. Aubigné, Franciske (s. v. Maintenon).

Augustin's scheintodter Priester.

Der heilige Augustin kannte einen Priester, welcher, so oft er ein klägliches Geschrei hörte, oder selbst machte, den Gebrauch seiner Sinne so verlor, und einem Todten so ähnlich wurde, daß er weder von Kneipen noch Stechen, ja nicht einmal vom Feuer die geringste Empfindung hatte, ob ihm gleich beim Erwachen die Wunden Schmerzen verursachten. Es war bey ihm in diesem Zustande nicht die geringste Spur von Athemholen zu bemerken und dennoch erzählte er, das er es, wie eine entfernte Stimme höre, wenn man ihm laut zurede.

Avicenna

führt Lib. I Fen. Tract. V. Cap. XII mehrere Beyspiele von Menschen an, die man aus dem Scheintode erwachen sah.

B.

Baldwin's Oehleinreibung (s. Willis).

Basingstocke's scheintodte Dame.

Zu Basingstocke in England war eine vornehme Frau begraben worden, die man für todt hielt. Ueber der Gruft, worin man sie beigesetzt hatte, befand sich eine Schule. Schon den ersten Tag nach der Beerdigung hörten die Kinder ein Geräusch in der Gruft. Der Schullehrer kam erst auf wiederholtes Bitten darauf, die Sache zu untersuchen. Die Gruft ward geöffnet, und man fand die traurigen Spuren des verzweifelten Kampfs der Unglücklichen und des Unvermögens, sich los zu machen. In den letzten Zügen lag sie da, hatte sich die Hände und das Gesicht zerkratzt, und den Kopf zertrümmert.

(Brühier's Ungewißheit der Kennzeichen des Todes 1754.)

Batavia's Scheintodter (s. Holsteiner).

Beck's Rettungs-Röhre für beerdigte Scheintodte.

J. C. A. Beck, Pfarrer in Stedten an der Gera, that folgenden Vorschlag zur Rettung derer, welche unter den für todt gehaltenen Beerdigten nur scheintodt sind:

„Man mache in dem Deckel des Sarges, da wo der Kopf liegt, eine Oeffnung und schraube in dieselbe eine Röhre ein. Diese Röhre muß von starkem Blech, ungefähr 3 Ellen lang, oben etwas gebogen und erweitert seyn, etwa wie eine Waldhornstürze; damit kein Regen hineinfalle; man bedecke das Grab mit der Hälfte der herausgeworfnen Erde und lasse an dieser Oeffnung fleißig horchen, ob der vielleicht Scheintodte wieder Zeichen des Lebens von sich gebe. Die Erdwärme ist bekanntlich geschickter, die Lebensgeister zu erwecken, als die künstliche Stubenwärme. Auch hat der Scheintodte nun Licht und Luft, und kann nicht durch die mephitischen Dünste, die nun durch die Röhre hinausziehen, erstickt werden. Da indessen Mancher im Grabe so schwach seyn möchte, daß er keinen hörbaren Laut von sich geben kann, so dürfte man nur an die Spitzen der Finger und Zehen Bindfaden befestigen, und über das Grab ein kleines tragbares Leichenhäuschen setzen, unter welchem einige leicht zu bewegende Glocken angebracht würden. Würden diese Fäden mit den Glocken verbunden, so könnte die geringste Bewegung des Scheintodten dem Wächter bemerkbar werden. Nach Verlauf von sieben Tagen könnte man die Röhre wieder herausdrehen, und das Grab mit der übrigen Erde beschütten. (Collenbusch, Rathgeber für alle Stände 1799 Band 1. St. 7. — Reichsanzeiger 1800. Nr. 128.)

Beerdigung — auf dem Kopf stehend (s. Verblutung).

Berchtold (s. Willis).

Berlin's gemordete Generalinn (s. v. K — r).

Betäubte. Wie die von allerley giftigen Dünsten Betäubte oder Erstickte im Scheintode zu retten sind.

Die Dünste und Dämpfe, welche den Menschen der sie einathmet, betäuben und leblos machen, entstehen, wenn angezündete Holz-, Torf-, Stein- oder Schmiedekohlen, zumal in einer verschlossenen Luft, dampfen; ferner wenn Lichter von Talg, Oehl, Wachs, Thran so ausgelöscht werden, daß sie qualmen; und in verschlossenen Kellern, worin gährende Getränke, als Bier, Obst, Most, Essig, Wein, oder starkriechende oder brennbare Dinge, als Terpentin, Pechöhl, Vitriolöhl, Salpetergeist und dergleichen sich befinden. — Höchst gefährlich ist dergleichen Stickluft in vermauerten Abtritts-Gruben. — Diese Dünste finden sich auch in den Minen, in Schächten und Stollen, in Zinn-, Kohlen- und Salzgruben, und hier nennen die Bergleute sie Schwaden. — Auch tödten sie in alten Brunnen und Wasser-Behältern, und selbst in lange verschlossenen Kornböden, Gewürzläden, Kisten voll Wäsche, in neugetünchten Zimmern, in heißen Badstuben, Zuckersiedereien und in Glashütten. Wir finden sie auch in Höhlen, z. B. in der Hundshöhle bey Neapel, in einer Höhle bey Pyrmont (und hier heißen sie Mofetten,) und selbst in jedem begränzten Raume, wo viele Menschen beysammen sind.

Die gewöhnlichsten Zufälle, die ein solcher Dunst oder Dampf, wenn er nur langsam wirkt, erregt, sind Schläfrigkeit, Spannen im Kopfe, ein dumpfer Schmerz an der Stirne, Neigung zum Erbrechen, Schwindel, Zusammenklemmen der Kinnbacken, und endlich eine anhaltende, dem Tode ähnliche, Ohnmacht, die oftmals den Unglücklichen in der Lage oder Stellung befällt, worin er sich eben befand, als der Dunst auf ihn wirkte. Das Gesicht und die Lippen sind braun und blau; die Gesichtsadern aufgetrieben; der Bauch aufgeschwollen; die Augen ragen hervor, und sind mit einer zähen Feuchtigkeit überzogen, die sie glänzend macht; es entstehen Flekken auf der Haut, und oft bleiben auch die Glieder beugsam; zuweilen sind der Hals und die Arme so angelaufen, daß sie geschwollen scheinen, doch läßt der Finger keine Grube in ihnen zurück. Auch pflegt ein solcher Dunst plötzlich Herzensangst und Convulsionen zu erzeugen.

Diese giftigen Dämpfe wirken, gleich der betäubenden

Eigenschaft des Mohnsafts, auf die Geruchsnerven und das Gehirn.

Bey denen, welche noch nicht völlig betäubt und leblos sind, oder die noch selbst die schädliche Wirkung der giftigen Dünste gewahr werden; so, daß sie schwindeln, einen schmerzhaften Druck vor der Stirne empfinden; ihrer Sinne nicht recht Meister sind, und Mangel an Luft verspüren, ist die **eiligste Entfernung** aus diesem schädlichen Dunste, und **der Genuß einer freien Luft** (eines Luftbades), **das Waschen des Gesichts mit Essig** oder mit kaltem Wasser, nebst einem **Trunke kalten Wassers**, oder ein Eßlöffel voll Weinessig und etwas warmer Melissen- oder Citronenthee mit Weinessig (s. Rettungsmittel No. 20.), hinreichend, sie völlig wieder herzustellen.

Scheint die betäubte Person schon völlig leblos: so muß sie **an der freien Luft eiligst entkleidet** und auf Dielen, auf einen Rasen oder aufs Pflaster, und wenn es möglich ist, nahe an einen Brunnen so gelegt werden, **daß der Kopf ein wenig hoch liegt.** Man braucht sich dabey nicht vor Kälte zu fürchten wenn sie nur nicht so groß ist, daß der Körper in Gefahr kommt, schnell von Froste zu erstarren.

So bald als möglich muß man nun den entkleideten Körper **mit kaltem Wasser eymerweis begiessen**, das Gesicht und die Brust immer mit kaltem Wasser waschen und reiben, eiligst **Luft in die Nase** blasen (No. 8.) und sofern dieß, nach No. 9. mit einem Blasebalge geschiehet, unter die Oeffnung des Blasebalges, welche die Luft einsaugt, einen Topf mit kochendem Essig setzen.

Während der Zeit muß man den Leblosen, ausgekleidet **aufrechts auf einen Sessel setzen**, und so daran befestigen, daß er sitzen bleibt. Hierauf **wirft** man ihm aus einiger Entfernung möglichst kaltes Wasser, ein Glas voll nach dem andern, stark und anhaltend ins Gesicht. Dieß müssen viele Personen thun, damit es ohne Zwischenzeit geschiehet. Man könnte das Wasser auch mittelst einer mäßigen Spritze in das Gesicht, in die Herzgrube und in die Nasenlöcher spritzen.

Während der Zeit könnte man auch das Lufteinblasen wiederholen, und in kaltes Wasser getunkte Tücher oder Stücken Eis unter die Achseln, auf die Brust und in die Herzgrube legen.

Ist durch diese Hülfsleistung die betäubte Person nicht höchstens binnen einer Stunde, in welcher der nächste, beste Wundarzt herzugerufen werden muß, wieder belebt; so kann man nun auch die Ader am Halse öffnen (No. 7.), und wenn das Blut läuft, wenigstens ein Pfund weglassen. Oft zeigen sich beym Aderlasse kleine geronnene Stücken Bluts in der Aderöffnung, die den Abfluß des Bluts verhindern, und mit einem Nadelkopfe aus der Ader genommen werden müssen. Sogleich muß man aber, zumal wenn die Ader nicht bluten sollte, das Werfen des Wassers in das Gesicht fortsetzen, und noch viele Stunden lang damit anhalten, bis der Scheintodte deutliche Merkmale der Wiederbelebung zeigt. — Man kann ihm zu gleicher Zeit auch, mit einer in kaltes Wasser getunkten Bürste, die Arme, Schenkel und Füße, vorzüglich aber die Brust, reiben, und ihm Salmiakgeist (No. 27.) unter die Nase halten, oder Salmiakgeist, mit kaltem Wasser verdünnt, in die Nasenlöcher spritzen; auch, wenn es möglich ist, einige Tropfen von diesem Geiste in den Mund laufen lassen. Oder man bläst, um ein Niesen zu erwecken, vermittelst eines Federkiels, Schnupftoback, vorzüglich spanischen, oder sonst ein Niespulver, in die Nase.

Kann man, während des Wasserwerfens ins Gesicht, dem Erstickten Küchensalz oder auch etwas flüchtiges Salmiaksalz in den Mund bringen, es ihm z. B. durch einen Federkiel in den Mund blasen, so muß man auch zu diesem Mittel seine Zuflucht nehmen. Auch Klystire von kaltem Wasser, einigemal wiederholt, sind sehr zu empfehlen.

Ist nun alles, und wol fünf bis sechs Stunden lang, vergeblich versucht und angewendet worden; so könnte man auch noch ein oder etliche Tobacksklystire (No. 12.) setzen; den nassen Körper mit trocknen Tüchern abtrocknen, und ihn in warme, durchräucherte Tücher wickeln; oder ihn in warmen Sand oder in ein Aschbett (No. 3.) legen, und noch Reizungsmittel (No. 15.) versuchen.

Hat sich der heftige anhaltende Reiz, welchen man in dem Gesichte durch das mit einiger Gewalt angebrachte Bespritzen mit kaltem Wasser gemacht hat, dem ganzen Körper mitgetheilt, und die Schnellkraft und Wirkung der Muskeln erhoben, das Zwergfell erschüttert: so erweitert sich die Brust, die alsdann frische Luft in die Lungen läßt, welches bey dem Kranken ein kleines Schluchzen und ein Zusammenziehen und Zischen der Nase, gemeiniglich das erste Kennzeichen von dem wiederkehrenden Leben, verursacht. Zugleich drücken sich aber die Zähne und die Kinnladen desto stärker zusammen, und endlich treibt das Schluchzen zu Zeiten einen dicken schäumigen Schleim aus dem Munde. Es verursacht zuweilen auch ein Ausbrechen einer schwarzen Materie, und hierauf ein allgemeines Zittern, welches der frohe Vorbote von einem merklichen Odemholen ist. — Auch jetzt muß man noch immer fortfahren, dem Kranken Wasser ins Gesicht zu spritzen, und damit nicht eher aufhören, als bis derselbe seine völlige Bewegung, auch wol seine Sprache, wieder bekommen hat: weil, wenn man zu früh nachläßt, ihm Wasser zuzuwerfen, oft die Zeichen des Lebens wieder verschwinden, und der Kranke in seine vorige Unbeweglichkeit verfällt. Man muß also, wenn man zu früh damit aufgehört hätte, es von Neuem anfangen; so bald aber das Schluchzen erfolgt, muß man sich bemühen, dem Kranken kleine, aus Süßholz oder anderm Holze verfertigte Rollen, oder Cylinder, zwischen die Zähne zu stecken, damit der Mund offen gehalten, der Luft ein leichter und geschwinder Eingang in die Lungen verstattet, und auch jenes Brechen einer schwarzen, klebrichten, schäumigen Feuchtigkeit befördert werde. Auch muß man sich beständig bemühen, die Mundklemme zu heben, und mit einem in Oehl getunkten oder mit Salmiakgeist (No. 27.) befeuchteten Finger den untern Kinnbacken herabzubringen und den Mund zu öffnen suchen. Oder man kann den Kinnbacken mit warmen Tüchern, und hernach mit etwas Kampferöhl (No 31.) reiben. Auch würde ein Umschlag aus Kampheröhl, oder von gekochtem Toback auf die krampfhaft zusammengezogenen Kinnbacken gelegt, nützlich seyn. Nun könnte man auch versuchen, dem Kranken einige Eßlöffel voll Weinessig einzuflößen, oder labende Theearten (No 20.), mit Weinessig oder Citronensäure, oder mit Hoffmanns-Liquor.

Geht der Odem mühsam, stöhnt und röchelt der Kranke: so kann man die Drosselader, wenn sie geöffnet worden ist, wieder aufmachen, und noch drey bis vier Unzen Bluts laufen lassen; ist sie aber nicht geöffnet worden, so lasse man aus einer Ader am Arme (No. 6.) sechs bis acht Unzen Bluts laufen.

Athmet nun der Kranke, nach dem Erbrechen und allgemeinen Zittern, freyer, schreit er, oder bekommt er die Sprache wieder; so muß man ihn mit trocknen, etwas warmen Servietten, oder andern trocknen Tüchern, abwischen und abtrocknen, und in wohl gewärmte leinene Tücher so locker einwickeln, daß man unter ihnen noch mit Flanellen, die von Wachholdern durchräuchert sind, reiben kann. Es ist gut, wenn man es so einrichten kann, daß Eine Person vorzüglich Arme und Beine und eine andre am ganzen Körper reibt.

Hierauf legt man den Kranken in ein Bett, das ein wenig gewärmt worden ist, und giebt ihm noch etwas Weinessig mit Wasser verdünnt, oder einen Theelöffel voll Kamphereßig (No. 24.), oder einige Tropfen flüchtigen Salmiakgeist (No. 27.), mit Wasser verdünnt. Man kann ihm auch Meerrettigessig reichen, oder auch gestoßenen Senf mit etwas Essig und Wasser verdünnen, und ihm einen Theelöffel voll davon eingeben.

Kann der Kranke aber gut schlucken; so läßt man ihn oft von einem Salzwasser, das aus einem halben Loth Küchensalz oder Glaubersalz und einem Viertelnößel warmen Wassers gemacht ist, einen Eßlöffel voll nehmen, nachdem man noch fünf oder sechs Tropfen Salmiakgeist (No. 27.) hinzugethan hat.

Ist der Kranke aber sehr matt; so muß man sich stärkender Mittel (No. 19.) bedienen, und ihn dabey labende Theearten (No. 20.) mit Zitronen, Weinessig und Zucker trinken lassen.

Bey den von Kohlendampf betäubten Personen ist es fast allemal nöthig, die beträchtliche Menge von einer schwarzen Materie, die unerträglich stinkt, und von deren Daseyn das Erbrechen bey dem ersten Zeichen der Wiederkehr des Lebens ein gewisses Merkmal abgiebt, durch abführende Klystire aus Tamarinden (No. 29.) herauszuschaffen, und, so lange der Abgang diese Farbe und den Gestank behält, mit dem abführenden Klystire fortzufahren.

Ist der Stuhlgang nicht mehr so schwarz: so können Klystiere von Kalbfleisch oder Hühnerbrühen, mit etwas Honig vermischt, gegeben werden, um sowohl eine innerliche Bähung zu machen, als auch, die schwarze, zähe Materie vollends auszuspühlen.

Oft erfolgt nach diesen vorläufigen Mitteln ein für den Kranken schrecklicher Zufall: nehmlich ein Klopfen und Aufprellen des Herzens. Wider diesen Zufall räth man, den stärksten Essig zu verschiedenenmalen in die Gegend des Herzens zu streichen. Der herzugerufene Arzt wird bey diesem Zustande der Blutwallung, zumal, wenn der Kranke ein sehr blutreiches Temperament hat, wenn der Puls voll und ungleich ist, und der Kranke über eine Schwere des Haupts klagt, oder große Neigung zu schlafen zeigt eine Aderlaß am Arme (Nr 6) und warme Fußbäder verordnen. Hernach kann man auf die Gegend des Herzens ein Säckchen legen, das man aus gleichen Theilen Krausemünz- und Wermuthsblättern, Holunder- und Kamillenblüten gemacht und einige Minuten in Weinessig getaucht hat. Der Kranke trinkt auch des Tages über einige Schaalen Thee von Melissen- und Krausemünzblättern, wovon jede Schaale mit zwölf Tropfen von Hoffmanns mineralischem Liquor versetzt werden kann.

Will man einer Person zu Hülfe eilen, die von giftigen Dünsten in einem Keller, einer Grube rc. ohnmächtig und leblos geworden ist, so muß man auf seine eigene Sicherheit bedacht seyn; und es ist in dergleichen Fällen rathsam nichts anzufangen, bis die giftige Beschaffenheit des Orts verändert und verbessert worden ist. Uebereilung vermehrt hier die Schlachtopfer der giftigen Dünste.

Hat sich nun der Unglücksfall in einem Keller rc.

zuge-

zugetragen, so befördre man von allen Seiten das Eindringen der frischen Luft, die Erweiterung der Luftlöcher, und gieße kaltes Wasser in großer Menge in den Keller, auch kann man viele Pfunde gepülverten Salmiak, oder auch gepülverte Pottasche hineinwerfen, oder eine gute Wäscherlauge eymerweiß hineingießen. Man spritze viel Salmiakgeist (No. 27.) oder jeden andern flüchtigen Geist, den man bey der Hand hat, hinein, und werfe, wenn keine brennbare Materie darin enthalten ist, brennende Büschel Stroh hinein, oder schieße oft hinein.

Zur Probe ob die Luft in einem Keller ꝛc. durch diese Mittel verbessert worden sey, muß man ein brennendes Licht hineinhalten, oder an einem Seile hinablassen; oder man wirft brennende Strohwische hinein. Wenn sie nicht verlöschen, sondern fortbrennen, so ist die Luft wieder rein. Will man noch sicherer gehen; so binde man einen Hund auf ein Brett und befestige auch ein brennendes Licht darauf, und lasse dieß Brett in die Grube. Verlöscht das Licht nicht, und wird das Thier wieder gesund herausgezogen; so kann man sich sicher an den Ort wagen. — Ist es ein Brunnen, so gebe man dem Menschenfreunde, der den Verunglückten heraufholen will, neben dem Seile, woran man ihn hinabläßt, noch einen starken Bindfaden in die Hand; damit er durch das Ziehen an demselben ein Zeichen von seiner Gefahr geben und man ihn alsdann sogleich herausziehen könne. Es ist auch rathsam, ehe man sich an den verdächtigen Ort wagt, etwas Brandtewein zu trinken, und etwas davon in dem Munde zu behalten. Auch kann man die Kleider stark mit kaltem Wasser befeuchten und mit flüchtigem Salmiakgeist besprengen, auch sich die Nase und Schläfe damit reiben, und um den Mund ein Tuch binden, das mit Salmiakgeist und kaltem Wasser, oder mit einer Pottaschenauflösung oder Lauge (Nr. 40.) getränkt ist. (s. Scherf's Rettungsmittel für Leblose. Seite 103.)

v. Biebersteins Bedienter erwacht vom Scheintode.

Der verstorbne Oberst, Marschall von Biberstein, welcher im Jahre 1764 als Major bei dem k. preuß. Dragoner-Regimente von Meyer zu Königsberg in Preußen stand, hatte den siebenjährigen schlesischen Krieg mitgemacht, und war immer sehr brav. Er verlor durch den Tod Wilhelm, seinen getreuen alten Bedienten, den er scherzweise seinen Escarmoucheur zu nennen pflegte. Dem abgeschiedenen Geiste desselben war es vorbehalten, den entschlossenen Gespensterleugner, seinen gewesenen Herrn, erscheinend zu ängstigen.

Den dritten Tag nach Wilhelm's Tode hatte der Major einige Freunde, namentlich auch den Acciseinnehmer zu Rathenow, Herrn von Baussen, bei sich. Ein Geschäft machte auf einige Augenblicke des Wirthes Gegenwart in der Küche nöthig. Beim Zurückkehren zu seinen Gästen trat er verstört und leichenblaß in die Stube, behielt die Thür, ohne sie zuzumachen, eine Zeitlang wie versteinert in der Hand, sah mit unverwandten Blicken nach einer bestimmten Gegend des Flurs, wo er hergekommen war, und warf endlich, nach langem Staunen, die Thür unwillig hinter sich zu.

Verwundrungsvoll beobachtete man die Pantomime des Majors, der nach einigem stummen Nachdenken halb zornig fragte „ist das nicht um toll zu werden! vor einem Popanz kann ich mich fürchten? Da höre ich auf dem Flur Jemanden schlarfen, und indem ich mich darnach umsehe, was denken Sie wol, meine Herren! was ich dicht hinter mir erblicke? — meinen vorgestern verstorbenen Escarmoucheur, so, wie er einst leibte und lebte. Er war unverkennbar, und keine sechs Schritt von mir entfernt. Er schwebte auf mich zu; und ich — stand ihm nicht — retirirte, wie Sie sahen. Pfui! das ärgert mich; denn während ich die Stubenthür öffne, verschwindet er. Ich sah die Erscheinung nun nicht mehr, aber ich hörte sie noch schlarfen."

Diese langsam schleppenden Fußtritte vernahmen zum Theil auch die übrigen Anwesenden noch. Ueberhaupt sprach der Major in einem zu ernsten Tone, als daß man das Ganze hätte für einen Scherz nehmen können. Die anwesenden Officiere stürzten auf den Flur hinaus, und fanden — nichts. Sie warfen flüchtige Blicke in die offenstehende Bedientenstube, die der Stube des Majors gegenüberlag, und eilten forschend in die daranstoßende Kammer, die aber ganz leer war. Indem sie durch die Stube auf den Flur zurückkehren wollen, siehe! da sitzt der Geist des verstorbnen Wilhelms im Sterbehemde auf dem Bedientenbette hinter der Thür! — Man fährt zusammen, wirft prüfende Blicke auf die Erscheinung und schaudert heftiger, als der Geist den Mund öffnet, um zu reden:

„Ach Gott, was haben sie denn mit mir gemacht? Ei„nen trunkenen Menschen im bloßen Hemde in die kal„te Holzkammer zu tragen, das ist doch hart, sehr hart. „Kaum habe ich mich hierher schleppen können, um mich „wieder zu erwärmen."

Man sah nun wohl, woran man war. Rege Mitleidsgefühle verdrängten die Gespensterfurcht. Man hob den armen, aus dem Zustande des zweitägigen Scheintodes wieder erwachten, Diener des Majors in's Bett, und eilte, den Brodherrn von dessen Rückkehr in's Leben zu benachrichtigen, und Anstalten zur Pflege des Ohnmächtigen zu treffen. Vergebens waren indessen die Bemühungen des herbeigerufenen Arztes. Der kranke Wilhelm, den man schon seit 48 Stunden als einen wirklichen Todten behandelt, und ohne Bedeckung in eine Holzkammer gelegt hatte, starb nun an der Folgen der Erkältung wirklich, und erstand nicht wieder. Alles, was das nochmalige Aufglimmen der letzten Lebensfunken für den Sterbenden bewirkt hatte, war: daß er nun nicht lebendig, und einige Tage später, beerdigt ward. (Wagener's Gespenster. Theil 3.)

Blasebalg (s Gorcy).

Blatternkranke im Scheintode (s. London und Reckard).

Blitzschlag — wie der dadurch bewirkte Scheintod zu heben ist (s. Erschlagene).

Blutsauger (s. Servien).

Bommel's Scheintodter (s. Dienenbrock).

Bourgogne's an der Pest verstorbene Frau.

In vielen Fällen läßt sich von den meisten Anstalten zur Verhütung des zu frühen Begrabens kein Gebrauch machen; noch weniger kann man den Eintritt der wirklichen Fäulniß abwarten, vielmehr dringen die Umstände auf ein baldiges Entfernen der Todten von den Lebendigen. In ansteckenden Krankheiten, bey der Pest und dem gelben Fieber, wo sich die Todten häufen, würden durch tagelanges Aufbehalten der Leichen in ihren Wohnungen sich das Ansteckungsgift und der Tod nur noch mehr ausbreiten. Sowohl in solchen traurigen Lagen, als auch in Kriegeszeiten, macht die Nothwendigkeit des frühen Begrabens, oder die Zertheilung der Aufmerksamkeit auf andre dringende Geschäfte und Begebenheiten, die Menschen sorglos, auch wol leichtsinnig, um den Zustand derer, die man für todt hält, gehörig zu untersuchen. — So wurde 1558 während der Pest in Bourgogne eine Frau, die man todt glaubte, in eine große Grube, wo viele Leichen beysammen waren, hineingeworfen. Nach vier und zwanzig Stunden kam sie wieder zu sich, konnte sich aber durch die Last der Körper, womit sie bedeckt war, unmöglich durcharbeiten.

Nachdem sie in diesem Zustande vier Tage zugebracht hatte, wurde sie von dem Todtengräber gerettet. —

Braunold's Geretteter (s. Zimmermann).

Brehmer belebt zu Lübeck ein scheintodtes Kind.

Man hat, sagt der obgedachte Arzt, das Besprengen mit kaltem Wasser als ein vorzügliches Mittel zur Belebung todtscheinender Kinder gerühmt, und ich habe selbst in einem Falle die Wirksamkeit desselben erprobt. Doch glaube ich, daß es nicht sowohl bey wahrer Lebensschwäche, als vielmehr, als einer der stärksten Reize, bey einer Unthätigkeit oder Hinderung der Respirationsorgane, anwendbar sey. — Bey einem neugebohrnen Kinde waren alle Belebungsversuche fruchtlos, ich bemerkte zwar schwache Spuren des Lebens, aber einige vergebens angewandte Mittel verminderten meine Hoffnung. Unter diesen Umständen nahm ich eine Wasserflasche, die neben mir stand, hielt die Oeffnung mit dem Finger zu, und ließ aus einiger Entfernung das Wasser tropfenweise auf die linke Brust des Kindes fallen. Sobald einige Tropfen auf die Gegend des Herzens herabfielen, zog das Kind die Gesichtsmuskeln gewaltsam zusammen; als ich nach einer kurzen Pause dieses Tropfbad von neuem anwandte, schlug es die Augen auf, und als ich es zum drittenmale wiederholte, fing es an, ordentlich Luft zu schöpfen und zu schreyen. — So schnelle und auffallende Wirkung habe ich noch von keinem Mittel in diesem Falle gesehen.

Mehrere ähnliche Erfahrungen von der Wirkung dieses großen Mittels finden sich in Hufeland's Bemerkungen über die Blattern und andre Kinderkrankheiten. Leipzig 1792.

Bremen's Scheintodter erwacht.

Ein junger Mann in Bremen wurde krank und starb dem Scheine nach. Weil nun seine Krankheit einer Abzehrung ähnlich war, so hielten ihn seine Frau und andre für wirklich todt, und machten Anstalt zu seiner Beerdigung. Wider alle Vermuthung aber wurde er wieder belebt. Er erzählte alsdann, er habe gehört, wie man das Fenster aufgemacht habe. (Eine Gewohnheit, die manche vielleicht beobachten, damit die üblen Dünste aus der Stube ziehn können; manche aber, damit die Seele Raum genug habe, fortzuwandern.) Er habe auch alles verstanden, was die Umstehenden gesprochen hätten. Er habe es auch wahrgenommen, als ihm der Ortsbader die Augen zugedrückt habe, und dieß sey ihm am empfindlichsten gefallen, und er habe sich über ihn geärgert, daß er ihm jetzt noch beschwerlich wäre; denn es sey ihm vorgekommen, als läge er in einem sanften Schlummer, der ihn in jene Welt hinüberbringe. (v. Müller, wie sich Lebendigbegrabne helfen können).

Breslauer Sammlung merkwürdig. Geschichten. „Vom Schmatzen und Selbstverzehren der Todten" steht eine Abhandlung im 18 Stücke 1755. (Siehe den Artikel: Selbstverzehren).

Brinkmann, J. P., schrieb:

„Beweis der Möglichkeit, daß einige Leute lebendig begraben werden dürften, nebst der Anzeige, wie man dergleichen Fälle verhüten könne." (8. Düsseldorf, Cleve und Leipzig 1772.) Eine theils mit Zusätzen vermehrte theils abgekürzte freye Uebersetzung der Brühier'schen Schrift ähnlichen Inhalts. (S. Brühier.)

Brückner, deren gerettete Scheintodte (s. Ichtershausen).

Brühier, J. J., schrieb:

„Traité de l'incertitude des ſignes de la mort, et ſur l'abus des enterrements et embaumements precipites." (Paris 1746.) Diese Schrift, von der im Jahre 1754 zu Kopenhagen eine Uebersetzung unter dem Titel: Von der Ungewißheit der Kennzeichen des Todes und dem Mißbrauche des übereilten Beerdigens — erschien, brach die Bahn in Betreff der Scheintodten-Angelegenheit für die neuere Zeit. Sie enthält eine ansehnliche Anzahl Beyspiele von Scheinleichen, die entweder durch ärztliche Bemühungen oder auch durch günstige Zufälle in's Leben zurückgerufen wurden. Von der letzten Art finden sie sich Theil 1 S. 53, 61, 62, 68, 98, 134, 160, 170 u. s. w. — So erwachte — um hier nur einige Beyspiele anzuführen — ein Verstorbener in der Kirche, während der Geistliche ihm eine schmeichelhafte Leichenrede hielt. — Ein junges Mädchen, das an den Blattern gestorben war, verdankte ihr Wiedererwachen aus ihrem Todesschlafe dem zufälligen Herabfallen ihres Sarges von der Todtenbahre. — Eine Frau, die man für todt hielt, und auf Stroh gelegt worden war, erwachte durch den Schmerz, den ihr ein brennendes Licht verursachte, das von ungefähr ihr Lagerstroh anzündete.

Brühier's vermeinter Cadaver erwacht zum neuen Leben und schmähligen Tode.

Der berühmte Arzt und Vorsteher des Anatomischen Theaters zu Paris, J. J. Brühier, erlebte folgendes Unglück. Sein anatomischer Gehülfe, ein junger Studirender, hatte sein Schlafzimmer neben dem großen Zergliederungs-Saale der Anatomie, wo eben eine Anzahl Cadaver von Selbstmördern und Hingerichteten vorräthig war. Der Gehülfe, durch lange Gewohnheit dreist geworden, achtete kaum noch eines räthselhaften nächtlichen Geräusches in dem schauerlichen Gemache seiner Nachbarschaft. In der Nacht vom siebenten zum achten Februar des Jahres 1746 aber sollte diese seine Uebung und Besonnenheit auf eine große, bedeutungsreiche, Probe gesetzt werden. Es war ihm gegen Mitternacht einigemale, als würde er von einem Geräusche geweckt, das aus dem benachbarten Saale käme. Er schrieb dieß anfangs auf Rechnung seiner Einbildungskraft, die ihm im Schlummer dergleichen schon oft vorgegaukelt hatte, suchte sichs daher aus dem Sinne zu schlagen, und schlief bald wieder ein. Aber nach Mitternacht weckten ihn ähnliche Töne, die viel vernehmlicher waren, als die vorigen. Er richtete sich im Bette auf, und horchte mit klopfender Brust. Es war seinen Ohren, als ob unter den Leichen in seiner Nähe ein Lebender umherwanke.

„Ich sollte doch nicht glauben — dachte er bey sich selbst — daß man uns eine Leiche stehlen wird.“

Es wurde bald wieder stille, indessen konnte er nun nicht wieder einschlafen. Das Geräusch erneuerte sich, es kam ihm vor, als klopfe jemand auf den Tisch. Aber dabey blieb es nicht. Nun drang aus dem Saale auch ein Klagegeschrey zu seinen horchenden Ohren, und ein jämmerliches Wimmern, das aus angstvoller Brust zu kommen schien. Es fiel ihm ein Selbstmörder aufs Herz, dessen Leichnam sich auch eben unter den vorräthigen Cadavern befand. „Wie — dachte er — sollte der Geist „dieses Unglücklichen keine Ruhe finden können, und jetzt „die Hülle wieder besuchen, von welcher er sich durch „Gift gewaltsam losriß?“

Beydes, dieser Gedanke und jene Töne, folterten ihn entsetzlich, und der Angstschweiß brach an seinem ganzen Leibe aus. Er verbarg sich tief unter die Bettdecke, um seine Ohren jenem schauderhaften Angstgeschreye zu entziehen. So harrte er mit schmerzlicher Sehnsucht der Morgenröthe.

Des nächsten Tages hatte er nichts eiligers zu thun, als seinem Lehrer, dem Professor **Brühier**, Bericht von dem erlebten nächtlichen Abentheuer abzustatten. Er hatte seine Erzählung kaum halb geendet, so schrie ihm dieser menschenfreundliche und erfahrne Arzt entgegen: „Gott im Himmel! und Sie eilten nicht **sogleich** — oder „vielleicht **gar nicht** zu Hülfe?“

Brühier eilte, ohne die stockende Antwort abzuwarten, zu jenem Leichname, in der Hoffnung, daß es vielleicht noch Zeit sey, irgend einem Wiedererwachten seine hülfreiche Hand zu reichen, der vielleicht als Scheintodter in die Anatomie geliefert seyn möchte. Aber leider war es zu spät! Die Stunde, wo leicht hätte geholfen werden können, war unter dem nächtlichen Wimmern und vergeblichen Hülferufen verschwunden.

Dieß unglückliche Schlachtopfer der Furcht und Ignoranz war eine junge Bauerndirne aus der Nachbarschaft von Paris. Sie hatte kurz vor Weihnachten 1745 im Hotel-Dieu Wochen gehalten. In den ersten Tagen des Februars 1746 wollte sie dahin zurückkehren. Unterweges fiel sie in eine Ohnmacht. Man brachte sie in ein Bett, und sie erholte sich wieder. Bald darauf aber erfolgte ein Rückfall, in welchem man sie eine halbe Stunde darauf ihren Geist aufgeben sah. Man hielt sie nämlich für wirklich todt, und doch war sie nur scheintodt. Man ließ den Vorstehern des anatomischen Theaters sagen, daß sie diese Leiche abholen lassen möchten. Zufälligerweise geschah dieß am nehmlichen Tage, wo man jenen Selbstmörder holen ließ — der dem Gehülfen Brühier's immer in Gedanken lag.

Die Ohnmächtige wurde nackt zu den übrigen Leichen gelegt, welche damals auf der Anatomie vorräthig waren, und mußte, ohne alle Bedeckung, frieren. Dennoch siegte dießmal, wiewohl zu ihrem Unglück, die Stärke ihrer Natur. Gegen Mitternacht erwachten ihre bis dahin schlummernden Lebenskräfte. Sie wimmerte in ihrem hülflosen, und doch so äußerst hülfsbedürftigen, Zustande. Längs einer langen Tafel, welche in ihrer Nähe stand, war sie in der Angst einige Schritte vorwärts gegangen, und hatte wahrscheinlich auf diesen Tisch geklopft, um so Hülfe herbeyzurufen. Beydes, ihr Poltern und ihr Angstgeschrey, war gehört worden, aber — nur von jemand, dessen Kopf, voll Wahnglauben und Einbildung, an Uebernatürlichkeiten dachte, anstatt natürliche Ereignisse zu ahnen.

Der Professor Brühier fand sie, die man Tages zuvor an die Erde auf ein wenig Stroh, mitten unter die übrigen Leichen, gelegt hatte, schon steif gefroren, indem sie, einige Schritte von den Leichen entfernt, halb aufrecht und mit dem obern Theile ihres Körpers über jenen Tisch hingebogen, stand, auf welchen sie geklopft hatte.

Brühier bot seine ganze Wissenschaft auf, um die Arme wieder in's Leben zu versetzen; aber ohne Erfolg. — (Bruhier, sur l'incertitude des signes de la mort etc. à Paris 1746.)

Brühier's scheintodter Edelmann wird, anstatt secirt zu werden, in's Leben zurückgerufen.

Brühier wurde zu einem kranken französischen Edelmanne aufs Land gerufen, und kam zu spät. Der Kranke war bereits zwey Tage todt. Bey Ankunft des Arztes beschäftigte man sich eben mit Anordnung des Leichenbegängnisses. Man drang in den berühmten Anatomen, den Verstorbnen zu öffnen, damit man doch erfahre, was demselben gefehlt habe. Brühier schickte sich an, diesem Verlangen zu genügen. Schon näherte er sich mit dem Sections-Messer der Leiche, schon warf er das Tuch, womit diese bedeckt war, hinweg, als er plötzlich zurücktrat, und einen sehr scharfen Blick auf den Todten warf. Man befragte ihn über dieses Betragen, und er versicherte, daß ihm das Aussehen der Leiche nicht todtenmäßig zu seyn scheine. Einige der Anwesenden lächelten; aber der Arzt blieb bey seinem geäußerten Zweifel, und, statt den Leichnam zu seciren, machte er Versuche zur Wiederbelebung desselben. Er ließ den Leichnam sogleich in ein warmes Bett legen, und setzte ihm Schröpfköpfe auf die Brust, zwischen die Schultern und auf die Schenkel. Den ganzen Körper ließ er mit groben gewärmten, und mit

Wachholderbeeren durchräucherten, Tüchern reiben, und beym Reiben den Bauch sanft nach der Brust zu drükken. Da das alles nicht helfen wollte, legte er ihm spanisches Fliegenpflaster hinter die Ohren, und gewärmte Ziegelsteine an die Fußsohlen, die auch zugleich mit Bürsten gerieben wurden. Wie erstaunten alle, als der Todte jetzt anfing, sich zu bewegen, und sichtbare Zeichen des Lebens von sich gab! Nun hielt man ihm heisses Brod unter die Nase, und goß ihm einige Löffel warmen Wein ein. Da fing er an, zu schnaufen, und öffnete die Augen, die man, so wie die Schläfe, mit Wein angestrichen hatte. (l. c.)

Brühier's scheintodte Pariserinn wird auf dem Wege zum Grabe angehalten und gerettet.

Ein Kaufmann zu Paris kam zwey Tage nach dem Tode seiner Frau von einer Reise nach Hause, eben als man sie zu Grabe trug. Er hatte seine Gattinn herzlich geliebt, und sein Schmerz war grenzenlos. Er zwang den Leichenzug, umzukehren, und wollte sich mit eigenen Augen von dem Tode seiner Frau überzeugen. Der Arzt Brühier erschien und versuchte alles, was die Kunst zur Wiederbelebung todtscheinender Menschen anrieth. Unter andern wurden der Gattinn des Kaufmanns an verschiedenen Theilen des Körpers kleine Einschnitte mit einer Lanzette gemacht, und Schröpfköpfe angesetzt. Man hatte bereits fünfundzwanzig Köpfe vergebens gebraucht, als die Todte bey dem sechsundzwanzigsten Kopfe auffuhr und schrie: „Ach, was quält ihr mich so?" Sie erwachte nun ganz und wurde wieder gesund. (l. c.)

Brühier's scheintodt begrabener Trompeter.

Ein Trompeter war begraben. Als hierauf nach 24 Stunden Kinder, die bei seinem Grabe spielten, darin ein Getöse hörten, und es meldeten, so wurde er wieder aufgegraben. Als man den Sarg öffnete, fand man den armen Menschen auf dem Bauche liegen und in seinem Blute schwimmen, weil seine Schultern durch die vielen Nägelspitzen ganz zerrissen waren. Er holte noch Athem, starb aber eine Viertelstunde nachher wirklich. (Brühier l. c.)

Bünting wird, im Erwachen vom Scheintode, beerdiget.

Bünting, Hofmeister eines Herrn von Schwichelt, fiel auf einer Reise durch die Schweiz in eine sehr schwere Krankheit, ward für todt gehalten und begraben. Dieser unglückliche Mann hätte noch sehr wohl gerettet werden können, weil das Leben oder vielmehr, — denn das Leben selbst war noch nicht von ihm gewichen, — das Bewußtseyn und die Bewegungskraft, nicht etwa erst, da er im dumpfen Grabe lag, sondern schon während man ihn dahin trug, wiederkehrte. Die Träger bemerkten nämlich eine Bewegung im Sarge, hatten aber entweder aus Leichtsinn, oder aus Empfindlichkeit, oder aus Aberglauben keine Anzeige auf der Stelle hievon gemacht. Als von einer gleichgültigen Sache sprachen sie in Wirthshäusern davon, und erst nach mehreren Tagen erfuhr es ganz von ungefähr Hr. v. Schwichelt. Er erschrak heftig darüber, und gab sich alle Mühe, es dahin zu bringen, daß sein Hofmeister wieder ausgegraben werden dürfte.

Welch ein empörender Anblick, als er seinen Freund auf dem Bauche im Sarge liegend, und mit allen Spuren jenes gewaltsamen, qualvollen Todes fand, der das scheußliche Loos derer ist, welche unsre Unvorsichtigkeit und Unmenschlichkeit scheintodt zur Gruft bestattet.

Bystadt's Scheintodte (s. Armfeld).

C.

Calmet's scheintodte Frau.

Pater Calmet erzählt von einer Frau, daß sie 36

Stunden lang, ohne das geringste Kennzeichen des Lebens, da gelegen, und von jedermann für todt gehalten worden sey. Man wollte sie begraben, aber ihr Mann setzte sich dawider, und als sie nach 36 Stunden wieder zu sich selbst kam, erzählte sie, sie habe alles, was man um sie und neben ihr gesprochen habe, gehört und verstanden. Sie wisse sehr wohl, daß man sie habe begraben wollen; allein ihre Erstarrung sey so groß gewesen, daß sie sich nicht habe rühren können, und daß sie ohne den geringsten Widerstand alles mit sich würde haben machen lassen müssen.

Camerer, Clemenz, schrieb:

„De signis mortis diagnosticis." (Strasburg 1785.)

Camerer's Hysterische (s. Tübingen).

Chantilly's secirter Scheintodter (s. Prevost).

Cheyne's willkürlich-sterbenden Scheintodten.

Cheyne führt verschiedene Beyspiele von Leuten an, die nach ihrem Willen alle Lebensbewegungen aufheben konnten, und alsdann einige Zeit lang ganz steif, kalt, ohne Pulsschlag und ohne zu athmen da lagen, bis sie von selbst wieder zu sich kamen. Es gab einen Engländer, der mit seiner Hand die Bewegung des Herzens aufheben konnte, so oft er wollte. Er verdiente viel Geld damit, starb aber zuletzt an diesem Gewerbe, indem sich die Bewegung des Herzens nicht wieder einstellen wollte. Ein Geistlicher konnte dermaßen seine innerlichen Bewegungen und die Wirkungen seiner äußerlichen Sinne aufheben, daß er vollkommen todt zu seyn schien. Man konnte ihn alsdann kneifen, stechen und selbst brennen, ohne daß die mindeste Bewegung an seinem Körper erfolgte. Außerdem konnte man auch nicht das allermindeste Zeichen des Athemholens bey ihm gewahr werden. Wenn er nachdem wieder zu sich kam, erzählte er, daß er nichts anders empfunden hätte, als daß er die Leute, die ganz laut gesprochen hätten, als in der Ferne hätte reden hören. — (Dictionnaire encyclop. der Artikel Mort. — Cael. Rodig. Lection. Antiqu. lib. 20. cap. 16.)

Chun's erwürgter Hamburger wird aus dem Scheintode erweckt.

Am Abend des 26sten Octobers 1801 entzweiten sich zu Hamburg zwey Zuckerbäcker-Knechte. Einer derselben ergriff den andern bey dem Halstuche, schnürte ihm die Kehle zu, erwürgte ihn, und ließ ihn liegen. Die Nachbaren riefen den Chirurgus Chun zu Hülfe. Dieser fand den Unglücklichen leblos, ohne Puls, mit schwarzblauem, aufgetriebenem Gesicht und herausgestreckter Zunge. Er löste ihm das Halstuch, und öffnete ihm eine Ader. Allein es kam kein Blut. Er ließ den Körper hierauf mit geistigen Mitteln reiben, Mund und Nase kitzeln, und wiederholte nach einiger Zeit den Aderlaß mit Erfolg. Jetzt ließ er ihm nach einander fünf Essig-Klystire setzen, und nun erst fanden sich wieder Zeichen des Lebens ein. Der Kranke brach Schleim und Blut aus, und fing wieder an zu röcheln. Seine Kinnlade war gelähmt, so, daß der Mund weit offen stand. Die Klystire und Friktionen wurden fortgesetzt und Hoffmannischer Liquor mit Wasser verdünnt gegeben. Hierauf folgte ein dreystündiger Schlaf. Beym Erwachen wurden obige Mittel fortgesetzt, und der Kranke erhielt Besinnung, jedoch nur auf einige Augenblicke. Am folgenden Morgen stellten sich krampfhafte Zufälle ein, die sich, nach Hoffmannischem Liquor und Meerzwiebelsaft mit Mandelöhl, bald verloren. Am Abend fand Herr Chun einen Aderlaß nothwendig, den er sogleich vornahm. Zugleich setzte er ihm sieben Blutigel an den Hals. Am 27sten erhielt der Kranke sein völliges Bewußtseyn wieder, und am 30sten war er so weit hergestellt, daß er wieder an die Arbeit gehen konnte.

Civile wird zweymal dem Scheintode entrissen.

Manche Menschen werden durch sonderbare Schicksale von der Wiege bis zum Grabe verfolgt, und zu diesen gehört auch Franz Civile. Er war einer der tapfersten Officiere der calvinistischen Partei, und als im Jahre 1562 die Catholiken Rouen belagerten, erhielt er eine Wunde und stürzte ohnmächtig vom Walle in die Stadt herab. Einige Soldaten, die ihn für todt hielten, zogen ihn aus, und begruben ihn mit der bei solchen Umständen gewöhnlichen Nachlässigkeit. Ein treuer Diener aber, der seinen Herrn auf eine anständigere Art begraben wissen wollte, suchte ihn auf; konnte ihn indeß unter den vielen Leichnamen, die er antraf, nicht ausfindig machen. Er bedeckte sie wieder mit Erde, hatte aber die Hand des Einen nicht recht bedeckt. Er wurde dies noch gewahr, als er schon fortgehen wollte, und aus Besorgniß, daß Hunde dazukommen und den Körper herausscharren könnten, kehrte er zurück, um diese Hand mit Erde zu bedecken. Als er damit beschäftigt war, bemerkte er beim Mondenscheine an dem einen Finger einen Diamantring, dergleichen Civile trug. Hieran erkannte er seinen Herrn, nahm ihn heraus, fand ihn noch lebendig, und brachte ihn ins Hospital. Die Wundärzte, die diesen als einen todten Mann ansahen, wollten ihn nicht einmal verbinden. Der Bediente sah sich also genöthiget, ihn mit in seine Herberge zu nehmen, wo er 4 Tage ohne Hülfe liegen blieb. Endlich besuchten ihn aus Gefälligkeit ein paar Aerzte, reinigten seine Wunden, und erhielten ihn durch ihre Sorgfalt beym Leben. Als nachher die Stadt durch Sturm erobert wurde, trieben die Sieger die Barbarei so weit, daß sie ihn zum Fenster hinauswarfen. Zum Glück fiel er auf einen Misthaufen, wo er, von aller Welt verlassen, abermals 3 Tage liegen blieb. Einer seiner Anverwandten ließ ihn heimlich des Nachts aufheben, und in ein Landhaus bringen, wo er mit Bequemlichkeit verbunden wurde. Nach diesen verschiedenen Arten des Todes, gelangte er wieder zur völligen Gesundheit, und überlebte diese Unfälle noch um 40 Jahr. Schon vor seiner Geburt war er auf eine wunderbare Art dem Tode entgangen. Seine Mutter war während der Schwangerschaft gestorben; man hatte sie begraben, ohne durch einen Schnitt das Kind von ihr zu nehmen. Der Ehemann, der verreist war, kam den Tag nach dem Begräbnisse seiner Frau nach Hause, und vernahm mit Erstaunen, was unterdessen vorgegangen war; besonders misfiel es ihm, daß man so wenig auf das Kind geachtet hatte. Er ließ seine Frau wieder ausgraben, ihren Leib öffnen, und das Kind wurde noch lebendig darin gefunden. Dieß erzählt als Thatsachen Thuanus.

Clermont's Reisender erwacht beym Leichenschmause vom Scheintode.

Im Jahre 1773 erkrankte plötzlich ein reisender Kaufmann zu Clermont, und starb. Der zu ihm gerufene katholische Pfarrer des Orts half ein Verzeichniß seines Nachlasses entwerfen, um denselben seinen Angehörigen, sobald sie bekannt würden, zuzustellen. Zufälligerweise fand man aber in dem Felleisen, welches der Verstorbene bei sich führte, und worin unter andern — was man gar nicht vermuthet hatte — hundert Louisd'or befindlich waren, gar keine Notiz von seiner Heimath und Familie.

Aus diesem Grunde glaubte man, etwas Bedeutendes von dieser Summe auf ein recht stattliches und ehrenvolles Begräbniß verwenden, und die Seelenmessen nicht knickerig lesen lassen zu müssen. Auch kaufte man eine ungeheure Menge Wachslichter, um auch von dieser Seite einem Gebrauche der christkatholischen Kirche zu genügen.

Eine Menge Menschen, die der Leiche die letzte Ehre erwei-

erweisen sollten, war zusammengebeten, und ließ sich während des Leichenzuges den Wein, der gut und reichlich herbeigeschafft und aufgepflanzt war, vortrefflich schmecken.

Plötzlich ging eine Seitenthür des großen Saales auf, wo die Gesellschaft auf Kosten des Unbekannten sich gütlich that. Der Geist dieses Unbekannten kam durch die Thür, und nahm mitten unter den Leichengästen Platz. Der Geist im Leichengewande glich vollkommen dem Verstorbenen, der in dem nämlichen Seitengemache auf das Paradebett gelegt worden war — denn er war es selbst; er hatte nur im Scheintode gelegen.

Alles verstummte. Endlich nahm der vermeinte Geist selbst das Wort, und erzählte, daß er schon sonst einmal von einer anhaltenden Starrsucht überfallen worden sey; daß er auch diesmal alles Vorgegangene vernommen, aber, ungeachtet aller Anstrengung, nicht die Kraft gehabt habe, irgend ein Zeichen seiner nur schlummernden Lebenskraft zu geben.

Uebrigens war die Verlegenheit des Pfarrers nicht geringe, als der Genesene sich weigerte, die Zeche zu bezahlen.

Collemann — schrieb:

„Ueber das durchs Ertrinken, Erdrosseln und Erstikken gehemmte Athemholen." (Leipzig 1793).

Cöln's erstandene Ehefrau.

Zu Cöln am Rhein starb im funfzehnten Jahrhunderte eine reiche Frau, der man eine goldene Halskette mit in den Sarg gab. Den Todtengräber gelüstete nach dieser Kette. Kaum war die Nacht nach dem Begräbnisse angebrochen, so eilte er mit einer Laterne zum Grabe; grub dasselbe auf und eröffnete den Sarg. Noch hatte er die Halskette nicht berührt, als sich zu seinem größesten Entsetzen die Todte aufrichtete. Der Todtengräber entfloh mit Zurücklassung der Laterne. Die Frau stand indessen, mit Anstrengung ihrer schwachen Lebenskraft, aus dem Sarge und dem Grabe auf, nahm die Laterne, und schwankte im Sterbekleide ihrer Wohnung zu. Sie erholte sich nach und nach, lebte noch viele Jahre, gebahr Kinder, und starb in hohem Alter. (Wiederauflebungs-Geschichten scheintodter Menschen)

Couldre's Geißelung der Scheintodten-Ertrunkenen.

Ein ganz besondres Mittel, Ertrunkene wieder zum Leben zu bringen, schlug der Franzose la Couldre vor. Wir wissen, daß bei einem Ertrunkenen oft blos Athemholen und Blutumlauf als Geschäfte des thierischen Lebens gehemmt sind. Die Zurückbringung des Bluts in die äußern Gefäße, aus welchen es von dem kalten Wasser in die innern Theile getrieben wurde, ist das Erste und Nothwendigste bey den Wiederherstellungs-Versuchen solcher Unglücklichen. Und diese Zurückbringung des Bluts sucht man durch das Reiben des Körpers zuwege zu bringen.

Dem D. la Couldre aber schien dieses Mittel nicht von gehöriger Wirksamkeit zu seyn; theils weil man es nicht zu gleicher Zeit über die ganze Oberfläche des Körpers erstrecken kann, theils weil seine Wirksamkeit selbst nicht lebhaft genug ist. Ueberdem ist auch das Reiben ein sehr mühsames Geschäft und erfordert sehr langwierige Vorbereitungen. Das Mittel nun, welches Herr Couldre vorschlug, besteht in einer Geißelung oder Auspeitschung des Verunglückten. Dieses dünkte ihn den Gesetzen der Bewegung des Bluts und des Nervensafts so angemessen, daß er aufs vollkommenste überzeugt war, die Erfahrung werde seinen Gedanken rechtfertigen. Durch eine Geißelung von fünf Minuten ist man nach ihm im Stande, an jedem Punkte der Oberfläche des Körpers einen so starken Reiz hervorzubringen, daß bey bloß unterbrochenen Lebensverrichtungen dadurch Empfindung und Bewegung wieder hergestellt werden kann. Hierdurch wird aber zugleich der Umlauf des Bluts befördert, folglich dasselbe von den innern Theilen wieder nach den äußern getrieben. Dies geschieht zwar anfangs nur in den kleinern Gefäßen; es wird aber dadurch zugleich auch die Ergießung des Bluts in die größern erleichtert, und das Herz kommt wieder in den Stand, ordentlich zu schlagen. Die Geißelung hat auch den Vorzug vor allen andern Mitteln, daß sie von Jedermann am ersten besten Platze angewandt werden kann, und zwar entweder mittelst einer Besenruthe, oder einer Menge zusammengelegter Bindfäden, oder eines kleinen Zweiges von einem Baume, oder am allerbesten einer Handvoll Brennnesseln, womit man den Körper über und über, und besonders die empfindlichsten Theile desselben, durchgeißelt. (Lichtenberg's Magazin für das Neueste aus der Physik und Naturgeschichte. Bd. II. St. 4. S. 100).

Creve, Dr. Karl Kasp. — schrieb:

„Vom Metallreize, einem neuentdeckten, untrüglichen Prüfungsmittel des wahren Todes." (1796 Mainz). (Siehe die Artikel: Creve's Metallreiz und Todtengeruch).

Creve's Metallreiz.

Die besondern Wirkungen des Galvanismus auf die Nerven, zu Erregung ihrer Reizbarkeit, gaben Veranlassung zu der Idee, dieses mächtige Reizmittel zur Unterscheidung des wirklichen Todes von dem Scheintode anzuwenden. — Der Dr. Creve zu Mainz hat das Verdienst, bereits im Jahre 1796 von dem einfachen Galvanismus zu diesem Zwecke einen sehr wichtigen Gebrauch gemacht zu haben; er nennt ihn Metallreiz. Er bediente sich zu seinen Versuchen eines Instruments in Form eines Bogens, dessen beyde Enden zwey runde Platten ausmachen. Dieses Instrument besteht aus zwey Hälften von entgegengesetztem Metall, nehmlich

Zink und Silber. Es wird ein einfacher Schnitt in die Haut gemacht; gewöhnlich an dem Oberarme. Die Muskeln werden von allem Fette entblößt, so daß die Muskelfibern rein da liegen. Nun wird das Instrument auf die Muskelfibern gesetzt. Ist noch Reitzbarkeit vorhanden, so bemerkt man während dieser Berührung, daß die Muskelfibern sich zusammenziehen und krampfhaft zuckend bewegen; dieses geschieht ebenfalls bey wiederholtem Ansetzen des Instruments so lange noch Reizbarkeit vorhanden ist. Creve hat diese wichtigen Versuche mehrmals an Thieren und an Menschen kurz nach dem Tode unter verschiedenen Umständen, auf verschiedene Weise wiederholt, und der Erfolg blieb sich gleich.

Man muß erstaunen, daß diese höchst wichtige Beobachtung nicht allgemeine Sensation erregte, und nicht mehrere Versuche, bey der so häufig vorhandenen Gelegenheit dazu, in großen Krankenhäusern gemacht worden sind. Die Thatsache der Reizerregung durch den Galvanismus nach dem Tode konnte nicht geläugnet werden, jedoch ließe sich wohl einwenden, daß bey manchen Körpern der einfache Galvanismus zu schwach seyn möchte; und daß die Entblößung der Muskelfibern durch den Schnitt, in den Privathäusern, Schwierigkeiten von Seiten der Hinterlassenen finden würde.

Diese Einwürfe sind nun gehoben, wenn man sich, nach dem Vorschlage des Dr. Heidmann zu Wien, des verstärkten Galvanismus zur Prüfung des Scheintodes bedient. (Siehe Galvanismus und Heidmann).

Creve's Todtengeruch.

Der Doctor Creve erzählt von sich selbst: „Im Jahre „1796 befiel mich ein bösartiges Faulfieber mit Krämpfen und Zuckungen. Vor der Entscheidung konnten „die Umstehenden kaum den leichenartigen Geruch in „meinem Krankenzimmer ertragen, noch ihn verbessern, „und in den ersten Tagen meiner Wiedergenesung plagte

„mich derselbe immer noch, ungeachtet aller angewand„ten Mittel. Wie leicht konnte hier, (setzt er hinzu,) durch „einen Erguß von Säften zwischen den Hirnhölen und „dem Gehirne, oder in der Substanz desselben, oder durch „Schwäche der Lebenskräfte, der Scheintod erfolgen; und „dann wäre der Leichengeruch bey einem wirklichen Schein„tode zugegen gewesen."

D.

Dauer des Scheintodes (s. Scheintod).

Deutsche, der reisende, schrieb:

„Kurzgefaßte Methode, alle Arten von Scheintodten wieder zu beleben, um der allergrausamsten Mordthat, lebendig in das Grab zu legen, vorzubeugen." (Wien 1798.)

„Dictionnaire Encyclop."

Mit Recht sagt hier der Verfasser des Artikels Mort: „Nichts bringt den Menschen der Gottheit näher als die „Wissenschaft, welche ihn in den Stand setzt, unvollkom„menen Todten aufs Neue das Leben und volles Bewußt„seyn wieder zu geben."

Dienenbrok's scheintodter Bauer aus Bommel.

Dienenbrok erzählt in seinem Werke von der Pest (Band 6.) von einem Bauer aus Bommel bei Nimwegen, der von der Pest befallen, und am dritten Tage für todt gehalten wurde. Alle Anstalten zu seiner Beerdigung waren gemacht, und die Anverwandten hatten sich sogar schon in seine Verlassenschaft getheilt. Indessen hatte der vermeintliche Todte aus Mangel eines Sarges, welcher nicht fertig geworden war, schon 58 Stunden unbeerdigt gelegen. Jetzt kehrte derselbe schnell ins Leben zurück, nnd riß sogleich den Anverwandten seine getheilten Kleider vom Leibe.

Dole's beygesetzte Scheinleiche wird gerettet.

Zu Dole, einem Städchen in Frankreich, ward einst ein

Infanterie = Regiment aus Mangel an Raum in eine Kirche geführt, um daselbst zu übernachten. Mehrere von diesen Soldaten vernahmen um Mitternacht ein dumpfes unterirdisches Geschrey. Da sie gehört hatten, daß an dem eben vergangenen Tage, kurz vor ihrem Einmarsche in die Kirche, ein junges Mädchen in ein Kirchengewölbe beygesetzt worden war: so ahnete man bald die wahre Ursache dieser spukhaften Jammertöne, eröffnete ohne Umstände das Gewölbe und trug die wiedererwachte Scheintodte aus demselben hervor.

Doppelblasebalg (s. Gorcy).

Dresden's Ertrunkener (s. Ungar).

Dreystetten's Scheintodter (s. Klauser).

Drossen's erfrorner Fuhrmann erwacht aus dem Scheintode.

Ein Fuhrmann aus Drossen hatte, kurz vor Weihnachten des Jahres 1798, Kaufmannsgut aus Frankfurt an der Oder geladen. Vor seiner Ausfuhr trank er, wie er selbst ausgesagt hat, etwas Branntwein, um sich zu erwärmen. Die erste Meile empfand er die Kälte nicht sonderlich. Nachher aber überfiel ihn ein starker Frost, mit den heftigsten Schmerzen verbunden. Fast zwei Stunden dauerte diese seine traurige Lage, dann verließ ihn die Kälte einigermaßen, ja es ward ihm fast warm, und er gerieth in einen behaglichern Zustand. Indessen fühlte er allmählig eine große Mattigkeit in den Gliedern, und konnte, selbst gehend, sich des Schlafes kaum erwehren. So kam er ungefähr tausend Schritt vor Drossen an, wo er niedersank und liegen blieb.

Die Pferde, des Weges kundig, gingen ihren Gang bis an's Thor fort. Hier vermißte nun der Thorschreiber ihren Führer. Es wurden daher sogleich Leute ausgeschickt, um den Verlornen wiederzusuchen. Sie fanden ihn auch bald; aber erfroren. Sie trugen den, ihrer Meinung und dem Anscheine nach, völlig todten Körper in's nächste Haus der Vorstadt. Die menschenfreundlichen Besitzer desselben ließen sich indessen nicht durch den Schein betrügen, sondern legten ihn in Betten, und rieben den entkleideten Körper mit warmen Tüchern. Es zeigten sich bald Spuren rückkehrender Lebenskraft. Durch den fortgesetzten Gebrauch zweckdienlicher Mittel, kam der Erfrorne, nach anderthalb Stunden, zum Bewußtseyn und in's Leben zurück, und erhielt bald seine vollkommene Gesundheit wieder. (Brandenb. Denkwürdigkeiten. 1799.)

Duderstadt's Scheintodte (s. K.).

Duderstadt's scheintodter Tollhäusler (s. W.).

Dühamel, die Scheintodte, wird durch die Musik einer Leyer erweckt.

Professor Brühier erzählt von der Frau des berühmten Parlaments-Advokaten, Dühamel, daß man sie vier und zwanzig Stunden für todt gehalten, und bereits auf ihre Beerdigung Bedacht genommen habe. Ihr Mann, der sie sehr liebte, wollte sich durchaus nicht überreden, daß sie wirklich todt sey. Er kam endlich auf den Einfall, einen Leyermann holen zu lassen — weil er sich erinnerte, daß seine Frau dieß Instrument, und die Art, wie die Leyerer dazu singen, oft ungemein spaßhaft gefunden hatte und liebte. — Er ließ ihn spielen, und diejenigen Lieder, welche sie vorzüglich gern gehört hatte, dazu singen. Kaum begann diese Musik, so fing die Todte wieder an sich zu regen, und zu sprechen. Man brachte sie wieder in ihr Bett, aus welchem man sie eben erst genommen hatte. Sie erholte sich wieder, und lebte noch viele Jahre. (Brühier und Morná Auslegung. Band 2.)

Düsseldorfs Scheintodter unter Leichnamen.

„Meine Eltern in Düsseldorf, sagt Madame de Hauterive, bezogen, gegen das Ende des siebenjährigen Schlesischen Krieges, ein in der sogenannten Orangerie belegenes geräumiges Haus, wovon ein Flügel mit dem Brauhause des Franziskaner-Klosters gränzt. In dieser Gegend ist aus den zwey Stockwerken die gewöhnliche Hausbequemlichkeit angebracht, zu welcher aus jedem dieser Stockwerke ein Gang führt, deren dann einer über dem andern ist.

Einst ging ich als Kind, am späten Abend mit dem Wachsstocke in der Hand, in das oberste Stockwerk hinauf, und durch jenen langen Gang, nach dem Abtritt. Die Dielen des Fußbodens über welchen mein Weg mich hinführte, waren nicht fest ineinander gefugt; und man konnte durch die Ritzen bequem nach dem untern, für mich verschlossenen, Raume hinuntersehen. Meine weibliche Neugierde ward durch ein Licht gereizt, das von unten zu mir heraufschimmerte. Ich sah durch eine Fuge des Fußbodens, und erblickte zu meinem nicht geringen Schrecken, mehrere durch und über einander liegende Menschen, deren einer erbärmlich wehklagte. Den verworrenen Menschenhaufen erkannte ich anfangs nur undeutlich; bis mein spähender Blick das Halbdunkel mehr durchschaute — Mit Entsetzen erkannte ich jezt diesen Menschenhaufen für nackte, verstümmelte Leichen, deren Eine sich bewegte, und durch die übrigen, die auf ihr lagen, sich hindurchzuarbeiten schien.

Man kann leicht denken, daß ich — ein damals zwölfjähriges Mädchen — in der Angst, die mich überfiel, meine Zuflucht zum Geschrey und zur schleunigen Flucht nahm. — Mein Vater kam erschrocken mir entgegen. Ich erzählte ihm bebend von einem lebendigen Todten, den ich gesehen hätte. Ohne sich auf Erläuterungen über meine Wahrnehmung einzulassen, eilte der menschenfreundliche Mann schnell nach dem benachbarten Kloster, wo damals — am Ende des siebenjährigen Krieges — ein französisches Lazareth war. Die Vorsteher dieses Lazareths hatten den untern Gang zur Aufbewahrung ihrer Todten benutzt. Wenn diese sich hier in hinreichender Anzahl angesammelt hatten, wurden sie nach einer großen, für sie bereiteten, gemeinschaftlichen Gruft gefahren. Diese Cadaver waren es, welche ich zu meinem Schrecken erblickt hatte. Mein Vater hatte, durch meine Erzählung veranlaßt, sogleich geahnet, daß die Lazareth-Aerzte vielleicht einen Scheintodten unter die wirklichen Leichen mit gepackt haben möchten, wie denn dieß im Kriege überhaupt und auf dem Schlachtfelde insbesondre nicht selten der Fall seyn mag. Daher eilte er ins Lazareth, und hatte das Glück, einem winselnden Lebendigen schleunigst Hülfe zu verschaffen. (Madame de Hauterive zu Münster in Wagener's Gespenstern. Theil 4.)

E.

bendorf's Auferstandener (s. Niemann).

.leipsis (s. Scheintod).

lektrizität, deren Wirkung auf Scheintodte (s. Preenhill).

lektrizität, als Mttel zur Erkennung des Scheintodes.

Der verstärkte Galvanismus übertrifft in der Reiz-Erregung der Muskelfiber verhältnißmäßig die gewöhnliche Elektrizität. Man hat schon längst die Elektrizität als ein Hülfsmittel zur Unterscheidung des wahren von dem scheinbaren Tode in Vorschlag gebracht. z. B. Kite: über die Ungewißheit des Todes — Man glaubte, aus der Zusammenziehung der Muskeln beym Durchgange eines elektrischen Stromes das Daseyn des Lebens zu erkennen. Allein es möchte nicht nur gefährlich seyn, heftige elektrische Erschütterungen zu geben, besonders wenn selbige durchs Herz geleitet würden; sondern es kann auch der elektrische Strom vielmehr durch die Haut und das Fett, als den kürzesten Weg, gehen, ohne daß er zu den Nervenfasern der Muskeln gelangt. Der Galvanismus hingegen hat den großen Vorzug vor der gewöhnlichen Elektricität, daß er denen Nerven, an die er angebracht wird, als Leiter folgt, und überhaupt sich durch eine nähere Verwandtschaft mit der Organisation der Nerven auszeichnet; indem seine Würksamkeit an denjenigen Theilen des Körpers am größten ist, welche die meisten Nerven enthalten; daher auch seine Phänomene am merklichsten sind, wenn er auf die Nerven des Gesichts applizirt wird.

England's scheintodter Matrose erwacht durch einen Nadelstich zum Leben.

Im Jahre 1785 starb auf einem englischen Schiffe ein Matrose. Einer von seinen Cameraden wurde, nach Schiffsgebrauch, beordert, den Todten in Matte einzunähen. Er verrichtete dieß Geschäft einige Zeit nach dem Hinscheiden des Mannes, und bediente sich dabey einer großen Packnadel. Als er den Todten in der Gegend des Gesichts einnähete, stach er unvorsichtiger Weise mit der Nadel quer durch die Nase. Der Scheintodte fing an, sich in seiner Hülle so heftig zu bewegen, daß er das bereits um ihn her genähete Leinentuch mit dem Ellenbogen zerriß. Der Matrose, der das Nähen verrichtete, erschrak, ließ die Nadel in der Nase des Erwachten stekken, und lief was er konnte von dem Verdecke. Einige andre Matrosen kamen herbey, befreiten ihren wieder aufgelebten Mitbruder von der wohlthätigen Nadel und den lästigen Banden, und riefen den Schiffschirurgus, der dem Manne eine Ader öffnete. Der Kapitain des Schiffes ließ es hier, der ganz eigenen Art der Rückkehr zu den Lebenden wegen, am wenigsten an der erforderlichen Pflege fehlen, und schon nach drey Tagen konnte der aus dem Scheintode Erwachte seine gewöhnliche Berufsarbeit wieder verrichten. Seines Zustandes wußte er sich keinesweges zu erinnern. Er behauptete, er habe einen festen, tiefen, völlig traumlosen Schlaf geschlafen, aus welchem ihn der von der Nadel verursachte Schmerz geweckt habe. Todtenblässe und Erstarrung hatten aber doch äußerlich den Tod angekündigt.

Entzückte, wie sie im Scheintode zu retten sind (s. Leidenschaftliche).

Erdrosselte, wie sie im Scheintode zu retten sind (s. Erhänkte).

Erdrückte, wie sie im Scheintode zu retten sind.

Schlafende Ammen und Mütter pflegen zuweilen ihre Kinder im Bette zu erdrücken. Sind diese Kinder ganz platt, oder doch so schwer gedrückt, daß das Blut aus Mund und Nase fließt: so ist freilich an keine Wiederbelebung zu denken. Andre hingegen liegen zwar ohne Zeichen des Lebens da, erkaltet, mit schwarzblauem Angesicht, offnen und trüben Augen, aufgesperrtem Munde und schleimvoller Nase: dieß alles kann indessen bloß eine Art von Betäubung seyn, und man muß noch Hoffnung zur Wiederbelebung schöpfen. Vom Schrecken muthlos und betäubt, hält Verzweiflung über dies Unglück nicht selten die Eltern und Umstehenden ab, sich eiligst um gehörige Hülfe zu bemühen, und manches dieser Kinder wird nun ein Schlachtopfer der Bestürzung.

Dergleichen erstickte oder erdrückte Kinder muß man eiligst aufwickeln oder entblößen. Ist Gesicht und Hals roth und braun aufgelaufen, so muß ihnen etwas Blut aus der Drosselader (Rettungsmittel Nr. 7), oder aus dem Arme gelassen werden. Man muß sie allemal auf die eine Seite legen, ihnen warmen Odem in den Mund blasen (No. 8. u. 6.) und dabey die Brust hinaufwärts drücken, auch von den Ribben nach der Brust zu aufwärts streichen. — Man reibe das Kind eilends über dem ganzen Körper gelind mit warmen Linnen, oder auch mit bloßen, jedoch warmen Händen, die man mit Kamphergeist (Nr. 26.), oder Lavendelwasser, naß gemacht hat. Während dieses gelinden Reibens muß man flanellene oder andre wollene Tücher warm machen, oder wohl mit Wachholderbeeren durchräuchern, und sie locker um das erstickte Kind wickeln, damit diese Einwicklung nicht die fernere Handanlegung verhindere. — Wenn die Tücher kalt geworden sind, müssen sie immer mit frisch gewärmten verwechselt werden. Auch kann man das Kind in ein Bad, aus warmem Wasser, mit etwas Branntwein oder Wein vermischt (Nr. 4), legen. Nun giebt man ihm auch Klystire aus warmer Milch oder aus warmem Wasser mit etwas Zucker oder Honig. — Man hält ihm von Zeit zu Zeit wohlriechende Wasser, Riechgeist (Nr. 28), zerschnittene Zwiebeln, zerriebenen Meerrettig (Nr. 14), vor die Nase und bläst Tobacksrauch in den Mastdarm (Nr. 12).

Sollten diese Hülfsleistungen das Leben nicht bald wieder erwecken: so versucht man, ob ein Aschbett (Nr. 3.) Hülfe leiste. Es versteht sich, daß die Asche nicht zu heiß seyn darf. Ueber das in der warmen Asche liegende Kind, breitet man noch eine warme wollene Decke aus, und läßt das Kind einige Zeit so liegen. Oder man wickelt das Kind in warme, mit Wein befeuchtete, Tücher, besonders von Flanell, und schlägt trockene, sehr warme, Tücher über jene her, und sucht diese immer recht warm zu erhalten.

Wenn alles dieses das Leben noch nicht wiederbringt: so bläst man auch wol Tobacksrauch in die Nase (Nr. 9.), und spritzt Riechgeist (Nr. 28.), oder flüchtigen Salmiakgeist (Nr. 27.) in die Nase. Oder man kützelt, damit der Reitz weit hinauf und etwas anhaltend beygebracht werde, mit Röllchen Papier, die man mit flüchtigem Salmiakgeist befeuchtet hat, in der Nase. Alles dieß muß man aber einige Zeit lang (wol etliche Stunden) fortsetzen, und dabey auch wol andre Reizungen

(No. 15.) versuchen. Wenn die Rettungsmittel siegen; so wird das Kind nach und nach wieder warm, man spürt das Schlagen der Schlafpulsader, es schöpft Odem und die Augen gehen wechselsweise auf und zu.

Fängt endlich das Kind an, sich zu erholen, so bringt man es aus dem gemeiniglich dunstigen Zimmer in ein kühleres, damit es nun eine freye, stärkende Luft athme; daher auch nicht viele Menschen in diesem Zimmer sich aufhalten dürfen. Hier wickelt man das Kind wieder in warme Tücher ein, die man mit warmem Wein oder mit Kamphergeist wohl besprenget oder befeuchtet, und labt es mit Melissenthee, wozu etwas Honig gemischt worden ist, oder man giebt ihm etwas Zimmetwasser, wäscht das Gesicht und die Hände desselben mit warmem Wein, und läßt es ruhig liegen.

Sollte sich bey der Wiederkehr des Lebens ein fortdauerndes Röcheln der Brust äußern: so löset man zwey Gran Brechweinstein in einer halben Tasse warmen Wassers, oder Kamillenthee, auf, und giebt oft einen starken Theelöffel davon. Oder man giebt auch Meerzwiebelsaft mit Thee. Vorzüglich giebt man nun auch abführende, reizende Klystire, aus einer Abkochung von Sennablättern, auch wol mit zwey Quentchen Salz oder zwey Gran Brechweinstein geschärft; wornach aber immer die Labungen (No. 20.), jedoch ohne Säure, fortgesetzt werden müssen. (Scherf's Rettungsmittel bey Leblosen.)

Erfrorne, scheintodte (s London).

Erfrorne, wie sie im Scheintode zu retten sind.

Steigt die Erkältung eines thierischen Körpers bis auf einen gewissen Grad, so betäubt sie die Sinne und macht das Blut gerinnen, erweckt einen tiefen Schlaf und verursacht eine starke Ohnmacht, die endlich den Tod nach sich ziehen kann. Personen, die ohne hinreichende Erwärmung in schwerer Kälte fahren, laufen am meisten Gefahr, auf diese Weise zu sterben, weil sie still sitzen müssen.

An der Wiederbelebung der Erfrornen darf man am wenigsten zweifeln, denn man hat Personen wieder ins Leben gebracht, die schon verschiedene Tage lang erfroren gewesen waren. Jedoch bringt man den Erfrornen vollends um, wenn man ihn sogleich in warme Zimmer bringt, oder gar an's Feuer legt. Denn dieß zieht unvermeidlich den Brand in den erstarrten Gefäßen des Erfrornen und die Unmöglichkeit zur Wiederkehr ins Leben nach sich. Es geht hier den thierischen Körpern wie den erfrornen Gartengewächsen und Früchten: sie verfaulen, wenn man sie sogleich in die Wärme bringt, und werden nur dadurch in etwas wieder brauchbar, daß man sie in kaltes Wasser legt, und den Frost aus ihnen ausziehen läßt. — Auch selbst dann, wenn die von Kälte erstarrte Person noch einige Zeichen des Lebens von sich giebt, darf man sie durchaus nicht sogleich in die Wärme bringen.

Man bringe vielmehr jeden leblosen, vom Frost erstarrten Körper, er sey auch seit noch so vielen Tagen erfroren, sogleich in ein kaltes Zimmer; mache ihm ein Lager von wenigstens zwey Hände hoch Schnee; kleide den Körper aus, oder schneide ihm vielmehr die Kleider los, und lege den nackten Körper auf dieß Schneelager: bedecke ihn wieder eben so hoch mit Schnee, drücke ihn aber ein wenig fest an, und lasse den Körper so liegen, bis sich die Beweglichkeit der Glieder und die Wärme wieder einstellt. Hals und Kopf müssen auch mit Schnee bedeckt werden, doch muß die Oeffnung des Mundes und der Nasenlöcher frey bleiben.

Kopf und Hals könnte man auch bequem und mit Nuz-zen mit Schnee reiben. Befindet sich kein Haus in der Nähe; so kann dieß auch an einem Orte auf dem Felde geschehen, nur dem Winde und der Zugluft darf er nicht zu sehr ausgesetzt seyn.

Ist aber kein Schnee zur Hand; so taucht man Betttücher oder andres leinenes Zeug, auch Pferdedecken, Säcke und dergleichen in eiskaltes Wasser, worunter man auch etwas zerstoßenes Eis mischen kann, und wickelt den Erfrornen in diese kalten und nassen Decken. — Man muß aber dieses Bedecken mit Schnee, wenn er etwas schmilzt, oder mit durchnäßten Decken, wenn das Wasser von seiner Kälte verliert, immer erneuern, und so lange damit fortfahren, bis sich die ersten Zeichen des Lebens, die Wärme und die Beweglichkeit der Glieder, wieder äußern. — Sollten aber weder Schnee, noch hinreichend Tücher zu haben seyn, so kann man den entkleideten Erfrornen auch in einen Trog legen, und Eiswasser, jedoch so, auf ihn gießen, daß es die Oeffnung seines Mundes und der Nase nicht berühre. Thauet der vom Frost erstarrte Körper in kaltem Wasser auf: so legt sich um ihn her eine Eisrinde an, und man muß, wenn diese anfängt, wieder zu zergehen, den Körper aus dem Wasser nehmen, ihn hernach mit Wasser, das nicht ganz so kalt ist, reiben, und dieß Wasser auch wol mit etwas Wein oder Brantwein vermischen. — Während dieser Hülfsleistungen muß man zu trocknen und lauen Bedeckungen, und wenn der Erfrorne noch auf dem Felde im Schnee liegt, zur Fortbringung Anstalten machen.

Sobald man aber wieder etwas Wärme und Beweglichkeit der Glieder verspürt, wird der Kranke mit etwas gewärmten Tüchern abgetrocknet, und in ein leicht gewärmtes Bett, aber ja noch nicht in ein geheiztes Zimmer, gebracht;

denn der Grad der äußerlichen Wärme muß hier mit der äußersten Behutsamkeit und ohne alle Uebereilung verstärkt werden. — Bleibt das Odemholen noch aus, so setzt man das Reiben mit nicht ganz kaltem Wasser, das mit etwas Weinessig vermischt ist, fort; oder man setzt die Füße in milchwarmes Wasser und wäscht auch Hände und Gesicht mit dergleichem Wasser. — Man muß ihm auch Luft in die Lungen blasen (Rettungsmittel No. 8. und 9.), — ihm Klystire aus lauem Wasser, mit ein wenig Kamphereßig (No. 24.), oder Kamphergeist (No. 26.) vermischt, geben. — Den Schlund kann man mit einem in Oehl getunkten Federbarte reizen, und einige Tropfen Meerrettigeßig (No. 24.) oder flüchtigen Salmiakgeist (No. 27.), auf die Zunge fallen lassen. Man kann ihm auch Riech- und Niesmittel (No. 14.) an die Nase bringen, und ihm Tobacksrauch-Klystire (No. 12.) setzen. — In die Herzgrube kann man ihm auch ein mit kaltem Weineßig und Kamphergeist (No. 26.) benetztes Tuch oder Stück Brod legen.

Sind die Kinnbacken fest geschlossen, so reibt man sie mit kaltem Branntwein, mit Kamphergeist (No. 26.), am besten mit Kampheröhl (No. 31.), oder Steinöhl.

Kann der Kranke wieder schlucken, so giebt man ihm Thee aus Citronen- oder Pomeranzenschaale mit etwas Weineßig, aber zu Anfang der Belebung Branntwein, Wein, oder andere hitzige Getränke. Man kann ihn auch Thee aus Hollunderblüthen oder Melissenblättern mit etwas Weineßig und Honig oder Zucker trinken lassen. — Nun kann man ihm auch Tücher, mit warmem Wein benetzt, zwischen die Schenkel, in die Kniekehlen, oder unter die Achseln legen, oder Erwärmungen (No. 5.) anbringen.

Stellt sich nach der Wiederbelebung ein starkes Fieber ein, welches gemeiniglich geschichet, schiehet; so ist eine Aderöffnung am Arme (No. 6.) nöthig. Findet sich aber bey der Wiederkehr des Lebens noch Sinnlosigkeit, ist das Gesicht und die Halsadern aufgetrieben, und sind die Folgen eines Schlagflusses zu befürchten; so muß die Drosselader (No. 7.) geöffnet werden. Und überhaupt wird der eilends herbeigerufene Arzt ihn alsdann ferner mit Aderlässen, Arzneien aus Salpeter mit Kampher versetzt, und mit Getränken aus Zitronensaft, Weinessig und dergleichen behandeln.

Wird man nach der Wiederbelebung noch an Einem oder dem andern Theile des Leibes Merkmale des Erfrierens gewahr; sind sie starr, hart, ungelenkig und ohne Empfindung: so muß man fortfahren, diese Theile mit Schnee, zerriebenem Eise, oder mit Umschlägen aus kaltem Wasser so lange zu bedecken oder zu reiben, bis die Empfindlichkeit und Beweglichkeit wiederkommt.

Eben diese Heilungsart muß man beobachten, wenn nur gewisse Glieder, als Nase, Ohren, Finger und Zehen erfroren sind. Man darf sie nicht wärmen oder salben; sie gehen davon in den Brand über und sterben ab. Vielmehr muß man sie mit Schnee bedekken, oder in eiskaltes Wasser setzen, bis der Frost ausgezogen ist. Wenn wieder Leben und Empfindung in diese Theile oder Glieder gekommen ist, kann man sie mit Branntwein oder Kamphergeist (No. 26.), der mit kaltem Wasser verdünnt worden ist, waschen. Niemals darf man sich an einen warmen Ofen, oder ans Feuer wagen, bevor man sich nicht in einem ganz mäßig erwärmten Zimmer völlig erwärmt hat.

Wer sich der Kälte aussetzen muß, darf so wenig als möglich unthätig bleiben, und er darf, wenn ihm eine starke und angenehme Neigung zum Schlummer ankommen sollte, sich demselben durchaus nicht überlassen; er muß aufstehn, gehen, laufen und alle möglichen Bewegungen machen, damit er den Umlauf des Blutes erhalte. Eine anhaltende Bewegung ist hier das einzige Mittel, einem sanften, aber unvermeidlichen Tode zu entgehen. — Auch allzuviel hitzendes Getränke, Wein, Branntwein, das man, um sich vor der Kälte zu schützen, genießt, ist schädlich, weil das Uebermaaß die Neigung zum Schlummer, dem Vorboten und dem ersten Grade des Erfrierens, vermehrt. Da der gemeine Mann der hitzigen Getränke doch nicht entbehren kann; so möchte er sie wol folgendermaßen am unschädlichsten genießen: er nehme zerriebnes Brod, mische gestoßenen Kümmel, Anis oder Zimmet wie auch etwas Zucker hinzu; befeuchte dieß alles mit Branntwein, und esse es so. Grobe, harte Kost, Klöße, Geräuchertes und dergleichen, ist im Winter sowohl vor als auf dem Wege die nützlichste Nahrung, und wenn man die Glieder mit Talg oder Oehl reibt, Nase und Lippen mit Bier wäscht, in welches vorher heißer Talg oder heißes Oehl getröpfelt worden ist, oder die Glieder, Füße und Hände mit feinem Leder oder nur mit recht weichem Löschpapier umwickelt; so wird man sie auch einigermaßen vor dem Froste sichern. (Scherf's Rettungsmittel bey Leblosen).

Erhänkte (Erwürgte), wie sie im Scheintode zu retten sind.

Unglückliche die sich aus Verzweiflung selbst erhänkt haben, oder von andern erdrosselt worden sind, muß man sogleich losschneiden und das Würgeband vom Halse ablösen; aber man muß dabey mit äußerster Vorsicht verhindern, daß der Körper im Fallen Schaden nehme. — Hierauf bringt man den Körper an die frische, kühle Luft, lieber unter freyen Himmel, als in eine verschlossene, mit Dunst erfüllte, Stube. Man giebt ihm eine etwas aufrechte Lage, so daß Kopf und Oberleib höher liegen. Man braucht ihn zwar nicht ganz zu entkleiden, doch so daß nichts presse, auch Handanlegnng nicht gehindert werde. —

Giebt der Erhänkte oder der Erdrosselte noch einige Spuren des Lebens von sich, ist er noch warm, spürt man ein Zittern im Gesichte oder in den Gliedern, so muß man ihm sogleich Luft zuwehen, und ihm kaltes Wasser in das Gesicht sprizen. — Man kitzele Mund und Nase mit einem in Oehl getunkten Federbarte, und halte ihm Riechgeister (Rettungsmittel Nr. 25) vor die Nase. — Vorzüglich drücke man die Gegend der Gurgel, aber gelinde, reibe sie mit Kamphergeist oder mit Weinessig, und blase ihm eilends Luft in Mund und Nase. (Nr. 8. 9.)

Da die Erhänkten und Erdrosselten (zum wenigsten diejenigen, die man wieder ins Leben zurückrufen kann) nicht an einem Schlagflusse, sondern an Mangel der zum Athmen nöthigen Luft (deren Eingang in die Luftröhre durch den Strick oder das Band gesperrt wird), das Leben verlieren; so ist das Einblasen der Luft in die Lungen durch Mund und Nase (Nr. 8. und 9) eins der ersten Mittel, die man zur Rettung dieser Unglücklichen anwenden muß. Zugleich muß aber auch eiligst eine Ader am Arme geöffnet (Nr. 6), und zwölf bis achtzehn Unzen Blut gelassen werden. Je röther und brauner der Hals und das Gesicht angelaufen sind, um so reichlicher muß Blut gelassen werden.

Will das Blut nicht laufen, oder äußern sich doch, wenn es auch fließt, keine merkliche Lebenszeichen; so muß man den ganzen Körper, vorzüglich aber die Brust, mit wollenen warmen oder, mit erwärmtem Weinessig befeuchteten Tüchern, reiben. — Ist das Zwerchfell in die Höhe getrieben, und der Bauch platt und zusammengezogen; so muß man die Brust nach unten zu hinunterwärts reiben, etwas drücken und pressen, und schnell wieder nachlassen, und zu Zeiten auch wieder aufwärts drücken, damit man dem Zwerchfelle Bewegung gebe. Diese Handanlegung muß wechselsweise oft wiederholt werden. — Ist aber der Unterleib aufgetrieben und dick, so muß man vielmehr aufwärts reiben und von der Schaamgegend an aufwärts drücken. Diese Pressung kann man sehr verstärken, wenn man mit einem nassen Stücke Leder aufwärts reibt.

Beständig aber muß, so wie die Eine Person reibt und preßt, eine andre Luft einblasen (Nr. 8. und 9.). — Auch kann man das Gesicht des Kranken mit Weinessig waschen, mit kaltem Wasser bespritzen und ihm beständig viele Luft zuwehen. — Man gebe auch bald ein Klystier aus einem halben Nößel Wasser, mit eben so viel Milch, und mit Zucker und Oehl versetzt. — Man setze die Füße bis an die Knie in warmes Wasser. — Um den Hals kann man einen erweichenden Umschlag (Nr. 23.) schlagen, oder man tunke Wolle oder ein Stück Flanell in Kampheröhl (Nr. 31), oder nur in warmes Leinöhl, und wickle sie um den Hals. — Auch kann man den Schlund mit einer stark in Oehl getunkten Feder, um die Spannungen im Halse zu vermeiden, gelinde reizen.

Man reibe und bürste die Fußsohlen und die Schenkel mit warm gemachten Bürsten oder mit warmem Flanell, reize die Nase mit vorgehaltenem, zerriebenem Meerrettig, frischem Senf, oder durchgeschnittenen Zwiebeln, auch Riechgeist (Nr. 14.). Man setze blutige oder auch nur trockne Schröpfköpfe (Nr. 22.) auf die Brust, auf den Nabel und auf den Bauch.

Aeußert sich hierauf kein Zeichen des Lebens, so kann

man auch noch die Wirkung eines Tobacksrauch-Klystiers versuchen (Nr. 12.), den Körper, völlig entkleidet, in ein lauwarmes Bad legen (Nr. 4.) und in diesem Bade Nase und Mund reizen (Nr. 13 und 14.). — Auch ein Aschenbett (Nr. 3.) hat Erhänkte wieder ins Leben gerufen, und man könnte während der obigen Behandlung schon zum Gebrauche eines Aschenbettes oder doch eines warmen Bades Anstalt machen.

Sobald sich Zeichen des Lebens merken lassen, und der Kranke anfängt, Odem zu schöpfen, muß man ihm mit einem Blasebalge oder Wedel vielen Wind vor Nase und Mund machen, und ihm kaltes Wasser, worunter man auch etwas Weinessig mischen kann, in das Gesicht spritzen — Kann der Kranke wieder schlucken, so muß man ihm warmen Melissen- oder Chamillen-Thee mit etwas Weinessig oder Rheinwein geben. Immer aber muß man ihm, so viel er nur mag und kann, kaltes Wasser, mit etwas Weinessig vermischt, zu trinken geben. — Ist das Odemholen schwer und röchelnd, als ob Schleim die Luftwege anfüllte, so reicht man ihm, mit Fliederthee verdünnten, Meerzwiebelhonig.

Wenn die Spannung und der Schmerz im Halse noch anhält, so läßt man ihn Baumöhl oder süßes Mandelöhl in kleinen Portionen verschlucken, und den Hals mit warmem Gerstenwasser und Veilchensyrup gurgeln. Immer muß man ihn aufrecht sitzen lassen, und seinen Kopf, der vorwärts sinken will, beständig unterstützen.

Bleiben auch nach der Wiederbelebung Kopf und Hals sehr aufgetrieben, und wäre diese Röthe und Gedunsenheit nicht die natürliche Farbe, wäre der Kranke nicht recht bey sich, und wollt' er immer in Schlaf verfallen, so wird ihm der herbeygerufene Arzt eine reichliche Menge Blut aus der Drosselader (No. 7) lassen. Zugleich schlage man Lappen, in kaltes Wasser mit Essig getaucht, über den Kopf (Nr. 33.), — gebe erweichende Klystire aus Haberschleim und Milch, und reiche ihm, bey starker Hitze, Wasser mit Zitronensaft, oder Weinessig und Zucker.

Man muß ihm auch mit Manna, Tamarinden und Weinsteinrahm (Nr. 17.), den Leib öffnen — und es nie vergessen, daß dergleichen Kranke leicht wieder schwach werden und unvermuthet noch hinsterben können; daher die erquickenden Mittel (Nr. 19 und 20) nach Anleitung des Arztes fortgebraucht werden müssen.

Da auch die im Umkreise des Halses gedrückten und untergelaufenen oder gequetschten Stellen oft einen Uebergang in Brand drohen; so muß man eine Bähung von Kamillenblumen, in Weinessig gekocht und mit etwas Salmiak versetzt, um die gedrückten oder gequetschten Stellen legen, und sie von Zeit zu Zeit erneuern. Im Nothfalle kann man auch bloß Dinte mit doppelt so viel Wasser zu diesem Umschlage brauchen. Man kann auch in Salzlake (Nr. 30.) getunkte Leinwand, oder Essig und Branntwein auflegen. (Scherf's Rettungsmittel bey Leblosen.)

Eris, der scheintodte verbrannte Armenier. (s. Plato.)

Erschlagene, vom Blitz, wie sie im Scheintode zu retten sind.

Der Blitz bey einem Gewitter trifft die Menschen nicht immer so, daß sie ohne Hoffnung todt bleiben; und man sollte dergleichen leblose Personen niemals ohne Hülfe lassen, sondern ihre Wiederbelebung zu bewerkstelligen suchen. — Man sollte daher jeden vom Blitze Getroffenen eiligst aus dem mit schwefelartigem Dampfe angefüllten Zimmer wegbringen, und entkleiden, ihn mit vielem kalten Wasser begießen und dergleichen in das Gesicht und in die Herzgrube mit einiger Gewalt sprützen, wie bey dem von Kohlendampfe Erstickten (siehe Betäubte). Man kann den ganzen Körper mit einer Salzlake (s. Rettungsmittel Nr. 30.), die aber sehr kalt seyn muß, reiben, oder man tunkt steife Bürsten in kaltes Wasser und reibt den ganzen Körper, vorzüglich Arme und Schenkel damit. Man bürstet die Fußsohlen, die hohlen Hände und den Rückgrad hinunter, — reibt unter der Nase mit Salmiakgeiste, sprützt dergleichen, mit Wasser verdünnt, in die Nasenlöcher, bläset eiligst Luft in die Lungen und wiederhohlt es (Nr. 8. und 9.).

Man läßt einige Tropfen Salmiakgeist auf die Zunge fallen, und reibt die Schläfe und hinter den Ohren mit Salmiakgeist, oder Hirschhorngeist, mit Oehl oder nur mit Wasser verdünnt. Man prickelt mit Nadelspitzen zwischen den Nägeln der Finger und Zehen, reibt, mit Oehl oder Wasser verdünnten, Salmiakgeist in die Schaamgegend ein und bürstet längs der Schenkelpulsader hinabwärts.

Ist das Gesicht aufgetrieben, dunkelroth und braun, ist der Kranke von blutreicher Leibesbeschaffenheit, so dürfte, zumal, wenn die obigen Hülfsleistungen einige Zeit fruchtlos angewandt worden sind, ein Aderlaß am Halse (Nr. 7), oder doch am Arme nützlich seyn. Vielleicht sind schon blutige Schröpfköpfe hinter den Ohren, und Blutigel am Halse hinreichend. Vor allen aber setze man einige Klystire aus bloßem kalten Wasser, denen man auch zwölf bis sechszehn Tropfen Salmiakgeist oder einige Loth Küchensalz beymischen kann.

Hat sich von diesen Rettungsmitteln nach einigen Stunden Arbeit der vom Blitze oder einem Schlage der künstlichen Elektricität Getroffene noch nicht erholt, so kann man auch noch ein Tobacksklystir (Nr. 12), und die kalten Aufschläge (Nr. 33.), auf den Kopf, und die noch übrigen Reizungsmittel (Nr. 15.) versuchen.

Erwachen dergleichen Personen, so sind sie insgemein sehr schwach, und man muß auf die Stärkung sein Hauptaugenmerk richten. Man reiche dem Kranken einen Eßlöffel voll kaltes Wasser mit zwölf Tropfen Hofmannischem Liquor, oder Salmiakgeist; oder gebe ihm die Theearten Nr. 28, mit Wein, doch immer mehr kalt, als warm; oder lasse ihn Wein mit kaltem Wasser trinken.

Ueber die schmerzhaften oder gelähmten Theile schlage man Wein, worin etwas Kampher zerrieben, und etwas Salmiakgeist hinzugemischt worden ist, oder nur Kamphergeist Nr. 26, oder Essige Nr. 24.

Ist der Kranke schläfrig, oder spricht er verwirrt, oder raset er, hat er Zuckungen, Sausen in den Ohren oder beschwerliches Odemholen, so bediene man sich der kalten Umschläge Nr. 33, auf den Kopf: oder man mische zu kaltem Wasser Wein und Kamphergeist und lege es über den Kopf. — Auch Zugpflaster, Nr. 21, können zu Wiederherstellung der gehörigen Spannungen kräftige Dienste leisten. — Der durch den Blitz verursachte Brandschaden wird wie ein gewöhnlicher Brandschaden behandelt. (Scherf's Rettungsmittel bey Leblosen)

Erschrockne, wie sie im Scheintode zu retten sind (s. Leidenschaftliche).

Erstickte, wie die von allerley giftigen Dünsten Betäubten oder Erstickten zu retten sind (s. Betäubte, Erdrückte, London, Parees).

Ertrunkene, wie sie im Scheintode zu retten sind.

Ein Ertrunkener mag noch so sehr ein Ebenbild des Todes seyn; so ist es dennoch grausam, keinen Versuch zur Wiederherstellung seines Lebens zu machen. Man hat schon viele Ertrunkene, die ein vollkommnes Bild des Todes waren, wiederbelebt, wie die Rettungs-Anstalten zu Amsterdam, Paris, London, Hamburg, das zur Genüge beweisen. Freylich, je früher ein Ertrunkener Hülfe erlangt, destomehr Hoffnung darf man zu seiner Wiederherstellung hegen; doch hat man auch Beyspiele, daß Ertrunkene, die mehrere Stunden unter dem Wasser gelegen haben, dennoch wieder ins Leben zurückgebracht worden sind. Ja, in einzelnen Fällen ist man sogar so glücklich gewesen, Ertrunkene, die einen und mehrere Tage im Wasser zubrachten, wieder zu beleben. — Darum darf jedoch niemals die erste Regel außer Acht gelassen werden, daß, wenn ein Mensch ins Wasser gefallen ist, man ihn in höchster Eile wieder aus dem Wasser herauszubringen suchen muß, und zwar mit aller Vorsicht, damit besonders Kopf, Hals und Brust nicht durch irgend einen Fall, Stoß oder Druck, Schaden nehme. Ist der Ertrunkne eiligst und vorsichtig aus dem Wasser gezogen worden, so kann man zwar seinen Kopf auf die Seite biegen, damit das in dem Munde und Halse befindliche Wasser herauslaufe; aber man lasse sich ja nicht durch einige, vielleicht von ungefähr, glückliche Fälle verleiten, den Ertrunkenen bey den Füßen aufzuhängen, ihn zu stürzen, auf einem Fasse hin und her zu rollen, oder auf dem Ufer hin und her zu wälzen; denn alles gewaltsame Bewegen und heftige Rütteln ist schädlich und vermehrt die Todesgefahr. Nur ein gelindes Bewegen und behutsames Schütteln kann Nutzen schaffen.

Muß der Kranke noch weit fortgebracht werden, und ist's rauh und kalt, oder ist er so eben erst ins Wasser gefallen; so ist's besser, ihn sogleich zu entkleiden. Man muß dies aber so geschwind als möglich verrichten. Das Beste und Kürzeste wäre wol, seine Kleider von oben bis unten zu spalten, um sie desto geschwinder und leichter vom Körper zu bringen. Alsdann hüllt man ihn einstweilen in trockne und warme Kleider oder Betten ein, und bringt ihn in das nächste Haus. Ist aber das Haus in der Nähe, so verspart man das Auskleiden, bis man den Ertrunkenen dahin gebracht hat; man eilt aber mit seiner Fortschaffung so sehr als möglich. Dieß geschieht am besten auf einem Tragbette, einer Trage, in einem Backtroge, oder sonst einem sanften und schnellen Fuhrwerke, allenfalls auch auf einem Schubkarren. Es können ihn im Nothfalle auch zwey oder mehr Personen, auf ihrem Arme liegend, forttragen. Der Körper liegt am besten über etwas Betten, Kleidungsstücken oder Stroh, und auf der linken Seite. Aber man muß sorgen, daß der Hals nicht vorwärts nach der Brust zugebogen werde. Ein gelindes Rütteln beim Fortbringen ist nützlich, ein gewaltsames aber schadet.

Das Zimmer, in welches der Ertrunkene gebracht wird, und wo die Hülfsleistungen zu seiner Lebensrettung versucht werden, muß frey und luftig seyn; aber Zugluft darf den Ertrunkenen niemals treffen. Eine dunstige oder stark geheizte Stube ist der Wiederbelebung höchst nachtheilig. Auch ist es äußerst schädlich, wenn in dem Raume, worin der Ertrunkene wieder erweckt werden soll, ein Zusammenlauf vieler Menschen die Luft verunreiniget. Nur so viele Personen soll man zulassen, als zur Hülfsleistung durchaus nothwendig sind. Hier löse und schneide man, wenn es noch nicht geschehen ist, die nassen Kleider und das Hemde vom Leibe, trockne den Körper mit trokkenen warmen Tüchern ab, und lege ihn auf Pferdedecken, Betttücher, Betten oder nur auf trocknes Stroh, oder in ein Bett, dessen Kopfende etwas höher ist. Allemal muß man dem Lager eine solche Stellung geben, daß beyde Seiten frey sind und man hinzukommen kann. Den Körper bedecke man mit trockenen, leicht gewärmten Pferdedecken, oder mit zusammengelegten Betttüchern, mit großen Stücken Fries oder Flanell; diese Bedeckungen müssen aber weit und locker übergelegt werden, damit man unter ihnen den Körper reiben und andre Hülfsleistungen anwenden kann. Bey allen Hülfsleistungen muß man den Körper sorgfältig zudecken; denn die gelinde Erwärmung ist eins der vorzüglichsten Rettungsmittel. Während der Hülfsleistungen muß immer jemand trockne wollene oder flanellene Tücher wärmen und sie auf die Beine und Schenkel, und zwischen die Beine an den Unterleib legen. An die Fußsolen muß man warme Steine oder Wärmflaschen legen.

Nun muß man den Körper des Ertrunkenen mit einem Stücke sehr trockenen warmen Flanell, oder wollenen, auch groben leinenen oder drellenen Tüchern reiben (Rettungsmittel Nr. 1.), die aber immer abgewechselt und von neuem gewärmt werden müssen. Man reibt unter der Bedeckung die Arme, die Schenkel und die Füße, und zwar sehr stark. Vornehmlich, jedoch gelinder, reibt man auch in der Gegend der Herzgrube, und zwar so, daß man nach der Brust hinaufwärts streicht, und zugleich nach dem Innern der Brust zu gelinde drückt. — Ohne den Körper von den Bedeckungen zu entblößen, muß man ihn auch auf eine Seite legen und den ganzen Rückgrad hinunter stark reiben.

Vorzüglich muß man die gewärmten Fußsohlen mit einer steifen und warmen auch wohl durchräucherten Bürste stark und anhaltend bürsten. Auch die Herzgrube und die andern Gliedmaßen kann man nach dem

Reiben auf diese Art bürsten. Wenn man entweder aus Mangel der Personen, oder wegen andrer Handanlegungen eine kleine Weile das Reiben unterlassen, oder davon ausruhen muß; so muß man zwischen die beyden Schenkel und unten an die Fußsohlen warme Steine, oder, mit warmem Wasser, oder warmem Sande angefüllte, Flaschen legen. Die Brust, den Oberleib und die Schaam muß man mit frisch gewärmten oder durchräucherten Tüchern bedecken. Auf die Herzgrube kann man einen warmen, in ein Tuch gewickelten Topf = Deckel legen. Schwamm mit warmem Wein getränkt, oder Tücher, die in warmen Branntwein oder Wein getunkt und wieder etwas ausgerungen worden sind, unter die Achseln, über die Schaam und in die Kniekehlen gelegt, sind auch sehr dienlich, jedoch nur dann, wenn man sie durchaus nicht kalt werden läßt, vielmehr immer wieder mit wärmern verwechselt.

Man kann den Flanell, oder das wollene, auch leinene Zeug, vermittelst dessen man das Reiben verrichtet, auch mit erwärmtem Branntwein befeuchten, doch muß man alsdann genau Acht haben, daß die feuchten Tücher nicht erkalten, weil ihre Kälte die entstehende Wärme wieder vermindert. Wirksamer und sicherer wäre wol dieß Reiben mit feuchten Tüchern, wenn man es jederzeit vor einem gelinden Feuer vornähme.

Während der Anwendung der Erwärmungsmittel, muß man dem Ertrunkenen, und zwar so bald als möglich, Luft in die Lunge blasen. Oft hat dieß Lufteinblasen in die Lunge den Ertrunkenen ganz allein wieder ins Leben gebracht, zumal, wenn derselbe erst kurz zuvor ins Wasser gefallen war.

Jemand, der starken, gesunden Odem hat, kann dem Ertrunkenen, Mund auf Mund, den Odem einblasen. Sollte aber das Einblasen der Luft mit dem Munde aus unzeitigem Eckel unterbleiben, so muß man es sogleich mittelst einer Röhre, oder eines Blasebalges (No. 8.), versuchen. Zuvor muß der vielleicht in dem Munde befindliche Schaum und Sand mit einem, mit feuchten wollenen Lappen bewickelten, Finger weggebracht werden; auch muß man mit einem in Oehl getunkten Federbüschel zuvor den Rachen und den Obertheil der Luftröhre auswischen, damit beym Einblasen der Luft durch den Mund keinerley Unreinigkeit mit in die Luftröhre fliege. Sind die Kinnbacken des Ertrunkenen so krampfhaft zusammengezogen, daß das Einblasen der Luft durch den Mund dadurch erschwert würde; so muß man die Kinnbacken stark reiben, mit warmem Oel oder mit Kampheröhl (No. 31.) salben, und mit erweichenden Umschlägen (No. 23.) bähen. Doch darf man deshalb das Einblasen nicht verschieben; es muß sogleich durch die Nasenlöcher geschehen. Während jedes Luft-Einblasens muß man die Brust freylassen, wenigstens nur gelinde hin und her streichen, aber nach dem Einblasen sogleich vom Unterleibe zu aufwärts gegen das Zwerchfell drücken und plötzlich wieder loslassen. Dieses Reiben und Drükken darf uns aber wiederum nicht verleiten, den Ertrunkenen von seinen Decken an der Brust und dem Unterleibe zu entblößen, sondern es kann über den warmen Tüchern geschehen.

Will man die Luft durch die Nasenlöcher einblasen (welches allerdings Vorzüge vor dem Einblasen durch den Mund hat), so bedient man sich dazu der ersten besten Röhre, die man haben kann, und die dick genug ist, daß sie ein Nasenloch ausfüllt (No. 9.). Beym Einblasen in das Eine Nasenloch, hält man das andre mit dem Finger zu, damit die eingeblasene Luft nicht wieder herausdringe. Zugleich muß man auch den Mund verschließen, und den untern Kiefer fest an den obern andrücken. Auch würde man den Durchgang der Luft nach der Lunge erleichtern, wenn man den Kehlkopf (Adamsapfel) gelinde einwärts nach dem Schlunde zu drückte. Oft verstopft eine Menge von Schaum die Nasenlöcher, dann muß man den Schaum zuvor wegzubringen suchen.

Hat man nun nach jedem starken Einblasen ein wenig abgesetzt, und drückt den Unterleib aufwärts nach der Brust zu, so muß man Acht haben, ob dies Einblasen einige Wirkung äußere. Diese besteht nun entweder darin, daß die Brust sich zu heben und zu senken anfängt, oder daß sich die ausgedehnte Brust etwas einwärts zieht, und die eingesperrte Luft dabey herausstößset, oder diese zischend herausfährt.

Wenn sich indessen auch dergleichen Wirkungen äußern, so muß man doch immer noch mit dem Einblasen der Luft fortfahren; weil sonst die ersten Bewegungen der Brust leicht wieder aufhören. Wenn aber auch das Einblasen die obigen Wirkungen nicht sogleich hervorbringt, so darf man doch keineswegs damit aufhören, sondern man muß es geduldig wiederholen; denn oft hat man zwanzig bis dreißigmal Luft eingeblasen, ehe sich die erwartete Wirkung gezeigt hat. Bläst man durch ein Werkzeug Luft ein, so kann man den Dampf von Salmiakgeist durch den Blasebalg beyzubringen suchen.

Während dieser Handanlegungen muß man die Gedärme durch warme Luft zu erwärmen und zur Bewegung zu reizen suchen. Man steckt zu dem Ende die Röhre einer hörnernen Tobackspfeife, vorher mit Oehl bestrichen, höchstens zwey Zoll tief in den After. Dann bläst ein Tobacksraucher einige Backen voll Tobacksrauch mit allen Kräften durch die Röhre hinein (No. 12.). Besser und glücklicher geschieht dieß Einblasen freylich durch eine Tobacksrauch-Klystirmaschiene.

Beym Anbringen dieser Klystirröhre muß aber der Toback bereits recht wohl angebrannt seyn. Dieß Einblasen in den Hintern muß mit aller Kraft und anhaltend geschehen; damit der Rauch recht hoch und warm in die Gedärme hinaufsteige. Der Ertrunkene muß, wenn man ihm das Tobacksrauch-Klystir setzt, auf der rechten Seite liegen; auch muß man ihm dann die Füße in die Höhe nach dem Bauche zu heben; zugleich auch quer über dem Unterleibe, und zwar am meisten über dem Nabel, reiben und drücken.

Dieß Einblasen des Tobacksdampfes muß einige Zeit und zu verschiedenenmalen fortgesetzt werden, weil oft die gehoffte Wirkung erst auf lange wiederholtes Einblasen erfolgt. Man kann auch, wenn man keinen Tobacksrauch einblasen könnte, eine Abkochung aus einem Nößel Wasser mit einem halben Loth Toback und etwas Salz einspritzen; oder drey Nößel warmes Wasser, worin drey Loth Küchensalz aufgelöst sind, und dem etwas Wein oder Branntwein zugemischt worden ist; oder zwei Loth Brechwein (No. 16.) mit vier Loth Essigmeeth (No. 36.) und einem halben Nößel Wasser.

Wenn sich bey diesen Rettungsversuchen das Athmen nicht bald einfindet, oder wenn es unterbrochen und schwach ist; kann man auch des Ertrunkenen Nase mit dem Barte einer Feder kitzeln; oder, durch eine an beyden Enden abgeschnittene Federspule, Schnupftoback, gepülverten Majoran, Pfeffer oder Ingwer in die Nasenlöcher blasen; oder geriebenen Meerrettig, frischen gestoßenen Senf und dergleichen unter die Nase halten (No. 14.). Oder man befeuchtet zwey Röllchen Papier mit flüchtigem flüssigen Alkali (No. 27.) und fährt damit hoch in die Nase, steckt sie auch einige Zeit in die Nasenlöcher. — Die Schläfe, die Gegend hinter den Ohren, und die

Schenkel reibe man mit Essig, mit Branntwein, mit Riechgeist, und bürste diese Orte beständig stark. Man kann auch mit Nadeln unter den Nägeln der Hände und der Füße prickeln. Auch bindet man Bauschen, mit flüchtigem Salmiakgeist befeuchtet, auf die Handwurzeln und Knöchel. — Bey dem allen muß man aber immer die genaueste Obacht haben, daß der Ertrunkene erwärmt werde und bleibe. Denn Reizungen ohne Erwärmung schaden mehr, als sie nützen.

Nicht bey jedem Ertrunkenen darf man die Ader, zumal die Halsader, schlagen. Allemal muß man eiligst einen Arzt herbeyrufen, und wenn dieser binnen einer Stunde herzueilen kann, in Rücksicht des Aderlassens seinen Ausspruch erwarten. Wär' es aber nicht möglich, einen Arzt binnen einer Stunde zu erhalten, und sind Gesicht und Lippen des Ertrunkenen braun und blau angelaufen, die Adern am Halse dick und aufgetrieben, und am Körper Quetschungen vorhanden: so kann der Wundarzt die große Halsader, oder, wenn es hier Schwierigkeiten giebt, eine Ader am Arme mit einer Lanzette öffnen und 10 bis 12 Unzen und mehr, nach Befinden des Wundarztes, Blut fließen lassen (No. 7. u. 8.). Der Wundarzt muß aber die Stelle vorher mit einem warmen Tuche reiben, eine weite Oeffnung machen, und den Aderlaß am Halse dem, am Arme vorziehen. Will das Blut nicht laufen: so läßt er die Haut nach und läßt die Wunde ohne Verband; denn oft fängt lange nachher noch das Blut an, zu fließen. Wenn man aber den Ertrunknen als unrettbar verläßt, so müssen die Aderlaßwunden verbunden werden; damit bey langsam gelingenden Versuchen die Verblutung nicht alles vereiteln möge.

Noch sind einige Hülfsarten, mittelst der Erwärmung

zu bemerken, die, einzelnen Erfahrungen zu Folge, zuweilen allein hinreichend gewesen sind, die Ertrunkenen wieder ins Leben zu rufen: man hat die Ertrunkenen nackend mit warmem Pferdemiste, so, wie er aus dem Stalle kommt, belegt, und nur das Gesicht frey gelassen; und sie haben das Leben wieder bekommen. An Seen und Flüssen könnte man den Leichnam in den von der Sonne erhitzten Sand am Strande legen. Von diesen Erwärmungen verdient aber das Aschenbett (No. 3.) den Vorzug. Hat man nicht so viel Asche, so vermischt man Sand, oder Salz mit der Asche, und bedeckt den nackten aber abgetrockneten Körper damit. In diesem Aschenbette muß man den Ertrunkenen viele Stunden lang ruhig liegen lassen, und die warme Asche ꝛc. immer von neuem aufstreuen, dabey aber die Reizungen am Munde und an der Nase (No. 14. 15.) anwenden, und auch Luft in die Lunge blasen, bis sich Zeichen des Lebens äußern. — Allein dieser Erwärmungs-Arten sollte man sich nur dann bedienen, wenn ungünstige Umstände die Anwendung der andern Hülfsmittel unmöglich machen.

Merkt man nun, unter den Arbeiten zur Wiedererweckung des Lebens, ein Zucken im Gesichte, oder in den Gliedern, ein Zittern der Lippen, ein Stöhnen, oder einen Laut in der Brust, ein Kollern in den Gedärmen, oder geht von neuem Schaum aus dem Munde; so kündigt dieß die Wiederkunft des Lebens an. — Man wiederhole dann vorzüglich die Handanlegung, worauf zunächst die Wirkung oder das Zeichen des wiederkehrenden Lebens erfolgt ist; bis endlich auch das Athmen und der Pulsschlag, die Wärme, das Seufzen, ein Erbrechen, völliges Aufschlagen der Augenlieder und die Sprache sich äußern.

Bey dem geringsten Zeichen des Lebens muß

man eilen, dem Körper einen stärkern Grad von Wärme mitzutheilen. Man bedecke ihn nun mit gewärmten Bettdecken, lege über die Herzgrube warme Tücher, oder einen warmen, in ein Tuch geschlagenen Ziegelstein, oder, mit warmem Wein oder Branntwein benetzte Tücher, oder ein mit Wein getränktes und mit Gewürzen, als Zimmet, Nelken, Ingwer, bestreuetes Stück geröstetes Rockenbrod, und zwischen die Schenkel und vorzüglich an die Fußsohlen warme Steine oder Flaschen mit heißem Wasser oder Sand. Kinder kann man am besten und am heilsamsten zwischen zwey gesunde Personen in ein natürlich warmes Bett legen. — Diese Erwärmungen muß man aber durchaus nicht durch stark gewärmte Zimmer zu erhalten suchen, weil sie für den Kranken tödtlich werden können.

Man versuche von Zeit zu Zeit, ob sich das freye Hinunterschlingen wieder eingestellt hat, und gebe dem Kranken nach und nach etwas Melissenthee mit Essig, oder einige Tropfen Kamphergeist, flüchtigen Salmiakgeist, Lavendelwasser; kurz, das erste geistige Wasser, das man bey der Hand hat, welches aber doch mit etwas gemeinem warmen Wasser verdünnt seyn muß. — Gehen diese Flüssigkeiten leicht hinunter, so läßt man mehr Melissenthee mit Essig, oder Chamillenblumenthee mit einigen Tropfen Hofmannischem Liquor, nehmen.

Hauptsächlich muß man nun aufmerken, ob der Aderlaß nothwendig ist, denn dieser pflegt beym Anfange der Erweckung oft von großem Nutzen zu seyn. Holt jetzt der erweckte Kranke noch sehr schwer, ängstlich und unterbrochen Odem, hat er einen abwechselnd schwachen und unregelmäßigen Pulsschlag, sind Gesicht und Hals noch braun und blau aufgelaufen, strotzen die Adern von Blut, phantasirt der

Kranke, oder liegt er in dieser Gestalt betäubt und sinnlos, und vorzüglich, wenn er über Stiche klagt; so muß man nun dem Blute durch einen Aderlaß am Arme Luft verschaffen. Doch darf er nicht zu stark seyn; denn sonst kann der Wiederbelebte dermaßen durch ihn geschwächt werden, daß ihn die darauf folgende Ohnmacht tödtet. Trägt der Arzt Bedenken, mehrmal und viel Blut zu lassen, und liegt der Kranke immer betäubt und sinnlos, so muß man Blutigel an die Stirne und hinter die Ohren setzen und kaltes Wasser mit Essig über den Kopf schlagen (Nr. 53). Ist der Aderlaß nöthig, so muß der Kranke zugleich auch warme Klystire, aus drey Loth Küchensalz in einem Nösel warmen Wassers, oder Molken, oder acht Gran Brechweinstein in einem Nösel Molken oder Wasser aufgelöst, bekommen.

Hat der Kranke den Mund und die Luftröhre noch voll Schleim, ist Neigung zum Erbrechen vorhanden, oder fühlt er eine Schwere im Magen; so kann man ihm ein Paar Tassen Chamillen-Thee, mit Honig vermischt, geben. — Erfolgt hierauf kein Erbrechen, und nehmen die obengenannten Zufälle zu; so giebt man von dem Brechwein Nr. 16. vierzig Tropfen in jede Tasse des obigen Thees. Dabey kann man auch, wenn das Erbrechen nicht bald erfolgen sollte, den Schlund mit einem in Oehl getunkten Federbarte reizen und zugleich die Herzgrube reiben, gelind im Rücken klopfen, ihn aufrechts sitzen, oder auf der linken Seite liegen lassen. (Nr. 13.)

Ist der Kranke schwach und matt, sieht er blaß oder gelb aus, fällt er leicht in Ohnmacht: so muß man ihm Thee aus Raute und Krausemünze mit viel Weinessig, auch Honig mit Rheinwein oder mit Kamphergeist, am besten mit flüssigem flüchtigen Salmiak (Nr. 27.) geben, und seine Kräfte mit Labungen (Nr. 18. und 19.) unterstützen.

Meistentheils fällt der wiederbelebte Ertrunkene in einen ruhigen Schlaf mit gelinder Ausdünstung, und dieß ist das entscheidende Zeichen der völligen Wiederherstellung. Hier bedarf er von alle dem nichts, sondern es sind ihm nur Ruhe und einige erquickende Getränke, ein gutes Warmbier, oder auch, wenn der Puls nicht stark schlägt, etwas Weinsuppe zu seiner völligen Erhohlung nöthig. Man muß sich also hier mit nichts übereilen; sondern der Natur einige Zeit lassen.

Wenn Leute in harter Winterszeit ertrinken, und unter dem Eise hervorgeholt werden; so sind sie doch selten zugleich erfroren: man muß sie nur beym Fortbringen nach dem nächsten Hause vor dem völligen Erstarren von Frost und Kälte, durch übergelegtes Stroh und Kleidungsstücke, wohl bewahren. Sie bedürfen alsdann keiner andern, als der obigen Hülfsleistungen; jedoch darf man sie am allerwenigsten sogleich in heiße Stuben oder an's Feuer bringen.

Es kann sich aber doch zutragen, daß Leute in den Wacken oder Eislöchern ertrinken und daselbst zugleich auch erfrieren; ist dieses, und bemerkt man also an der Steifigkeit und Härte des Körpers, daß sie zugleich erfroren sind; so müssen sie allerdings zuförderst ganz wie Erfrorne (siehe den Artikel: Erfrorne) behandelt und gehörig aufgethauet werden. So bald der Frost auszieht, und der Körper wieder biegsam, aber doch noch ohne Lebenszeichen ist, muß man allmählig anfangen, die vorhin genannten Hülfsleistungen anzuwenden, und sich vorzüglich des Aschbettes (Nr. 3.) bedienen.

Personen, die in warmem Wasser ertrunken sind, werden eben so, wie die im kalten Wasser Ertrunkenen, behandelt; denn das Ertrinken ist im kalten und warmen Wasser gleich. Eben so werden diejenigen, die in Oehlen, die keinen heftigen Geruch haben, in Wein, Bier oder andern eben nicht stark riechenden, oder nicht in der Gährung begriffenen Feuchtigkeiten ertrunken sind, nach den obigen Vorschriften behandelt; ist aber jemand in gährendes Bier, oder andere gährende und stark riechende geistige Feuchtigkeiten gefallen und darin ertrunken: so muß man auch die Rettungsmittel zu Hülfe nehmen, welche bey Erstickten und Betäubten empfohlen worden sind. (S. Betäubte.) (Scherf's Rettungsmittel bey Leblosen.)

Erwürgte, wie sie im Scheintode zu retten sind. (s. Erhänkte.)

Espinosa erwacht aus dem Scheintode unter der tödtenden Section seines Körpers.

Der Cardinal Espinosa, erster Staats-Minister Königs Philipp II. von Spanien, fiel in Ungnade und nahm dieses Unglück so sehr zu Herzen, daß er darüber starb; wenigstens hielt ihn jedermann für wirklich todt. Den Seinigen war dieser so unerwartet, als plötzlich erfolgte Todesfall verdächtig, und sie wünschten zu wissen, ob er vielleicht vergiftet worden, oder woran er sonst gestorben sey. Man ließ ihn daher seciren, zumal da dieß ohnehin geschehen mußte, weil sein Körper, der Gewohnheit gemäß, einbalsamirt werden sollte. Zu dem Ende schnitt ihm der Wundarzt, dem dieses Geschäft übertragen war, die Brust auf. Kaum war der mörderische Schnitt geschehen, so erwachte der Kardinal aus dem Scheintode, in welchen ihn bloß die Traurigkeit versetzt hatte. Er schrie mit durchdringender Stimme, und fuhr mit der Hand nach dem Messer des Wundarztes. Dieser entfloh vor Angst und Entsetzen und überließ den Gemordeten seinem grausamen Schicksale. Der Cardinal verblutete sich unter den entsetzlichsten Schmerzen, und starb als ein unglückliches Schlachtopfer der Unerfahrenheit und Unbehutsamkeit.

Ein ähnliches Unglück erlebte der Zergliederer Vesal, indem er einen spanischen Edelmann, den er für todt hielt, öffnen wollte. Er war mit diesem anatomischen Geschäfte schon zuweit gekommen, als er mit Entsetzen entdeckte, daß der unglückliche Scheintodte noch lebte, der nun unrettbar ein Opfer der grausamsten Uebereilung werden mußte. — Das Inquisitionsgericht würde den unabsichtlichen Mörder haben verbrennen lassen, wenn nicht eine Königliche Fürbitte es dahin vermittelt hätte, daß Vesal zur Strafe für seine Unvorsichtigkeit eine Wallfahrt ins Gelobte Land hätte thun müssen. (Beyde vorstehende Ereignisse aus Spanien erzählt Brinkmann in seinem Beweise der Möglichkeit, daß Einige lebendig begraben werden können. S. 114.)

F.

v. F., die Scheintodte, wimmert im Sarge vergeblich nach Hülfe.

In Sachsen starb die Baronesse von F... in D... an zurückgetretnen Blattern. Sie wurde erst nach drei Tagen in Sch..., eine Meile von D..., in das Erbbegräbniß beigesetzt. Nach einiger Zeit hören einige Bauern zufälliger Weise in dieser Gruft ein Getöse, ein Pochen, ein Winseln und Lamentiren. Sie erkennen an der Stimme ihre gewesene Gebieterinn, und melden es sogleich. Anstatt augenblicklich eine Axt zur Hand zu nehmen, und ohne die Thür zur Gruft aufzuschlagen, und der wimmernden, nothleidenden Stimme zu Hülfe zu eilen, ging man wohlweiser und vorsichtiger zu Werke und schickte einen reitenden Boten nach D..., — um den Schlüssel zu holen. Nach drei Stunden erst kommt der Schlüssel. Man öffnet die Gruft. Seht nun ihr Menschenfreunde den schrecklichen Erfolg des un=

sinnigen Einfalls, meilenweit nach dem Schlüssel zu schicken! Die Dame lag im Sarge umgewandt, sie hatte in der Angst der Verzweiflung Gesicht und Hände zerrissen und zerbissen und jämmerlich zugerichtet. Sie war noch warm, aber unter unbeschreiblichen Quaalen nun erst wirklich gestorben. (Struve, das große Unglück einer zu frühzeitigen Beerdigung.)

Falk, die Scheintodte, gebiert und stirbt hülflos sammt dem Kinde.

In Rengerschlage, einem Dorfe unweit Werben in der Altmark Brandenburg, lebte um das Jahr 1730 ein reicher Bauer Namens Falk. Dieser sehr geizige Ehemann war gegen seine Frau besonders dann immer sehr hart, wenn sie, hoch schwanger, die sonst verrichteten schweren Arbeiten nicht gut übernehmen konnte. Während der letzten Schwangerschaft wünschte sich daher das unglückliche Weib oft den Tod, und ihr unmenschlicher Gatte stimmte in diesen ihren Wunsch ein, um — die Kosten des Wochenbettes zu sparen. Beyden ward dieser Wunsch gewährt. Die arme Dulderinn starb, unbeweint von ihrem teuflischen Manne, in Kindesnöthen, ohne daß das Kind, welches sie unter dem Herzen trug, das Licht der Welt erblickt hatte. Kaum hatte sie den Geist aufgegeben, so warf Falk sie in eine finstre Kammer, die er verschloß, und ging hin, um ihr einen Sarg zu bestellen. Alle im Dorfe, nur nicht ihr Gatte, betrauerten im Herzen den frühen und geschwinden Tod des guten Weibes. Viele meinten auch, sie würde nun gewiß spuken, um ihren hinterlassenen, gottlosen Mann dadurch zu bestrafen, und die Mädchen in Rengerschlage vor diesem Menschen zu warnen.

Wie gedacht, so geschehen! Man vernahm bald aus der verschlossenen Kammer ein Poltern. Allen, die anwesend waren, grausete die Haut über dieses wundersame Geräusch. Man lief davon, auch die einfältige Geburtshelferinn.

Bloß die damalige Dienstmagd im Falkeschen Hause — die erst kürzlich zu Sandau im Magdeburgischen verstorbene, völlig glaubwürdige Wittwe Heuern, welche dem Erzähler diese Thatsache verbürgt hat — wußte nichts von Furcht vor dem Spuken einer Hausfrau, die im Leben so gut gewesen war. Sie bat den Wirth inständigst, die Thür zur Kammer geschwind zu öffnen, um sich zu überzeugen, daß ihre gute Hausfrau wirklich gestorben sey. Der Unmensch weigerte sich, die Kammer zu öffnen, und bedrohete sie mit Mißhandlungen, wenn sie nicht aufhören würde, dergleichen unnütze und naseweise Bedenklichkeiten und Zweifel zu äußern.

Die Magd eilte nun zu den Nachbaren und Verwandten der Verstorbenen und brachte es durch ihr fortgesetztes Jammern dahin, daß auch diese anfingen, zu glauben, daß das bisher mit Furcht und Entsetzen angehörte spukhafte Poltern vielleicht doch seine natürlichen Ursachen haben könne. Obgleich das räthselhafte Geräusch aufgehört hatte, so drangen sie doch mit Ernst darauf, daß der Hausherr die Kammerthür aufschließen solle, um zu sehen, ob die in Kindesnöthen Verstorbene sich vielleicht wunderbarerweise wieder erholt habe, und ins Leben zurückgekehrt sey.

Kaum war die Thür aufgemacht, so lag das, was gespukt oder das Poltern verursacht hatte, einem jeden klar vor Augen. Man schlug mit Entsetzen die Hände über dem Kopfe zusammen, man verwünschte die dumme Hebamme, man fluchte dem eigensinnigen Hausherrn. Denn man erblickte die Wöchnerinn in ihrem Blute, und ein in dieser Kammer erst gebornes todtes Kind an ihrer Seite. Die Mutter war in diesem hülflosen Zustande eben erst wirklich gestorben. Man fand sie in einer ganz veränderten Lage, und das rechte Knie war, vielleicht unter den Schmerzen des Todeskampfes, an den Unterleib herangezogen. So starben zwey Menschen, die gerettet werden konnten, den scheußlichsten Tod. (Wageners Gespenster. Th. 1.)

Familien-Bündniß, um allen Gefahren des Scheintodes leicht und unfehlbar auszuweichen.

Wer diesem Scheintodten-Wörterbuche auch nur einige Aufmerksamkeit schenkt, oder nur einzelne Artikel (z. B. das, was unter den Ueberschriften: Trüglichkeit der Kennzeichen des Todes — Titius und Hebenstreit — rc. steht) beherziget: der wird sich von dem großen Unglücke einer übereilten Beerdigung überzeugen, selbst wenn er vorhin anderer Meinung gewesen seyn sollte; wird anfangen, sehnlich zu wünschen, mit den Ueberlebenden irgend ein Uebereinkommen treffen zu können, wodurch jede drohende Gefahr, im Zustande des Scheintodes von den Seinigen wie eine wirkliche Leiche behandelt zu werden, gänzlich beseitiget, ja selbst der ängstliche Gedanke an die Möglichkeit einer solchen scheußlichen Gefahr entfernt werde. Der Herausgeber fügt daher den mancherley gutgemeinten Vorschlägen, deren hier Erwähnung geschehen ist, und wodurch den Gefahren des Scheintodes bald mehr, bald weniger ausgewichen wird, hier auch den seinigen hinzu, wodurch er hofft, von sich, von seinen Familiengliedern und Freunden die Gefahr, scheintodt für todt gehalten zu werden, gänzlich zu entfernen.

Man lasse einem Exemplare dieses Scheintodten-Wörterbuchs einige Bogen weißes Papier anbinden, und unterzeichne darauf in Verbindung mit den an Einem Orte lebenden Familiengliedern, Nachbaren und Freunden nachstehenden Contract, nachdem man demselben eine gerichtliche Form hat geben und ihn auf das erwähnte, dem Buche angebundene Papier auftragen lassen:

„Wir Endesunterschriebene — Familien-Glieder, Nachbaren und Freunde — verabreden hiermit und verpflichten uns auf das Heiligste, die Leichenhäuser und andre mit großen Kosten und Schwierigkeiten verbundenen Anstalten zum Besten der Scheintodten und zur Verhinderung des Lebendigbegrabens, dadurch entbehrlich für uns zu machen, daß wir — Alle für Einen, und Einer für Alle — folgende Festsetzungen treulich in Erfüllung bringen und ihnen — nöthigenfalls gerichtlich — die pünktlichste Folgeleistung verschaffen wollen:

§. 1.

Wir wollen auf dem Bette, worauf — und unter der Decke, worunter — wir sterbend liegen werden, und im Winter in einem mäßig erwärmten Zimmer — so lange ruhig liegen bleiben, bis unser Körper unverkennbare, den Sinnen sich aufdringende, und von Sachverständigen anerkannte, nie bezweifelte Zeichen des erfolgten wirklichen Todes von sich giebt — das heißt: bis der in solcher Lage sehr bald anschwillende Leichnam nicht etwa bloß in eine theilweise — sondern in die über den ganzen Körper sich verbreitende allgemeine Fäulniß überzugehen anfängt.

§. 2.

Es sollen bis dahin, wo diese Fäulniß angefangen haben wird, mehrere — und zum wenigsten Zwey wohlunterrichtete, vorurtheilslose, nüchterne Wächter den Todten bewachen und möglichst aufmerksam beobachten.

§. 3.

Damit diese Wächter nicht nachlässig in ihrer Pflicht seyn, und nicht ermüden mögen: soll einem jeden Unterschriebenen nicht nur das Recht zustehen, die Leichenwächter zu jeder beliebigen Tages- und Nachtzeit ernstlich zu inspiciren, sondern ein jeder von ihnen soll auch verpflichtet seyn, die Leiche — sofern nicht Umstände ihn unumgänglich abhalten — wenigstens Einmal zu besuchen, und ihr durch seine Bemühungen möglichst nützlich zu werden.

§. 4.

Von dieser sorgfältigen Aufsicht und Bewachung sind jedoch alle diejenigen Verstorbenen ausgenommen, von welchen der Arzt nach reiflicher Ueberlegung und mit völliger Ueberzeugung, die Versicherung giebt, daß ein Wiedererwachen des Verstorbenen ganz undenkbar und unmöglich sey — welcher Fall sehr oft eintreten dürfte.

§. 5.

Wenn die vermeinte Leiche auch nur das geringste Zeichen eines Lebensüberrestes, oder der Rückkehr schlummernder Lebenskräfte giebt: so soll auf das Schleunigste ein Arzt herbeygerufen — bis zu dessen Erscheinung aber die Anleitung des Scheintodten-Wörterbuchs befolgt und in dieser Hülfleistung so lange fortgefahren werden, bis alle Hoffnung ganz dahin ist.

§. 6.

Sollte ein unterzeichnetes Familienglied, von niedrigem Geize hingerissen, dem Verstorbenen die §. 1. stipulirte letzte Ruhe im Sterbebette nicht gönnen, und den Leichnam aus irgend einem Grunde vor der festgesetzten Zeit aus dem Sterbebette nehmen: so soll ein solcher Wortbrüchiger — der vielleicht als den Mörder einer Scheinleiche, sich selbst anklagen müßte — außerdem auch noch durch die rechtschaffenern Mitcontrahenten, zu deren Notiz ein solches contractwidriges Verfahren nothwendig gelangen muß — ohne Ansehen der Person vor Gericht gezogen, mit einer namhaften Strafe (etwa zehen Rthlr. in die Armen=Casse des Ortes?) belegt, und zur unfehlbaren Realisirung dieser Strafe gerichtlich angehalten werden.

§. 7.

Zugleich verpflichten sich die Unterschriebenen hierdurch auch, daß sie an keinem ihrer Mitcontrahenten irgend einen verderblichen Aberglauben, irgend eine entehrende Grausamkeit — z. B. das gewaltsame Wegreißen der Kopfunterlage des Sterbenden, das Zu= und Herandrücken der Augen und der untern Kinnlade u. s. w. ausüben lassen, oder selbst ausüben wollen.

§. 8.

Dieser Contract soll gerichtlich vollzogen werden; und damit die Zahl der unterschriebenen Contrahenten niemals aussterben, sich vielmehr vermehren möge, sollen die Eltern verpflichtet seyn, ihre Kinder — sobald diese confirmirt worden sind und zu Verstande gekommen seyn werden, von der Nützlichkeit eines solchen Familien=Bündnisses zu überzeugen, und, sofern die Kinder aus Ueberzeugung wünschen werden, in den Bund mit aufgenommen zu werden, deren Namen unter den Contract nachtragen und auch diese Unterschriften gerichtlich machen zu lassen."

Je zahlreicher diese Unterschriften sind, desto besser; denn oft kann man durch die Umstände — z. B. durch Krankheit, durch einstweilige Reisen oder durch gänzliche Veränderung des bisherigen Wohnortes — außer Stand gesetzt worden seyn, die übernommene Verpflichtung an dem sterbenden Mitcontrahenten zu erfüllen — und dann wird die Menge der Verbündeten jenen zufälligen Abgang der Controlleurs unbemerkbar und unschädlich machen. — — Daher kann es auch nicht schaden, wenn man, veranlaßt durch Verwandtschaft mit mehreren ganz verschiedenen Familien, besonders in größern Städten, mehrern ähnlichen Contracten durch seine Namensunterschrift beytritt.

Es würde den Herausgeber innig erfreuen, wenn man diesen Vorschlag in einer Angelegenheit der Menschheit nicht ganz verwerflich — vielmehr einer nähern Beherzigung, Vervollkommnung und Anwendung würdig fände.

Faust's Vorschläge, das Lebendig-begrabenwerden auf Wahlplätzen zu verhüthen.

„Heilig sey der Kranke!
„Heilig der Verwundete!
„Heilig sey er
„Und menschlich der Krieg!"

Nach der Versicherung des Hofraths und Doctors, Herrn B. C. Faust zu Bückeburg — eines Mannes, dessen seltenes Verdienst um die Menschheit in mehr als Einer Hinsicht allgemein bekannt ist — heißen die beyden Rettungsmittel für die Scheintodten des Wahlplatzes: Wasser und Menschlichkeit. Kaltes Wasser — sagt er — verhüthet Ohnmacht und Scheintod, und bringt aus Ohnmacht und Scheintod zum Leben zurück, und Menschlichkeit schützt den Verwundeten, steht dem Ohnmächtigen bey und reicht dem zum Leben Erwachten einen Trunk kaltes Wasser, besprengt ihn mit Wasser.

In der Schlacht gilt es Leben, oder Tod. Vielleicht in wenigen Augenblicken stürzt der Mann mit all' seiner Macht und all' seinen Kräften da todt in den Staub hin. Alle Kräfte bietet die Natur in der Schlacht also auf, dem Tode zu entgehen: das Herz schlägt und pocht, als ob es aus der Brust springen wollte; das Blut rollt heiß und brennend im Körper herum; der in Rauch und Pulverdampf und erstickende Luft eingehüllte Krieger hat kaum Speichel, um seine Lippen zu netzen, kaum Feuchtigkeit in den Nasenhöhlen, um frey zu athmen; die Feuerschlünde brüllen; Bajonette stürmen daher; hoher Muth erfüllt den Angreifenden, bange Angst den angegriffenen Theil; Kriegesgenossen und Brüder, Freunde und Feinde stürzen zerschmettert und todt im Blute nieder; Ungewißheit und Angst, Furcht und Hoffnung, Schmerz und Freude, Wonne und Entzücken, Sieges- und Jammergeschrey, Entsetzen und Wuth füllen die Krieger; hier wird vorgedrungen, dort zurückgewichen; viele lange, heiße Stunden wurde gekämpft der große Kampf um den Sieg; die Cavallerie hat eingehauen; entschieden unter Jubelgeschrey ist der Sieg — und in langen Reihen und hochaufgethürmt — von Kugeln zerschmettert, von Bajonetten durchstochen, von Schwertern zerhauen, von Pferden zertreten — liegen sie da, die Menschen!

O! des gen Himmel schreyenden Jammers!

Blicken wir nun auf das Schlachtfeld, auf die Verwundeten und die Leichenhügel!

Der Verwundete, der noch Kräfte hat, sich aus der Stelle zu bewegen, schleppt kriechend sich fort, sucht Obdach, Ruhe, Schutz und Rettung — der schwer Verwundete, der Zerschmetterte, oft indem er unwillkürlich, gleichsam um das Leben zu retten, die vorgefallenen Eingeweide wieder in den Leib stopft, erflehet einen Trunk Wassers und den Tod — durch Hieb- und Stichwunden, oft nicht lebensgefährlich verwundet, aber verblutet und mit klebender Zunge am lechzenden Gaumen, sinken Unzählige ohnmächtig, starr, kalt und blaß, als Leichen in den Scheintod dahin. —

Sind auch Tausende, Feinde und Freunde, winselnd

nach Hülfe — zum Theil von den hinzugeeilten 50 — 100 Wundärzten gleich auf dem Schlachtfelde zur Noth verbunden — bis zur sinkenden Nacht weggegangen, weggeführt, weggetragen und weggefahren worden: so liegen unter, über und durch einander, von Staub und Blut entstellt, doch noch Tausende, die theils noch reges Leben haben, theils todt sind oder scheinen, auf dem Wahlplatze da.

Die noch Lebenden — hülflos, schmachtend und winselnd unter den schrecklichsten Schmerzen da liegend — verbluten sich oft und stürzen in Ohnmacht und Tod, erst in den scheinbaren, dann in den wirklichen.

Die verbluteten Ohnmächtigen und Scheintodten erwachen oft, gewöhnlich sehr langsam und allmählig, ins leise wiederkehrende Leben zurück; fallen aber auch oft, aller Hülfe beraubt, oder zu früh erweckt, nach wiedereingetretener Verblutung, wie Hector, ohnmächtig und todtscheinend, starr, kalt und blaß zur Erde wieder dahin.

Und kaum haben die Kämpfenden den Wohlplatz verlassen, der Sieger verfolgt den Sieg, die Nacht tritt ein, oft auch beym Lichte der Sonne; und siehe! ein Volk — zum kleineren Theil Menschen, denen der Krieg alles raubte, die man zur Verzweiflung brachte; zum größerentheil gottesvergessenes Gesindel, dem die Menschlichkeit ein Spott, der scheußlichste Frevel eine Lust ist — stürzt von allen Seiten ein, raubt, ja mordet oft, und kaum beleuchtet die Sonne wieder die Erde — und Freund und Feind, Todte und Ohnmächtige — Menschen — nackt und bloß — bedecken den Wahlplatz.

O! des Jammers!

Und Gruben, tief und groß, werden gegraben. — Alles, was starr und kalt ist, oder nur noch zuckt, Menschen und Thiere werden hineingeworfen in die Gruben, auch hineingescharrt Menschen, in denen noch das Leben im Verborgenen glimmt — und Todte und Lebendige bedeckt die Erde.

O! des Jammers!

Wenn aber ja selbst auch die Todten nicht heilig, ja selbst die Ohnmächtigen und die Verwundeten vor Raub und Mord nicht sicher sind: so wird der Krieg ein zehnfach scheußliches Ungeheuer. — Hier auf dem Wahlplatze, bey den Todten, den Ohnmächtigen, den Verwundeten sollte der Soldat anfangen, sich selbst zu ehren und menschlich zu seyn. — Ja, das sollte er; denn

a. Die Macht, die Krieg führt, ist schuldig und verpflichtet: den Krieger in ihren und der Menschheit heiligen Schutz zu nehmen: und alles Mögliche zu thun, daß der Krieger, der von seiner Seite Leib und Leben zum Opfer setzt, von ihrer Seite durch Schuld oder Nachlässigkeit an Leib und Leben keinen Schaden leide.

b. Wegen Mangels an Hülfe und Schutz gegen Mißhandlung verfallen auf dem Wahlplatze viele Verwundete bald in den wirklichen, bald in den scheinbaren Tod. Manche Verwundete und Ohnmächtige (vorzüglich Officiere) werden von Räubern ermordet; und viele Verwundete, Menschen, die nur scheinbar todt sind, werden lebendig begraben. —

Der hochverdiente Johann Peter Frank sagte: „Vielleicht werden nie so viele lebendige Menschen be„graben, als in Kriegeszeiten, nach großen Schlach„ten, wo man die Todten zusammen aufladet und in „große Gruben wirft, ohne so genau diejenigen zu unter„scheiden, welche noch einen Rest von Leben verrathen, „oder nur dem Scheine nach erblaßt seyn mögen." *) Auch Süßmilch führte aus dem siebenjährigen Kriege Beyspiele an: „daß man in großen Lazarethen mit Men„schen

*) System einer vollständigen medicinischen Polizey. B. 4. S. 727.

„schen nicht viel besser, als mit dem Viehe verfahren, „und daß man sogar Leute in das Todtenlaken eingenähet habe, in denen noch Leben gewesen und deren wirklich einige wären gerettet worden." *)

Wie rettet also die kriegführende Macht, ihrer heiligen, unerläßlichen Pflicht gemäß, den Verwundeten von Ohnmacht, Tod und Mord? den Ohnmächtigen vom Lebendigbegrabenwerden? — Hier sind Faust's Vorschläge:

A. Vorbereitungen.

I. Da, wie Homer göttlich sang, Kleist empfand und Metzler schrieb, auch ich erinnerte, kaltes Wasser, gereicht zum Trinken, gebraucht zum Waschen, Besprengen, mit frischer, kühler Luft das große Mittel und der zweckmäßigste, sanfteste Reitz ist, den schwachen Funken des Lebens zu ernähren und glimmend zu erhalten, Ohnmacht und Scheintod zu verhüthen, und den Ohnmächtigen und Scheintodten leise und sanft ins langsam, oft nach Stunden und Tagen, wiederkehrende Leben zurückzurufen und darin zu befestigen: so wird veranstaltet, daß der Soldat das Wasser hochachte, liebe und verehre; und es wird scharf darauf gesehen, gewacht und gehalten, daß der Soldat auf Märschen und in Schlachten Wasser — und zwar mehr, als bis jetzt gebräuchlich — bey sich führe.

Die jetzige Einrichtung, auf fünf, sechs, sieben Mann, oder ein Zelt, eine Feldflasche, die sechs bis acht Pfund Wasser enthalten kann und reihum getragen wird, ist unzureichend.

Je zwey Mann müssen eine Feldflasche — für vier bis fünf Pfund Wasser haben; und es wird äußerst scharf darauf gehalten, daß der Soldat bey jedem Aus-

*) Süßmilch's göttliche Ordnung: 4. Ausg. von Baumann, Berlin 1775 Th. 1. S. 348, 349.

rücken zu Märschen und Gefechten seine Flasche mit möglichst reinem Wasser gefüllt (der Cavallerist sein Pferd recht getränkt) habe.

Noch besser wäre es, wenn jeder Soldat eine Feldflasche mit drey Pfund Wasser gefüllt immer bey sich trüge.

Brennender Durst — o! ich habe ihn gelitten auf einer Fußreise. Hier hatte und fand ich auf vier Stunden Weges bey der brennendsten Sonnenhitze kein Wasser zu trinken — wie oft sank ich auf der letztern Hälfte des Weges kraftlos und halbohnmächtig unter Bäume dahin! und wie äußerst beschwerlich war mir das Gehen! wie schwer das Leben! Des Wirths zu Sonneborn (im Lippischen), der mir zum Wasser Essig anbot und mischte, und dieses göttlichen Getränks vergesse ich nicht — göttlich gelabt und gestärkt, ging ich muthig und frisch noch eine Stunde Weges weiter. — Brennenden Durst leiden ist gewiß die peinigendste Empfindung im Leben, es raubt dem Menschen alle Kraft und allen Muth, ja am Ende, und besonders dann, das Leben, wenn der Mensch viel Blut verloren hat, und wenn wegen Mangels an Blut und Reitz, oder weil das dicke, heiße, ermattete, von keinem Wasser verdünnte, gekühlte, belebte Blut nicht mehr umlaufen kann und das Leben still stehen und erlöschen will.

Ihn aber löschen, den brennenden Durst, laben das Leben, welche selige, göttliche Empfindung und Wonne!

Daß der Soldat oft auf Märschen, besonders und fast immer aber in Schlachten, bey der äußersten Anstrengung seiner Kräfte, der größten Erhitzung seines Körpers und in der erstickenden Luft des Rauchs und Pulverdampfs, oft bey heißen, langen Sommertagen, peinigenden, brennenden Durst leide, und dadurch Kraft und Muth und den Sieg verliere: ist wahr und wird von jeder Schlacht bestätiget.

Der Soldat, der Wasser hat und auf Märschen und

Posten, in Gefechten und Schlachten keinen Durst leidet, dieser ist, im Verhältniß zum Gegentheil, ein besserer Mensch; er hat mehr Kraft und größern Muth; die weitesten Märsche und die härtesten Strapazen vollführt und erträgt er leichter und williger; er kämpft und streitet tapferer, muthvoller, und sinkt er im Gefecht, in der Schlacht verwundet, zerschmettert zur Erde nieder: so reicht das Wasser ihm seligste Labung, verhüthet Ohnmacht und Scheintod, macht es möglich, daß der wachende, erquickte Verwundete seine Blutung selbst stille, und rettet das Leben.

Und wie viele Krieger verfallen, weil sie ihren Durst nicht mit Wasser stillen, oder weil sie oft in einem sehr erhitzten Körperzustande schlechtes, faules, oder plötzlich sehr viel kaltes Wasser trinken und dabey zugleich ruhen, in Krankheiten und den Tod! Durch den rechten, ordentlichen, täglichen Genuß des Wassers, das das Leben und die Gesundheit erhält, würde gewiß der zehnte, vielleicht gar der fünfte Theil der Feldkrankheiten, die wegen des Zustandes der großen Lazarethe so schrecklich und so tödtlich sind, verhüthet werden *).

Die höchste Wichtigkeit des (reinen kalten) Wassers für den Soldaten im Kriege, auf Märschen und in der Schlacht, hat man wahrlich noch nicht hinlänglich, ganz und vollkommen untersucht und dargelegt, und die kriegführen-

---

*) Die römischen Soldaten hatten im Kriege und in der Schlacht Essig. Wasser mit Essig löscht mehr den Durst als reines Wasser: und $1\frac{1}{2}$ Pfund Wasser mit $\frac{1}{2}$ Pfund Essig löscht wol eben so vielen Durst, als 3 Pfund Wasser. Ob es aber in einem erhitzten, durstigen Zustande des Körpers besser sey, 2 Pf. jenes vermischten, säuerlichen Getränks, oder 3 Pfund reines, süßes Wasser zu trinken, ist unentschieden, verdiente indeß die genaueste Untersuchung. Bey allen meinen Fieberkranken habe ich gefunden: daß reines, kaltes, unvermischtes Wasser denselben am besten schmeckte und am besten bekam. F..

den Mächte haben das Wasser als Gegenstand, würdig ihrer höchsten Beherzigung, nicht in Untersuchung genommen, nicht betrachtet als Mittel zum Sieg, nicht überdacht, daß nebst der Luft das Wasser das erste Bedürfniß des Lebens und daß es zugleich das größte Mittel sey, den Krieg für Soldat und Land weniger grausam zu machen, löschend zu mildern den alles verzehrenden Brand des Krieges.

Könnte man einer Armee die Luft nehmen, so wäre sie besiegt; man nehme ihr das Wasser und sie ist auch besiegt — gebe ihr Wasser und sie besiegt den gleichstarken durstigen Feind.

Der Einwurf, daß der Soldat im Kriege, auf Märschen und in Schlachten, schon so vieles zu tragen habe und nicht mehreres tragen könne, ist zum Theil falsch. Außer der Flinte und dem Bajonette, dem Pulver und dem Bley ist dem Soldaten für Sieg und Leben nichts so nothwendig, als Wasser. Und wird man den zwar mäßig, aber doch gehörig und gut genährten, von keinem Kleidungsstücke in den freien, leichten Bewegungen des Körpers gehemmten, von Muth beseelten Soldaten von allem befreyen, was zum Fechten und Leben weniger nothwendig ist, als Wasser: so wird jeder Soldat seine drey Pfund Wasser statt weniger nöthiger Dinge leicht tragen können — und siegen! und leben!

II. Drey Lieutenants, die bravsten und besten, werden bey jedem Regimente für den Wahlplatz bestimmt. (Einer wird zwar nur nach geendigter Schlacht auf den Wahlplatz abgesandt, es müssen aber drey vorläufig gewählt werden, weil sie mitfechten und weil von dreyen Einer oder Zwey fallen können.) Ihre Bestimmung ist, für die Heiligkeit und Sicherheit des Wahlplatzes zu wachen und zu sorgen.

III. Auf jede vier- oder fünfhundert Mann wird im Kriege Ein Wundarzt mehr angestellt; und nicht ausschließlich der neu hinzugekommene, sondern unter den Wundärzten jedes Regiments, die auf vier- oder fünfhundert Mann kommen, wird der bravste, sittlichste, menschlichste Wundarzt für den Wahlplatz gewählt. Seine Bestimmung (nämlich für diesen oder diese Paar Tage) ist, nach geendigter Schlacht sich auf den Wahlplatz zu verfügen, und, ohne mit Verbinden und andern chirurgischen Operationen sich abzugeben, für die Verwundeten, Verbluteten, Ohnmächtigen und Scheintodten zu sorgen, Anstalten zur Hülfe und Rettung zu treffen, und später die Bestattung der wirklich Todten anzuordnen.

IV. Bey jeder Compagnie (von 180 Mann) werden zehn, zwölf Soldaten (von denen mehrere in der Schlacht fallen können), die bravsten, menschlichsten und verständigsten zu den Männern des Wahlplatzes auserlesen. Ihre Bestimmung, über welche sie unterrichtet werden müssen, ist, unter dem Befehle des Wundarztes den Lebendigen zu helfen, die Ohnmächtigen und Todten zu schützen.

V. Anstalten werden vor und bey jeder Schlacht vorbereitet und getroffen, daß, in großer und hinlänglicher Menge, auch für die Verwundeten der besiegten feindlichen Armee, Wasser auf den Wahlplatz gefahren werde.

VI. Deßgleichen Stroh, Laub, dürres Reisig, Büsche und Brennholz — auch Decken und Zelte.

Allgemeine Sätze und Regeln über die Behandlung der Verwundeten, der Ohnmächtigen und der Scheintodten:

1) Menschen, die sprechen und sich bewegen und durch Sprache und Bewegung um Hülfe und Schutz flehen können, sind viel weniger in Gefahr, mißhandelt, beraubt, gemordet oder gar lebendig begraben zu werden, als Menschen, die sprachlos, starr, kalt und blaß in Ohnmacht und Scheintod dahingesunken sind.

2) Man suche also Ohnmacht und Scheintod zu verhüthen!

3) Ohnmacht und Scheintod werden am besten durch die Labung und Erfrischung des Lebens mit einem Trunke kalten Wassers verhüthet, oder indem man den Ohnmächtigen mit kaltem Wasser wäscht und besprengt.

4) Jedem wachenden Verwundeten, auch wenn er es, vielleicht betäubt daliegend, nicht fordern sollte, und wenn seine Wunden noch so geringe, und sein Leben noch so wenig gefährdet scheinen sollte (oft aber ist doch große Gefahr dabey), reiche man einen Trunk kaltes Wasser! die seligste Labung, die höchste Wohlthat, die der Mensch dem Menschen leisten kann. Ja! dem durstigen Verwundeten, der hülflos da liegt, einen Trunk Wasser reichen, heißt: dem Menschen ein Gott seyn.

5) Nicht Wein oder Branntwein, sondern Wasser reiche man zuerst jedem Durstigen und Verwundeten. Hat er Wasser getrunken, und verlangt ihn einige Zeit später nach einer geistigen Herzstärkung, so reiche man ihm, doch vorsichtig und in kleiner Menge, Wein oder Branntwein mit Wasser vermischt — dem Frostigen warmes Getränk, Thee, Suppe, Fleischbrühe.

6) Jedem wachenden Verwundeten wasche man mit kaltem Wasser Gesicht und Hände von Schweiß und Blut rein!

7) Fest anschließende Kleidungsstücke werder gelöst oder abgelegt.

8) Ruhe und Erholung wird jedem Verwundeten bereitet und gegönnt, und außer dem einfachen Verbande werden chirurgische Operationen nicht früher — oder die Verblutung müßte keine Zeit gestatten — als bis der Verwundete sich vom Schrecken erholt und eine gleiche Wärme über den ganzen Körper sich verbreitet hat, vorgenommen.

9) Ohnmacht und Scheintod erfolgen am gewöhnlichsten und häufigsten nach großen und wiederkehrenden Verblutungen. Man suche also jede Verblutung zu stillen!

10) Verblutungen kehren oft wieder, wenn man durch Regen und Bewegen den Verwundeten stark rüttelt, oder durch geistige Getränke das Blut in starke Bewegung setzt. Man lasse also den Verbluteten, wenn man die zerrissenen Schlagadern nicht gleich unterbinden kann, still ruhen und vermeide geistige Getränke!

11) Bey Schußwunden pflegt oft wenig oder keine Verblutung zu seyn.

12) Bey Hieb- und Stichwunden ist oft große Verblutung.

13) Die Ohnmacht und der Scheintod bey Schußwunden hat gewöhnlich den Schrecken zum Grunde, der das verwundete Glied, ja oft das Ganze oder einzelne Theile des menschlichen Körpers, der Lebenskraft beraubt, lähmt, zerstört und tödtet.

14) Die Ohnmacht und der Scheintod bey Hieb- und Stichwunden hat fast immer Verblutung zum Grunde,

15) und beyde in beiden Fällen oft Mangel an frischer, kühler Luft und frischem, kaltem Wasser.

a. Ohnmacht aus Schrecken.

Auch hier gönne und verstatte man der Natur einige Zeit und Erholung, und man übereile sich nicht, den schwer Verwundeten aus der Ohnmacht, in der er seiner Noth und seiner Schmerzen vergißt, zu erwecken!

Man sorge für frische, kühle, reine Luft!

Man hüthe den ganzen Körper, vorzüglich das zerschmetterte Glied, vor Kälte!

Man bedecke den Körper leicht und gut; und bringe ihn, wo möglich, unter Obdach,

erwärme ihn sanft und bald, und erhalte ihn in mäßiger Wärme,

reibe ihn nach eingetretener Erwärmung sanft und leise an Gliedmaßen, Rumpf und Kopf,

streiche und besprenge ihn mit Essig und Branntwein,

gieße ihm Essig und Branntwein in den Mund,

halte ihm zerschnittene Zwiebeln unter die Nase, und fahre mit allen diesen Erweckungsmitteln zwar langsam und ruhig, aber doch lange und ordentlich fort!

b) Ohnmacht und Scheintod aus Verblutung.

Hier sey man ja nicht eilig, erwecke das Leben ja nicht zu früh und gleichfalls auch hier gönne und verstatte man der Natur viele Zeit und Erholung!

Nämlich in der Ohnmacht, wo das ausfließende, der Lebenskraft beraubte, von der Luft berührte Blut gerinnet und einen verschließenden Pfropfen in Adern und Wunde bildet, und wo das Blut langsam im Körper umfließt und zugleich aus den äußern Gliedmaßen nach den innern Theilen zurücktritt, in diesem Körperzustande, der Ohnmacht stillt sich die Verblutung gewöhnlich von selbst.

Erweckt man den Ohnmächtigen zu früh aus der Ohnmacht — die an sich, besonders nach Verblutung, keine Gefahr hat — so kehrt oft die Verblutung zurück, und der Verwundete, nun noch mehr verblutet, sinkt aufs neue in eine noch größere Ohnmacht, oder starr und kalt in Scheintod dahin. —

Also bey dem aus Verblutung Ohnmächtigen sey man äußerst vorsichtig; man sorge für frische, kühle, reine Luft; lasse ihn leise und sanft ins Leben wiederkehren, leise und sanft — vorzüglich mit kaltem Wasser, zum Trunke gereicht, zum Waschen und Besprengen gebraucht — fache man an das wiedergekehrte Leben; und ruhig und still, durch mäßige Wärme unterstützt, lasse man es anwachsen zur erwärmenden Flamme.

Beym Scheintodten, der verblutet, starr und kalt ohne Athemzug und Herzschlag wie eine Leiche daliegt, bey dem aber doch tief im Innersten ein Funken des Lebens noch glimmt, bey diesem Scheintodten sey man im höchsten Grade vorsichtig!

das nur in einem kleinen Funken noch glimmende Docht, das man bewegt oder gar anfacht, erlöscht. So auch der Scheintodte, den man durch Bewegen, Erwärmen, Reitzen, stark oder gewaltsam angewandt, ins Leben bringen will.

Also hier ist Zeit nöthig; langsam, ruhig und still muß der Funken des Lebens aus dem Herzen des Mannes Leben und Wärme über den Körper verbreiten — und ruhig und leise muß der beystehende göttliche Mann die stille Flamme des Lebens unterhälten und langsam vermehren die Wärme des auflebenden Körpers.

Der Wahlplatz gehört entweder — wie bey unentschiedenem Siege, beyden Theilen; oder dem Sieger.

Im erstern Falle wird Waffenstillstand geschlossen, beyde Armeen erfüllen ihre Pflicht, jede hilft, schützt, rettet die Ihrigen und bestattet die wirklich Todten.

Im letztern Falle, der der häufigste ist, erfüllt der Sieger seine Pflicht, hilft, schützt, rettet die Verwundeten, bestattet die Todten.

Auf dem Wahlplatze des Sieges und bey dem Blute des Menschen ist kein Haß und keine Feindschaft mehr, da ist und thront nur die Menschheit.

VII. Ein General oder Oberster, vom Feldherrn jetzt oder schon vorher ernannt, begiebt sich als Commandant des Wahlplatzes mit mehreren Adjutanten, auch einem Stabe (von Regiments-Auditeuren und Quartiermeistern) auf die heilige Stätte.

VIII. 500 oder 1000 Mann besetzen, durchkreutzen und bewachen in allen Punkten den Wahlplatz und geben ihm, dem Verwundeten und dem Ohnmächtigen, Schutz, Sicherheit und Hülfe.

IX. Die Wahlplatz-Wundärzte jeder 4 oder 500 Mann, die Wahlplatz-Männer jeder Compagnie, und der Wahlplatz-Lieutenant jedes Regiments eilen auf den Wahlplatz.

X. Wachtfeuer werden rundum und in allen Puncten angezündet.

XI. Wasser, in großer Menge, auf vielen Wagen, wird herangefahren. (O! daß man nach jener Schlacht am 2. Decbr. 1805 Wasser in Menge auf dem Wahlplatze, wo Verwundete verbrannten, gehabt hätte! — Vor diesem Lebendig-Verbrennen bey Austerlitz schauderte jeder Mensch zurück — keiner gedachte aber, daß auf dem Wahlplatze Unzählige noch langsamer, peinigender und qualvoller, als durch das Feuer, durch den Durst, verschmachtend, in sich selbst verbrannten und verbrennen.)

XII. Auch herangefahren werden Stroh, Laub, Reisig, Büsche, Holz, Decken und Zelte.

Während der Schlacht sind schon viele Verwundete weggebracht und weggetragen worden.

XIII. Nach der Schlacht eilen die vielen Wundärzte der Regimenter auf den Wahlplatz. Diese verbinden und besorgen so viele Verwundete, als nur irgend möglich ist; und sie machen es sich zur Regel, schwer durch Schußwunden Verwundete und Zerschmetterte, und diejenigen, die, der Verblutung wegen, des Verbandes am nöthigsten haben, vor andern zur Noth zu verbinden.

XIV. Die größtmögliche Zahl der Verwundeten, nachdem sie vorher mit Wasser sind gelabt und gewaschen worden, wird weggebracht und weggefahren.

XV. Die auf dem Wahlplatze Liegenden werden aus- und voneinander in Ordnungen und in Gattungen gelegt und gesondert. Nämlich in Reih und Glied, oder die Todten, die Ohnmächtigen, die Verstümmelten, die Zerschmetterten, die Verwundeten, jede Gattung, wo nur irgend möglich, für sich allein — Muselmann und Christ, Britte und Franzose, Franzose und Russe in Einer Gattungsreihe menschlich und freundlich beyeinander.

XVI, Die Kleidungsstücke werden gelöset.

XVII. Hände und Gesicht werden jedem Verwundeten, er sey wachend oder ohnmächtig, auch den Todten (um den erschlagenen Bruder zu erkennen) mit Wasser gewaschen. *)

XVIII. Jedem wachenden Verwundeten wird Wasser zum Trinken gereicht. —

XIX. Ruhe, Stroh, Decken, Obdach und Feuer, besonders in der Nacht und bey kaltem oder nassem Wetter, wird jedem Verwundeten, vorzüglich den von Schußwuuden Zerschmetterten, so viel als nur immer möglich ist, gegeben.

XX. „Und heilig ist der Wahlplatz! Schutz und Sicherheit hat jeder Verwundete, hat jeder Ohnmächtige! Keiner wird beraubt! Keiner gemordet."

Hier, auf dieser heiligen Stätte, müssen wir stillstehn und die Menschheit betrachten.

Der Soldat, der den Tod verachtet, ist ein großer und leicht ein guter Mensch. Heut lebt er, morgen ist er todt. Was sollen ihm Schätze? — Also gewöhnt an ein hartes, aber auch freyes Leben habe der Soldat Brod, und zugleich habe er Ehre! — und er raubt nicht — mordet nicht. Wallensteins Kürassier ruft aus:

„Sagt mir, was hat er an Gut und Werth,
„Wenn der Soldat sich nicht selber ehrt?
„Etwas muß er sein eigen nennen,
„Oder der Mensch wird morden und brennen."

---

*) Sollte es nicht gut seyn, über die aufgethürmten Haufen Wachender, Ohnmächtiger und Todter mit Handspritzen Wasser zu spritzen? — daß ein Regen für einen Wahlplatz, auch zur Erfrischung der Luft, oft sehr wohlthätig war, bestätigte wol die Erfahrung.

Also Zucht, Freyheit, Brod und Ehre dem Soldaten! und er raubt und mordet nicht.

XXI. Der verwundete oder getödtete Mann der feindlichen Armee ist gefangen, und seines Geld-Eigenthums, nur nicht seiner eigentlichen Kleidungsstücke, verlustig.

XXII. Der entwaffnete, gefangene, verwundete (oder getödtete) Mann der feindlichen Armee ist kein Feind — er ist nur ein Mensch!

O! daß ich mit tausend Stimmen über den Kriegern und den Schlachtfeldern ausrufen könnte: „Der gefangene verwundete Mann ist kein Feind! er ist ein Mensch! hat die Rechte der Menschheit!"

XXIII. Das verfallene Geldwerth-Eigenthum (ausgenommen eigentliche Kleidungsstücke) der verwundeten oder getödteten Männer der feindlichen Armee wird gesammelt und ist die Ehren-Beute der verwundeten Sieger; welches nach der Genesung derselben, verhältnißmässig zur Größe der erlittenen Verwundung, unter diese Helden vertheilt wird.

XXIV. Die Hemder, Röcke, Schuhe u. s. w. der getödteten Männer der feindlichen Armee werden unter die nackten, verarmten Bewohner der Nähe des Schlachtfeldes vertheilt.

XXV. Jedes gottesvergessene Raub- und Mordgesindel wird mit Feuer und Schwert vom Wahlplatze abgehalten, über Raub und Mord getödtet.

XXVI. Bey denjenigen Menschen, bey denen der Tod nicht über alle Zweifel gewiß ist, sondern bey denen es möglich wäre, daß noch ein Funken des Lebens in ihnen glimme, wird mit der Bestattung nicht geeilt, sondern so viel möglich damit gewartet.

XXVII. Kein Mensch des Wahlplatzes darf als todt bestattet werden, ehe der Wundarzt nach der genauesten

Untersuchung ihn für wirklich todt erklärt und ihm ein Zeichen des wirklichen Todes (etwa ein O mit Druckerfirniß und einem Holzstocke auf die Stirn) aufgedruckt hat. — So

„Sey heilig der Wahlplatz!
„Und menschlich der Krieg!"

(Dr. B. C. Faust und Dr. Hunold über Oehl und Wärme. Leipzig 1806.)

Ferdinand's von Braunschweig Vorkehrung gegen seinen Scheintod.

Der am 3. Juli 1792 verstorbne Herzog Ferdinand von Braunschweig ließ noch bei gesunden Tagen, aus Besorgniß lebendig begraben zu werden, sich einen Sarg verfertigen, auf welchem ein Fenster, desgleichen eine Luftröhre angebracht war. Auch hatte er verordnet, daß ein Schlüssel mit in den Sarg gelegt werden sollte, um im Falle des Erwachens letztern von inwendig aufschließen zu können. — — —

Fieberkranke, wie sie im Scheintode zu retten sind (s. Pestkranke).

Fortunatus Fidelis — schrieb:

„Relat. medic." — Lib. IV. C. V. werden mehrere Scheintodtengeschichten erzählt.

Frank — schrieb:

„System einer vollständigen medicinischen Polizey" (8. Wien 1790) Band 4. Seite 624 bis 631 enthält das Hierhergehörige, betreffend die Todten und die Verhinderung des Begrabens der Scheintodten.

Furcht, die, scheintodt beerdiget zu werden (s. Titius).

G.

Galeerensklaven, Verhüthung ihres Scheintodes (s. Genua).

Galva's Galvanismus.

Es giebt ein zuverlässiges Prüfungsmittel, durch dessen zweckmäßige Anwendung man sich von dem wirklichen Tode in kurzer Zeit nach demselben vergewissern kann; — dieses gewährt uns der Galvanismus.

Will man durch Anwendung desselben erfahren, ob ein Todter wirklich oder nur anscheinend todt sey: so lege man denselben auf den Rücken, mit dem Kopfe etwas erhöhet. Da die Gesichtsmuskeln die Reizbarkeit am spätesten verlieren; so ist die bequemste Anbringung des Galvanismus an denselben, besonders an Auge und Lippe. Es werden die Lippen und das Auge mit Salmiak, oder Salzwasser wohl befeuchtet, und von dem anhängenden Schleime befreiet und ausgewaschen. Man berühre zu wiederholtenmalen die zu galvanisirenden Stellen.

Wofern nur der geringste Grad von Reizbarkeit vorhanden ist, so entsteht während der Berührung ein Zusammenziehen, vorzüglich der Schließmuskeln der Lippen und des Auges, und bey einer etwas stärkern Reizbarkeit sogar Bewegungen der Gesichtsmuskeln.

Bey Anwendung des Galvanismus wählt man vor andern besonders diejenigen Stellen, wo die meisten Nerven sich sammeln, um an selbige die galvanischen Leiter anzubringen. Diese Anbringung geschiehet:

1. an den innern Mund und an das Auge.
2. an die Lippen und an das Auge.
3. an die innere Nase und an das Auge.
4. an beyde Lippen.
5. an den innern Mund und an die Stirne; vornehmlich die Gegend über dem Auge; an Lippen und Stirne; an die innere Nase und Stirne; an das innere Ohr und die Stirne.
6. an das innere Ohr und an das Auge, oder die Stirne, oder den innern Mund.

Beobachtungen haben erwiesen, daß das Ohr bey Scheintodten besonders empfindlich gegen Reize ist. Es ist wahrscheinlich, daß das Gehör derjenige Sinn ist, der am spätesten abstirbt, und daß man durch die galvanische Reizung der Gehörnerven zur völligen Erweckung des Gehörsinns bey Scheintodten wirken kann. Die von Hufeland vorgeschlagenen Versuche, durch starkes Geräusch auf das Gehör zu wirken, dürften dann von einem noch bessern Erfolge seyn.

Noch ist bey Anwendung des galvanischen Prüfungsmittels Folgendes zu beobachten:

1. Der galvanische Reiz muß von einem angemessenen Stärkegrad seyn.
2. Der Apparat muß möglichst rein gehalten werden, wenn er gehörig wirken soll.
3. Man wendet das galvanische Reizmittel wiederholt an. Zuweilen zeigt sich bey der ersten Anwendung keine Spur der Reizbarkeit, wohl aber, wenn man denselben erneuert.
4. Während der Anwendung verwechsele man zuweilen die Pole der galvanischen Kette.
5. Man wechselt mit den Stellen, an welche man die Leiter anbringt.
6. Erfrorne müssen zuvor die Erstarrung der Muskeln verlohren haben, ehe sie für den galvanischen Reiz empfänglich sind.

In Betreff des menschlichen Organismus beruht die Dauer der Reizbarkeit nach dem Tode auf folgenden Bedingungen.

1. Die Beschaffenheit des Organismus. Bey vollendeter Ausbildung der organischen Theile, in welcher die Lebenskraft ungehindert und gleichmäßig wirken kann, läßt sich eine größere Anhänglichkeit der Reizbarkeit denken. Ein fester Körperbau, eine gute Mischung und verhältnißmäßige Uebereinstimmung der Bestand-

theile des Körpers setzt auch einen größern Antheil von Reizbarkeit voraus. Während des Sterbens weicht bey manchen Menschen die Reizbarkeit ungemein langsam; gleichsam von neuem kommen sie wieder ins Leben; viele Stunden lang dauern Krämpfe und Verzuckungen, indem bey andern alle Spur des Lebens auf einmal vertilgt wird.

2. Todesart und vorhergegangene Krankheit. Am schnellsten wird die Reizbarkeit durch den Blitz und die Elektrizität vertilgt. An durch Elektrizität, so wie durch den Galvanismus, getödteten Thieren konnte man weder durch galvanische, noch durch andre Reizmittel, wenige Minuten nach dem Tode die mindeste Reizbarkeit erregen.

Bey Ertrunkenen erfolgen zuweilen nach mehreren Stunden Muskelbewegungen auf den galvanischen Reiz an den Gesichtsmuskeln.

Bösartige Nervenfieber vertilgen die Reizbarkeit schnell. Ungemein lange erhält sich die Reizbarkeit nach dem Tode durch Blutverlust.

Je früher die Reizbarkeit erlischt, desto eher tritt die Fäulniß ein; um so eher erfolgt sie nach denjenigen Todesarten, durch welche die Reizbarkeit plötzlich in allen Theilen des Körpers vernichtet wird, z. B. durch bösartige sogenannte faulige Nervenfieber, bösartige Blattern, Scharlach und Schlagflüsse.

3. Das Alter. An jungen Körpern hat man ein früheres Erlöschen der Reizbarkeit bemerkt, als an ältern.

4. Das Geschlecht. Im Allgemeinen ist die Dauer der Reizbarkeit bey dem weiblichen Geschlechte länger, als bey dem männlichen; auch ist die Reizbarkeit bey ihnen in einem stärkern Grade. Das weibliche Geschlecht ist dem Scheintode mehr ausgesetzt, als das männliche. Frauenzimmer, mit Nervenbeschwerden, Ohnmachten,

Krämpfen

Krämpfen behaftet, sind leicht in Gefahr, in einen scheintodten Zustand zu gerathen, der auch bey ihnen bis zur Verwunderung lange anhalten kann. Die meisten und interessantesten Beyspiele dieser Art ereigneten sich bey Frauenzimmern.

Theorie und Erfahrung haben den Galvanismus als ein Prüfungsmittel zur Bestimmung des wirklichen oder scheinbaren Todes erwiesen. Was man dagegen einwenden möchte, ist bloßes Vorurtheil: indem die Versuche dem Todten, er sey wirklich oder bloß scheinbar todt, nicht die geringsten Schmerzen oder Unbehaglichkeiten verursachen. Ist er wirklich todt, so ist die Erregung der zurückgebliebenen Reizbarkeit für ihn ohne Empfindung; denn das Bewußtseyn ist längst vorbey; es sind bloß thierische Bewegungen in den Muskeln: ist er scheintodt, so können wir uns freuen, zugleich ein Mittel angewendet zu haben, welches dazu beyträgt, die unterdrückten Lebensfähigkeiten zu erwecken. Die Menschenpflicht gebeut also die Anwendung eines solchen Mittels; — es ist der letzte Beweis unsrer Liebe gegen unsre geschiedenen Freunde, wenn wir noch alles versuchen, uns von ihrem wirklichen Tode zu versichern und sie gegen die Gefahr des zu frühen Begrabens schützen. Da jeder dem grausenvollen Schicksale, lebendig begraben oder wenigstens zu früh als ein Todter behandelt, und dadurch vollends getödtet zu werden, unterworfen seyn kann; sollten wir unsre Freunde sehnlich bitten, bey uns selbst ein solches zuverlässiges Prüfungsmittel ja nicht zu versäumen.

Garmann, Chr. Fried., schrieb:

„De miraculis mortuorum." (4. Dresden 1709) Lib. I. Sect. III. handelt de cadaveribus sonantibus, vulgo von schmatzenden Todten.

Gärtner zu Görlitz ersteht vom Tode.

Ein Mann von ungefähr 30 Jahren, Namens Gärtner, welcher 1795 beym Chursächsischen Lazareth als Krankenwärter angestellt war, litt an einem hitzigen Fieber, woran er, nach jedermanns Meinung, starb, und bey den offenbarsten Kennzeichen des Todes von den Feld-Chirurgen für todt erklärt wurde. Man legte ihn aufs Brett, und als er bereits über zwölf Stunden gelegen hatte, wollte man ihm den Kittel ausziehen, und richtete ihn deshalb mit dem Kopfe in die Höhe; da fing er auf einmal an lebendig zu werden, und fragte, was man mit ihm machen wolle? Dieser Mann lebte noch im Jahre 1805 in Görlitz als Armenvoigt. *)

Geängstigte, wie sie im Scheintode zu retten sind (s. Leidenschaftliche).

Gebährende, eine, mit ihrem unentbundenen Kinde, ward vom Scheintode gerettet.

Ein Wundarzt ward zu einer Kreissenden gerufen. Da er wegen Entfernung erst einige Zeit nachher zu ihr kam, hieß es: die Kranke sey schon vor zwey Stunden unentbunden gestorben. Er fand auch bey der Verstorbenen kein Zeichen des Lebens mehr übrig, obschon er verschiedene Versuche anstellte, namentlich auch den mit dem flüchtigen Salmiak-Geiste. Er fand den Muttermund geöffnet und die Häute noch ganz, welche er sogleich zerriß. Der Kopf des Kindes war in der gehörigen Lage: als er denselben zurück drückte und den Finger in den Mund des Kindes brachte, spürte er nicht das geringste Zeichen des Lebens mehr beym Kinde. Er wendete es und zogs bey den Füßen heraus. Es schien vollkommen todt zu seyn; als man aber das Gesicht und den ganzen Körper mit Wein gewaschen und gerieben hatte, kam das Kind wider alles Erwarten zu sich. Die Mutter wurde indessen von jedermann für todt gehalten. Ehe aber der Wundarzt verreisete, untersuchte er, zum Ueber-

*) Struve's Lebensprüfer.

flusse wie er wähnte, die verstorbene Mutter noch einmal und fand bey derselben alle Zeichen des Todes; nur der einzige Umstand, daß die Arme nicht steif geworden waren, blieb ihm noch bedenklich. Er sagte daher, daß man mit dem Begräbniß warten solle, bis auch diese Theile die bei den Todten gewöhnliche Steifigkeit erlangt haben würden. Als er sie aber kaum einige Stunden verlassen hatte, kam diese für vollkommen todt gehaltene Mutter wieder zu sich und wurde auch gänzlich wieder hergestellt. (Journal des Savans 1748.)

Gefallene (Gestürzte), wie sie im Scheintode zu retten sind.

Obgleich jemand nach einem schweren Falle oder Sturze betäubt und ohne Verstand da liegt, und ihm Blut aus der Nase dringt, so daß er völlig todt scheint; so muß man ihn dennoch nicht ohne Hülfsleistung lassen. Vielleicht hat die Grundkraft des Lebens durch eine starke Erschütterung nur gelitten, ohne daß sie deshalb völlig vernichtet worden wäre.

Gemeiniglich sind freilich dabey auch äußere Verlezzungen, die, wenn sie besonders das Haupt betroffen haben, gefährlich und tödtlich seyn können. Da die Art und Wichtigkeit dieser Verletzungen nicht sogleich beurtheilt werden kann; so muß man, auch bey anscheinend großen Verletzungen, (die oft weniger mißlich, als geringer scheinende und verdeckte sind,) auf Belebungsmittel der Todtscheinenden dieser Art bedacht seyn. — Man lasse also einem solchen Leblosen sogleich reichlich Blut aus dem Arme (s. Rettungsmittel Nr. 6) und, wenn der Kopf vorzüglich gelitten hat, aus der Drosselader (No. 7.). Ist dieß vergeblich, so schlage man kaltes Wasser mit Essig vermischt über den Kopf, sprütze kaltes Wasser ins Gesicht, sezze trockne und blutige Schröpfköpfe an die Schläfe und hinter die Ohren, reibe die Herzgrube nach der Brust hinauf, halte den Körper warm, und mache indessen Anstalt zum warmen Bade.

Man kann ihm auch Luft in die Lunge durch die Nase oder den Mund einblasen (Nr. 8 und 9.) und das Einblasen des Tobacksrauchs in den After (No. 12.) versuchen, oder doch scharfe, reizende Klystire (No. 17.) geben.

Sobald als immer möglich, entkleide man den Körper und lege ihn so, daß der Vordertheil des Kopfs frey bleibt, in eine Wanne mit lauwarmem Wasser, das mit Essig vermischt ist (No. 4.). Oft hat in einem Bade die Ader, die erst nicht bluten wollte, zu bluten angefangen. — In dem Bade kann man ihm auch die Fußsolen und die holen Hände bürsten und kitzeln, und Salmiakgeist vor die Nase halten.

Hohlt der Kranke wieder Odem; so muß man ihn aus dem Bade nehmen, ihm Thee aus Melissenkraut und Holunderblüthen, und Klystire aus warmem Wasser mit Oehl, oder aus bloßer warmer Milch geben. — Wenn jetzt der Puls noch stark schlägt, der Kopf schmerzt, uud der Kranke sich noch nicht völlig besinnen kann, so muß man auch eine Ader am Arme schlagen, und, wenn die Betäubung anhält, kalte Umschläge (No. 33.) auf den Kopf legen. Man suche auch durch einen Thee von Fallkraut (No. 32.) ein gelindes Würgen oder Brechen zu erregen.

Wenn man hernach einen Thee aus Holunderblüthe, Melissenkraut und Fallkrautblumen, mit Honig und Weinessig vermischt, forttrinken läßt: oder ihm Molken zum ordentlichen Getränke reicht, und erweichende Klystire (No. 34.) setzt; so kann man die weitere Hülfe des Arztes oder Wundarztes erwarten.

Es ereignet sich beym Sturze von Gebäuden oder vom Pferde, daß jemand das Genick verrenkt, und wie todt da liegt. Man erkennt es an dem Schlottern des Haupts und einer oft nur geringen Hervorragung und Lunke im Nacken längs den obern Wirbelbeinen des Halses. Es ist nicht zu leugnen, daß hier selten eine Einrichtung der Verschiebung geräth, und also selten eine Rettung Statt findet. Aber sie für unmöglich und den Versuch für lächerlich halten, ist unrecht, und die Versäumniß der Handanlegung unverantwortlich. Es ist doch nicht zu leugnen, daß englische Wettrenner eine besondre Fertigkeit in diesem Zufalle haben, und oft mit gutem Erfolge ausüben. Sie nehmen den Leblosen vor sich auf die Erde zwischen ihre Beine, bringen die Finger Einer Hand in den Mund, heben am obern Kinnbakken das Haupt in die Höhe, und drücken mit der andern Hand gelind und wackelnd am Nacken die Verschiebung zurück. Es muß aber eilig und auf der Stelle geschehen. (Scherf's Rettungsmittel bey Leblosen.)

Geißelung der Scheintodten (s. Coulûre).

Gemündens Scheintodter (s. Schocke).

Genua's Galeeren-Sklaven können aus dem Scheintode nicht erwachen.

Die Anstalten, welche man gewöhnlich zur Verhüthung des zu frühen Begrabens anwendet, sind meistens unzulänglich; und doch ist die gerechte Furcht vieler Menschen vor diesem Unglück ungemein groß. Wie mancher Sterbende bat die Umstehenden, ihn eine gehörig lange Zeit liegen zu lassen, ehe man ihn begrübe; ja man will lieber secirt seyn, oder wol lieber unter dem Messer des Wundarztes sterben, als im Sarge ersticken. In der That wäre auch das sichere Mittel bey den Galeerensklaven zu Genua zur Verhüthung des Lebendigbegrabens noch immer vorzüglicher, als die schmälige Todesart im Grabe. Man schlägt den todten Sklaven, ehe man sie ins Wasser senkt, mit einem ungeheuern Hammer vor die Stirne. Die Ursache dieses brutalen Herkommens soll in der Besorgniß liegen, daß einige Sklaven sich todt stellen könnten, um durch Schwimmen nach dem Versenken zu entkommen.

Gewohnheiten (schädliche) bey Sterbenden.

a. Das vermeintliche Erleichtern des Sterbens.

Fast überall herrscht noch das Vorurtheil: man müsse, wenn der Kranke Zeichen von dem sogenannten Todeskampfe giebt, durch Wegziehen des Kopfkissens sein Sterben zu erleichtern suchen.

Aber was ist dieses Behülflichseyn, dieses Erleichtern, anders als ein Mord, der an Freunden aus einer übelverstandenen Zärtlichkeit begangen wird? — Wer ist denn im Stande, genau zu bestimmen, daß dieser oder jener Kranke, so sehr es auch den Schein haben mag, ein Sterbender sey? — Wir wenden ja bey den Scheintodten, die kein Zeichen des Lebens mehr von sich geben, alle Mittel an, die erloschene Lebensflamme wieder anzufachen; und hier, wo sie nur erst im Verlöschen ist, blasen wir sie mit Gewalt aus.

Wie viele arme Kranke mögen durch diesen barbarischen Gebrauch jährlich von ihren unverständigen Freunden gemordet werden! Freilich wird das Sterben erleichtert, denn mancher, der noch durch ein erhabnes Lager, und durch medizinische Hülfe hätte gerettet werden können, muß, ohne daß man es ahndet, ersticken.

b. Versäumung der Sterbenden.

Dem Kranken, vermeintlich Sterbenden, ungeachtet der Arzt den Gebrauch der Arznei bestimmt vorschrieb, mit der ungegründeten Entschuldigung die Arznei versagen: Es hilft nun doch nichts mehr, was soll man ihn noch mit Arznei martern; er muß ja doch sterben" — heißt: ihn morden. — Hat man nicht Beispiele, daß Kranke, die schon todt schienen, wieder belebt wurden? Und heißt das martern, wenn ich noch alles Mögliche anwende, dem Nächsten das Leben zu retten? Jene übelverstandene und am unrechten Orte angewandte Zärtlichkeit hat gewiß schon traurige Folgen gehabt, und hier und da einen Kranken dem Tode geopfert.

c. Mord an Scheintodten begangen.

Viele werden unwissend die Mörder ihrer besten Freunde, indem sie zu sehr eilen, dieselben, sobald sie ihrer Meinung nach todt sind, sogleich aus dem Bette zu schaffen. Auf dem Lande ist im Allgemeinen die Sitte, wenn der Kranke todt zu seyn scheint, ihn sogleich von seinem Krankenlager weg, und an einen andern Ort, gewöhnlich in die Scheune, oder in eine kalte Kammer zu schaffen. Auffallend ist dieß Betragen, wenn man es mit dem Krankenbette, oder an der Leichenbahre vergleicht, wo man in Thränen zerschmelzen will. Dort kann man den Verstorbenen nicht schnell genug los werden, und hier am Grabe möchte man ihn noch lange behalten. Daß aber das allzufrühe und schnelle Entfernen vom Krankenlager an einen kalten Ort vielen das Leben vollends raubt, die sich vielleicht, wenn sie mehrere Stunden in ihrem warmen Bette geblieben wären, und man noch die Hülfe des Arztes gesucht hätte, wieder würden erholt haben, das ist außer allem Zweifel. Aber es ist einmal eine eingerissene Gewohnheit und so werden Geliebte, Aeltern und Freunde diesem schändlichen Gebrauche preis gegeben, und niemand macht sich darüber ein Gewissen. O, ihr Prediger, habt so viel Menschlichkeit, und eifert gegen diese die Menschen mordende Gewohnheit! Haben unsre verstorbenen Freunde nicht so viel an uns verdient, daß wir ihnen noch einige Stunden Ruhe auf ihrem Bette schenken können? —

Empörend ist auch der Gebrauch, daß man den Verstorbenen, sobald sie aufhören zu athmen, den Mund zubindet. — Sobald der Kranke den Schein, ich sage den Schein, eines Todten hat (denn wie schwer ist zu bestimmen, daß ein Mensch wirklich todt ist), so eilen unverständige Menschen (die Leichenfrau oder die Wärterinn), den Mund des Verstorbenen fest zu verschnüren, und über das Gesicht einen, gewöhnlich in Branntwein getauchten, Lappen zu legen. — Und warum? Damit der Verstorbene als Leiche wohl aussehe und ihm der Mund nicht aufstehe.

Auf diese schändliche Art wird manchem das Leben vollends geraubt, besonders muß das der Fall bei so schwächlichen und entkräfteten Personen seyn, wie gewöhnlich die Wöchnerinnen sind. — Der Aberglaube lehrt „wenn der Mund des Todten offen steht, so holt er einen seiner Freunde nach." Was Wunder also, wenn man ihm durch jenes Mittel die Möglichkeit dazu benimmt. So lange man noch mit den Leichen Parade zu machen sucht, wird es zwar schwer halten, diesen unmenschlichen Gebrauch ganz abzuschaffen. Indessen wenn die Prediger, die gewöhnlich bey Sterbenden zu seyn pflegen, ernstlich dagegen eiferten, und wenn die Leichenweiber, die hier meistens aus Unwissenheit fehlen, eines bessern belehrt würden, dann würde auch diese schändliche Sache aus der Gewohnheit zu bringen seyn. Es gilt hier Menschenleben; darum lege jeder willig Hand ans Werk. (Justiz- u. Polizey-Rügen 1805. No. 88.)

Goodwin, Dr. E., schrieb:

„Erfahrungsmäßige Untersuchung der Wirkungen des Ertrinkens, Erdrosselns und Erstickens, nebst den wirksamsten Mitteln, Scheintodte wieder herzustellen. Eine Preisschrift; aus dem Englischen übersetzt von Ch. F. Michaelis." (Leipzig 1782.)

Gorcy's Doppelblasebalg für Scheintodte.

Gorcy Arzt bey dem Militärhospital zu Neubreisach, erfand einen durch den Prof. Rouland zu Paris noch verbesserten doppelten Blasebalg. Dieser hat in seinem Halse ein biegsames Rohr von gummirtem

Taffet, das man in die Nasenlöcher oder in den Mund des Kranken bringt; und vermöge verschiedener darin angebrachten Ventile ist er so eingerichtet, daß beym Aufziehen desselben der Eine Blasebalg durch sein Ventil eine Masse Luft aus der Atmosphäre erhält, der andre aber durch das biegsame Rohr mittelst seines Ventils einen Theil von Luft aus der Lunge des Kranken bekommt. Drückt man beyde Blasebälge wieder zu, so jagt der Eine sein aus der Lunge gezogenes Gas in die Atmosphäre, und der zweyte die atmosphärische Luft in die Lunge des Kranken. Die atmosphärische Luft erhält der Blasebalg durch ein kleines Loch in dem äußern Brete.

Man weiß, daß das Sauerstoffgas (die dephlogistisirte Luft, Lebensluft) eine außerordentlich stärkende und erfrischende Kraft, für Alles was Athem hat, besitzt, und deswegen braucht man diese Luftart auch bey erstickten oder ertrunkenen Menschen als ein recht gutes Wiederbelebungsmittel, wenn das Einblasen der atmosphärischen Luft fruchtlos bleibt.

Mit außerordentlicher Leichtigkeit bringt man dem Verunglückten diese Lebensluft mittelst des Doppelblasebalges bey. Eine mit diesem Gas angefüllte und mit einem Hahne verschlossene Blase kann man nämlich unter dem einsaugenden Ventile des Einen Blasebalges anschrauben. Wenn nun nach vorhergeöffnetem Hahne der Blasebalg in Bewegung gesetzt wird, so pumpt er aus der Blase die reine Luft aus, und bringt sie beym Zusammendrücken in die Lunge des Kranken. (Gren's Journal der Physik. Bd. 2. S. 3.)

Gränzlinie zwischen Leben und Tod (s. Mittelzustand).

Greenwich's Scheintodte kehrt erst am siebenten Tage in's Leben zurück.

Im Arbeitshause zu Greenwich in England, verfiel am 9ten August 1798 eine sechszigjährige Frau in einen scheinbar todten Zustand. Ihre Leblosigkeit war so anhaltend, daß man sie am nächsten Sonntage zu begraben gedachte. Schon verschloß der Sarg die vermeinte Leiche; schon war sie in das Behältniß getragen, in welchem die Leichen bis zur Beerdigung zu stehen pflegen. Kurz vor dem Begräbniß kam der Arzt des Arbeitshauses, um sie noch einmal zu sehen. —

O, menschenfreundlicher Mann! wärest du nicht gekommen, die Schlafende wäre dem peinlichsten Tode übergeben worden. — Der Arzt bemerkte an der Leiche gewisse schwache und unsichere Kennzeichen des vorhandenen Scheintodes. Dieß bewog ihn, das Begräbniß zu verbieten. Von nun an besuchte er sie täglich bis zum folgenden Freytage, und jedesmal widersetzte er sich nachdrücklich dem Verlangen des Aufsehers, die Leiche zu begraben. Endlich, an dem siebenten Tage ihres scheintodten Zustandes, richtete sie sich, zum Erstaunen des anwesenden Leichenwärters, im Sarge auf. Man brachte sie zu den Lebenden zurück — pflegte sie ihren Bedürfnissen gemäß — sie erholte sich und — lebte fort. (London und Paris 1799.)

Gren's —

„Journal der Physik.“ (Leipzig) enthält mehrere Beyträge zur Scheintodten-Kunde.

Grenoble's Scheintodte kehrt in's Leben zurück.

Zu Grenoble hatte eine Dienstmagd eine Kohlenpfanne mit glühenden Kohlen in ihre Schlafkammer gesetzt, um die Kälte zu mäßigen. Am andern Morgen fand man sie allen Kennzeichen nach todt. Nachdem sie einige Zeit in einem Todtengemache gelegen hatte, hörte man sie winseln, fand beym Nachsuchen ihren Sarg aufgebrochen; das Mädchen aber lag todt da. Indessen setzte man die Verwahrlosete doch eine Zeitlang auf dem Kirchhofe an eine Mauer, und brachte sie hernach in ein Haus an die Wärme des Feuers. Sie öffnete die Augen. Man gab ihr ein geistiges Wasser in den Mund, und sie seufzte. Man brachte sie — leider viel zu spät — in ein Bett. Sie öffnete nochmals die Augen, verdrehte sie, stieß einen Seufzer aus, und starb. (Unzer's Arzt. Theil 3.)

Gronau's Scheintodten-Erfahrung (s. Sachsen).

Grünberg's Scheintodter (s. Wunderlich).

Gude schwitzt im Scheintode, wird beerdigt, und stirbt hülflos.

Um das Jahr 1770 starb in der Oberlausitz der Bauer Johann Gude. Er schwitzte, bevor er begraben wurde, so stark im Sarge, daß große Tropfen auf Gesicht und Händen standen. Auch hatte er noch immer eine recht natürliche Gesichtsfarbe. Die Anverwandten wischten den Schweiß öfters ab; sie wunderten sich nicht wenig darüber, daß der Verstorbene noch schwitze. Dessen ungeachtet aber ward der arme Mann begraben.

Bei dem Anbruche des nächsten Tages will der Schulmeister läuten, und hört in der Gegend des Grabes dieses Unglücklichen ein dumpfes, unterirdisches Getöse. Er trauet seinen Ohren nicht und holt eiligst Menschen herbei. Man horcht, erstaunt und gräbt endlich auf. Ein schrecklicher Anblick! der unglückliche Bauer war scheintodt beerdigt worden, und nun völlig todt. Er hatte sich im Sarge umgewälzt, lag auf dem Gesichte und seine Hände waren gänzlich zerbissen. Die Wärme seines Leichnams ließ vermuthen, daß er erst vor wenigen Minuten, unstreitig unter unbeschreiblichen Qualen, wirklich gestorben seyn müsse. (Beyspiele von allerley Unglücksfällen. Göttingen 1798.)

Gummer (s. Moulin).

Günther, Joh. Arn., schrieb:

„Geschichte und jetzige Einrichtung der Hamburgischen

Rettungsanstalten für die im Wasser verunglückten Menschen." Findet sich in den „Verhandlungen und Schriften der Hamburgischen Gesellschaft zur Beförderung der Künste und nützlichen Gewerbe." Band III. (Hamburg 1795) Seite 355 ꝛc.

Gutke, der Scheintodte, erwacht bei seiner Sterbeglocke.

Gegen das Ende des siebenzehnten Jahrhunderts lebte zu Sandau im Magdeburgischen ein Bürger und Brauer, Namens Gutke, der nämliche, dessen Sohn, Kaspar Gutke, laut Kirchenbuch, am dreyzehnten April des Jahres 1716 daselbst begraben worden ist. Gutke, der Vater, starb so unvermuthet, als plötzlich, vor dem Jahre 1695. Am dritten Tage nach erfolgtem Tode sollte er so feierlich, wie es einem vornehmen und wohlhabenden Bürger nach damaligen Sitten, zukam, unter vollem Geläute, begleitet von der Schule und zahlreichen Verwandten, beerdiget werden. Wirklich lag er nicht nur schon im Sarge, sondern die Leichenträger waren auch schon auf dem Wege zum Kirchhofe mit ihm, als plötzlich sie alle durch ein wiederholtes Klopfen, das aus dem Sarge auf ihren Schultern kam, aufmerksam gemacht wurden. Anfangs überhörte man dasselbe über das starke Tönen des schönen und nahen Kirchthurms-Geläutes; wenigstens setzten die Träger der Einen Seite der Todtenbahre immer voraus, daß dieß Klopfen von den jenseitigen Trägern verursacht werde, und so auch umgekehrt. Bald aber glaubten sie alle, deutlich zu bemerken, daß dieß Klopfen von innen, aus dem Sarge heraus, zu ihren Ohren gelange. — Eine entsetzliche Bemerkung! es fehlte nicht viel, sie hätte das Fallenlassen des Sarges zur Folge gehabt. —

Indessen setzte man auf der Stelle die Todtenbahre mit dem Sarge nieder, und die Beherztesten und Vorurtheilslosesten drangen augenblicklich auf Eröffnung des

Sarges. „Es ist doch möglich" — meinten sie — „daß der Todtgeglaubte nur in einer anhaltenden Ohnmacht lag, und jetzt von dem Läuten der Sterbeglocken aus dem Todesschlafe erweckt worden ist."

So sehr man auch zu dieser damals unerhörten Meinung den Kopf schüttelte, so vollkommen richtig hatten doch diese Vernünftigern geurtheilt. Man fand bei Eröffnung des Sarges den Mitbürger Gutke nicht nur erwacht vom Scheintode, sondern nach den Umständen auch ziemlich munter. Anstatt den Weg nach der Gruft mit ihm zu verfolgen, trug man ihn nach seinem Hause zurück, worin er, zur großen Freude der Seinigen, und zum Erstaunen der ganzen Stadt und umliegenden Gegend, noch mehrere Jahre gesund und vergnügt lebte. (Wagener's Neue Gespenster. Theil 1.)

H.

H—u's Bauermädchen, eine Schlaftrunkene, stirbt im Grabe.

Im Kirchspiele des Predigers zu T. im H—u ward ein junges Bauermädchen begraben, welches noch nicht 48 Stunden vorher, der Anzeige nach, an einem heftigen Fieber gestorben war. Die Mutter grämte sich heftig über den Tod ihrer Tochter, lag Nächte lang auf ihrem Grabe, und der Schmerz riß sie in kurzer Zeit dahin, ohne daß man, ausser der mütterlichen Liebe, eine nähere Veranlassung dazu wußte. Erst einige Zeit nach ihrem Tode erfuhr der Pastor Umstände, die ein schreckliches Geheimniß vermuthen ließen. Es entstand ein Gemurmel im Dorfe, daß das verstorbene Mädchen im Tode so frisch ausgesehen habe, daß ihre Glieder so schlank und biegsam gewesen wären, daß sie vorhin nur bloß Kopfschmerzen und Schlaflosigkeit gehabt habe, auf einmal aber in einen tiefen Schlummer gefallen, und darin verblieben sey. Dazu kam das fürchterliche Geständniß der Frau eines Scharfrichtersknechts, welche ihr Arzt gewesen war; diese hatte sich aus Gewissensangst gegen verschiedene Personen verlauten lassen, daß sie der Verstorbenen, um ihr den Schlaf wieder herzustellen, einen Schlaftrunk gereicht habe, ohne sich um die Wirkung desselben, da sie indessen auf andere Dörfer gegangen war, weiter zu bekümmern. — Vielleicht hatte sie eben dieß der verstorbenen Mutter bereits entdeckt. — Der Prediger, ein rechtschaffener und gutherziger Mann, fand für gut, dieß schreckliche Geheimniß in der Dunkelheit des Grabes zu lassen. Er war mehrere Monathe unruhig, suchte aber die Vermuthungen seines Kirchspiels zu unterdrücken, und sprach nie von der Sache, als mit seinen Vertrautesten. Lange nachher getrauete er sich nicht, den Erdhügel anzublicken, welcher alle Schauer der Verzweiflung bedeckte, und als er selbst nach Verlauf einiger Jahre in eine Auszehrung gerieth, und sein herannahendes Ende fühlte, drückte er seinem Freunde, dem er diese traurige Begebenheit erzählt hatte, die Hand, und bat ihn, dafür zu sorgen, daß niemand in dem Kirchspiele eher beerdiget werde, als bis die Spuren der Verwesung durch den Sinn des Geruchs unzweifelhaft empfunden würden.

Halsabschneiden (s. Verblutung).

Hamburg's Erwürgter (s. Chun).

de Hän — schrieb:

„Ueber die Art des Todes der Ertrunkenen, Erhenkten und Erstickten." (8. Wien 1772.)

Hanau's Scheintodte hält lachenden Erben eine Strafpredigt.

Zu Hanau in Hessen starb eine Dame den Scheintod, und wurde als eine wirklich Todte behandelt. Zwey ihrer Nichten freuten sich der reichen Erbschaft, und äußerten dieß laut am Todtenlager ihrer Muhme. Eine davon bekam sogar den Einfall, der Tante den Ring vom Finger zu ziehn. Indem sie aber damit beschäftigt war, ergrimmte die Scheintodte, die alles gehört hatte, wurde gleichsam vom Zorne wieder lebendig, und hielt den beyden nach dem Ringe und der Erbschaft lüsternen Nichten eine so derbe Strafpredigt, wie sie von einer alten und ergrimmten Tante in diesem Falle zu erwarten war. (Justi's Vorschlag zur Verhinderung des Lebendigbegrabens 1798.)

Hannover's Scheintodte (s. Schnorr und Wuth).

Hansen, die, erwacht nach 24stündigem Scheintode.

Die funfzigjährige kränkliche Gattinn eines Schneidermeisters zu Rostock, Namens Hansen, starb am frühen Morgen eines Sommertages an einem heftigen Fieber. Sie ward aus dem Bette gehoben, gewaschen, und — nachdem man ihr ein Buch von mittlerer Größe unter das Kinn gelegt hatte, damit der Mund geschlossen bleiben möchte, allein gelassen.

Am andern Morgen ging die Hausmagd in die Stube, worin die Todte lag, um die Riegel an den geschlossenen Fensterladen zurückzuschieben. Hierauf kehrte sie aus der Stube zurück, um die Fensterladen auch auswärts aufzumachen. Jetzt ging sie abermals in das Leichenzimmer, um nun auch die Fenster zu öffnen, und den Todtengeruch aus dem Zimmer zu lassen. Als die Magd zu den Lebenden zurückkehren wollte, richtete sich ihre todtgeglaubte Hausfrau auf, rief ihr leise zu und reichte ihr das Buch, welches unter ihrem Kinne gelegen hatte, damit sie es weglegen möchte. Sie verlangte, von der Magd zu erfahren, wie sie in dieß Zimmer gekommen sey, und was man überhaupt mit ihr vorgenommen habe? —

Die Magd konnte vor Entsetzen nicht von der Stelle, und rief aus vollem Halse um Hülfe. Inzwischen eilte der Ehemann mit seinen übrigen Leuten herbey. Diese getraueten sich bei dem Anblicke der lebenden Meisterinn nicht in das Zimmer; jener aber trug seine arme Frau, die über eine beschwerliche Kälte klagte, und beynahe 24 Stunden im Scheintode zugebracht hatte, in ein warmes Bett, wo sie durch stärkende Mittel bald völlig hergestellt wurde.

Die Genesene wußte sich nichts zu erinnern, was inzwischen vorgegangen war; sie schrieb ihre Wiederbelebung der durch das geöffnete Fenster eingelassenen Luft zu, von welcher sie heftig erschüttert worden wäre. Sie lebte noch zehn Jahre, nach Verlauf welcher Zeit sie in ihrem sechszigsten Lebensjahre wirklich starb. (Von Hrn. Dr Franke.)

Harnisch, die scheintodte Kindbetterinn, steht aus dem Grabe auf.

Die Frau des Buchhändlers Matth. Harnisch in Leipzig wurde im Kindbette für todt gehalten, und zur Beerdigung auf den Kirchhof gebracht. Als man den Sarg bei dem Grabe noch einmal öffnete, wurden die Todtengräber an den Fingern der Leiche goldne Ringe gewahr. Sie warfen also nur einige Schaufeln Erde ins Grab, und kamen in der folgenden Nacht, sich der Ringe zu bemächtigen. Da sie nun dieselben abziehn wollten, hob die vermeinte Todte den Arm in die Höhe. Die Diebe erschraken und nahmen die Flucht. Unterdeß erholte sich die Erwachte, stieg aus dem Grabe, nahm die Laterne, welche die Todtengräber vor Angst hatten stehn lassen, ging nach Hause, und wurde mit der größten Freude von ihrem erstaunten Manne empfangen. (Salmuth observat. Cap. 11.)

Harri's geretteter Scheintodter.

Ein junger Mensch lief Schrittschuh auf einem Teiche, brach durch und stürzte in's Wasser. Jemand, der in der Nähe war, warf ihm eine Stange hin, an die er sich anklammerte, und so eine ganze halbe Stunde lang den Kopf über dem Wasser hielt, endlich aber wurde er erstarrt, konnte seine Lage nicht länger aushalten, stürzte hinunter und kam unter das Eis, worunter er eine Viertelstunde blieb. Das Eis ward aufgehauen, man zog ihn heraus, schaffte ihn nach Hause und legte ihn entkleidet zu Bett. Als ich ihn sah, schreibt Dr. Harris, waren seine Augen starr und weit geöffnet, der Augenstern sehr erweitert, Hände und Füße gelähmt, und weder am Handgelenke noch am Herzen der Puls fühlbar. Ich blies ihm mittelst eines Blasebalges Luft in die Lungen, und darauf drückte ich ihm stark in die Seite und auf die Brust, um dadurch die Luft herauszutreiben und so ein künstliches Athemholen zu bewirken; zugleich ließ ich ihn fortdauernd reiben. — Sobald warmes Wassr zu haben war, wurde er lauwarm gebadet und seine Brust mit Spiritus gerieben. Nach einer halben Stunde fing der Körper an, warm und biegsam zu werden, die Wangen bekamen Röthe, worauf eine zitternde Bewegung der Lunge mit Krämpfen in den Muskeln erfolgte. Jetzt bemerkte man ein leichtes Herzklopfen. Die Brust und der Rückgrad wurden hierauf mit flüchtigen Geisten gerieben. Man setzte die Rettungsmittel eine Stunde lang fort, bis der Kranke anfing, zu athmen und zu schreien. — Nach zwey Stunden fand ich ihn in einem erquickenden Schlafe und in voller Ausdünstung, woraus er nach fünf Stunden vollkommen wohl erwachte. Von allem, was mit ihm vorgegangen war, wußte er nichts mehr, als daß er ins Wasser gefallen sey, sich an eine Stange gehalten habe und es sehr kalt gewesen wäre." (Nach dem Berichte des Arztes William Harris in Schottland.)

Harvey's Erwärmungs-Bank für Scheintodte.

Der englische Mechanikus Harvey erfand für die Londoner Human Society eine Wärmebank von Blech oder anderm Metall, auf die der Körper eines Scheintodten gelegt wird, um demselben dadurch eine möglichst schnelle, und allgemeine Erwärmung zu verschaffen. Der Boden und die Wände dieser, mehr einer Badewanne als einer Bank ähnlichen, Maschine bestehen aus einer doppelten, nahe über einander liegenden, inwendig holen Metallfläche, die durch ein Paar Theekessel voll kochenden Wassers, welche man zwischen diese beyden Flächen gießt, und die sich zwischen denselben sofort überall verbreiten, in wenig Minuten erwärmt werden kann.

Haupt-Momente des Sterbens.

Der Tod des Menschen ist keine plötzliche Verwandlung, kein Werk des Augenblicks, sondern ein stufenweiser Uebergang aus dem Zustande des wirksamen Lebens in den des gebundnen oder Scheintodes, und durch diesen erst in den vollkommnen Tod, oder den totalen Verlust aller Lebenskraft. Es ist ein zwar altes aber sehr schädliches Vorurtheil, daß mit dem äußern Leben auch zugleich das innere, oder was eben das heißt, mit der Wirkung auch die Ursache aufhören müsse, und ein Blick auf die Entstehung des Lebens giebt uns hierüber ein desto helleres Licht. So gewiß, daß der Mensch stufenweise aus dem unvollkommensten Leben zum vollkommenen übergeht; so gewiß das Herz der erste klopfende Punkt ist, in dem sich das Leben, noch ehe irgend ein andrer Theil existirt, regt und wirket, und von wo aus es zu Bildung und Belebung der übrigen Organe ausströmt; eben so gewiß ist diese Stufenfolge beym Schwinden desselben; es zieht sich von den äußern Theilen zu den innern, eigentlichen Lebensorganen zurück, und conzentrirt sich zuletzt im Herzen, seinem ersten Sitze und Urquelle, in welchem es auch am längsten ausdauert. Man kann folglich drey Hauptmomente des Sterbens, oder eben so viele Grade des Todes, annehmen.

Erstens den Zustand, wo alle Bewegung, die unsere Sinnen erreichen können, aufgehoben, und der Mensch das völlige Bild des Todes ist, aber im Innern noch

Lebenskraft schläft, und die Organe noch nicht die Fähigkeit ihres Einflusses verloren haben, der, wenn nur ein passender Reiz angewendet oder die bindende Ursache gelöset wird, auch wieder äußerlich sichtbar werden muß. Dieser Grad ist also heilbar, ja, es kann noch darin ein dunkles Bewußtseyn des Daseyns und selbst noch äußere Sinnlichkeit gegenwärtig seyn, ohne daß die mindeste Aeußerung des Lebens möglich wäre.

Zweitens der Zustand, der dem vorigen im Aeussern völlig gleicht, und wo ebenfalls noch Lebenskraft im gebundnen Zustande übrig ist, diese aber zu viel an Energie, oder die feinsten und edelsten Organe zu viel an Brauchbarkeit verloren haben, um wieder frey und lebendig werden zu können. Er ist die gewöhnliche und nothwendige Folge des vorigen; denn eben durch den Stillestand der Maschine müssen, nach längerer oder kürzerer Zeit, die Organe unbrauchbar und die Lebenskraft selbst ohnmächtiger werden. Doch folgt hieraus nicht, daß alle Todte erst aus jenem in diesen Zustand übergingen; nein, der Schlag des Todes kann so treffen, oder der Körper schon vorher so erschöpft seyn, daß zugleich mit den äußern Lebenszeichen auch die Möglichkeit einer Wiederbelebung verschwindet.

Ohnerachtet nun dieser Grad des Todes wesentlich von dem vorigen verschieden ist, so haben wir doch kein äußeres Unterscheidungszeichen desselben von dem, der noch heilbar ist, und wir müssen beide so lange für eins halten, bis

der dritte Grad, die wirkliche Auflösung durch Fäulniß, eintritt. Nun erst ist die Vollkommenheit des Todes gewiß, und es ist sehr wahrscheinlich, daß die Lebenskraft nicht eher völlig verlöscht, als bis die Organisation selbst getrennt, und das zusammengesetzte Wesen in seine einfachsten Bestandtheile zerlegt wird. (Hufeland über die Ungewißheit des Todes — Seite 11.)

Metzger (über die Kennzeichen des Todes — Seite 8 und 11.) beurtheilt diese Stelle Hufeland's auf folgende Art: „Es giebt bey dem Menschen unleug„bar einen wirklichen Zustand des Scheintodes, und Hu„feland unterscheidet so schön als wahr drey Haupt„momente des Sterbens oder eben so viele Grade „des Todes. Daß aber, in Absicht des dritten To„desgrades, die Lebenskraft selbst auch nicht eher verlö„schen sollte, als bis die Organisation selbst getrennt, und „das zusammengesetzte Wesen in seine einfachsten Bestand„theile zerlegt wird, scheint mir nicht allein zweifelhaft, „sondern gar nicht glaublich zu seyn. Es giebt da, „wo nicht schon ein Zunder schneller Fäulniß im leben„den Körper lag, sicher eine Zwischenzeit, während der — „nach völlig erloschener Lebenskraft — die Organisation „des Körpers sich noch in ihrer ursprünglichen Integrität „erhält. Wehe uns Anatomikern, wenn wir entweder „nur solche Leichname zergliedern, in welcher noch Lebens„kraft obwaltet, oder nur solche, in welchen die Organi„sation schon zerstört ist. Im ersten Falle machen wir „uns täglich desselben Verbrechens schuldig, welches dem „guten Vesal ein so hartes Schicksal zuzog und im andern „Falle lehren wir, statt Wahrheit, lauter Irrthum — „statt der Structur des Körpers, zerstörte Organisation."

d'Hauterive's Scheinleiche (s. Düsseldorf).

Havre's aus dem Tode erstandene Frau.

Im Junius 1805 hörte ein Todtengräber zu Havre ein ängstliches Wimmern in einem Sarge, den man neben dem Grabe niedergestellt hatte, woran er arbeitete. Als er dem Commissarius dies angezeigt, und auf dessen Befehl den Sarg geöffnet hatte, fand man darin eine noch lebende Frau, die als Scheintodte hatte begraben werden sollen und nun gerettet wurde.

Hebenstreit's Widerlegung des Titius (s. Titius.)

Heidmann, Dr. Joh. Ant., schrieb:

„Zuverlässiges Prüfungsmittel zur Bestimmung des wahren und des Scheintodes; nebst neuen physiologischen Erfahrungen aus der Anwendung der verstärkten galvanischen Elektrizität auf den thierischen Organismus." (Wien 1804.)

I. Wichtigkeit einer zuverlässigen Prüfungsart zur Bestimmung des wahren und des Scheintodes. Hier wird gezeigt, daß alle bisher vorgeschlagenen Mittel, das Lebendigbegraben zu verhüthen, zum Theil unsicher, zum Theil aber mit grossen Schwierigkeiten, und selbst mit Gefahren verbunden sind; selbst die Abwartung der Fäulniß sich dazu nicht eignet.

II. Unzulänglichkeit der gewöhnlich angenommenen Kennzeichen des Todes. Die erste und nothwendigste Bedingung alles Lebens ist die Irritabilität der Muskelfasern. Die gewöhnlichen Zeichen des Todes können gegenwärtig seyn, ohne die Möglichkeit einer Wiederbelebung auszuschliessen.

III. Das Prüfungsmittel zur Unterscheidung des wahren und des Scheintodes ist dem Verfasser die Anwendung der Voltaischen Säule auf die Gesichtsmuskeln; weil diese, vermöge der Menge ihrer Nerven, die stärkste und dauerhafteste Reizbarkeit besitzen.

(Dagegen läßt sich mit Recht einwenden, „daß notorisch nicht alle Menschen für den galvanischen Reiz empfänglich sind; er wirkt auch bey „höchster Gesundheit nicht im mindesten auf sie; er könnte „und würde also bei den Leichen solcher Personen kein „Prüfungsmittel abgeben; folglich wäre er auch keine allgemein sichere Prüfungsart."

IV. Versuche und Erfahrungen zum Beweise der Zuverlässigkeit des Prüfungsmittels der verstärkten galvanischen Elektrizität.

Heidmann's Galvanisirung's-Apparat (s. Struve).

Hensler schrieb:

„Anzeige der Rettungsmittel derer, welche in Unglücksfällen plötzlich leblos geworden sind."

Heraklides Ponticus

schrieb nach dem Zeugnisse des Galenus, Plinius und Diogenes Laertius eine eigne Abhandlung vom Scheintode, die er „Απνοσ" (Vom unterbrochenen Athmen) nannte. Plinius nennt dieß Buch „nobile volumen." Es enthält eine Sammlung der glücklichen Curen der ältesten Aerzte, welche Scheintodte in's Leben zurückriefen.

Herz, Markus, schrieb:

Ueber die frühe Beerdigung der Juden. 2te Auflage. (8. Berlin 1788.) Der Verfasser beantwortet so bündig als vernunftmäßig folgende vier Fragen:

1) Giebt es allgemeine, untrügliche Kennzeichen, durch welche man in jedem Falle, binnen vier Stunden (die Zeit, welche vom Augenblick des anscheinenden Todes, bis zur Beerdigung bey den Juden, gewöhnlich nur verstreicht) auf das gewisseste den wirklichen Todten von dem Scheintodten unterscheiden kann?

2) Giebt es deren; sind sie den Leuten, die bey den Juden dem Beerdigungsgeschäfte sich unterziehen, hinreichend bekannt?

3) Giebt es deren nicht; sind dann die religiösen, moralischen, oder politischen Gründe, die zu dem schnellen Begraben jüdischer Todten bewegen, von solcher Wichtigkeit, daß man ihnen folgen muß, selbst wenn darüber auch zuweilen ein Mensch lebendig in die Erde gelegt würde?

4) Sind aber die Gründe nicht von dieser Art: ist es dann nicht rathsam, nach dem Beyspiele gesitteter

und aufgeklärter Nebenvölker die Todten der Juden noch zwey bis drey Tage, unter gehöriger Aufsicht und Pflege, über der Erde aufzubewahren?

Herz scheintodtes Kind erwacht 40 Stunden nach vermeintem Tode.

Der jüdische Arzt, Markus Herz, kannte eine zwanzigjährige Frauensperson, die in ihrem vierten Jahre vom Schlagflusse gerührt worden war, und bereits alle Ceremonien eines jüdischen Todten überstanden hatte. Zum Glück geschah dieß des Freytags Nachmittags, und sie konnte erst des Sonntags, vierzig Stunden nach dem vermeinten Tode, nach der etwas entfernten Grabstätte geführt werden. Unterweges erwachte sie; der Vater trug sie auf seinen Armen nach Hause, und sie ward gesund und groß (Herz über die frühe Beerdigung der Juden. Seite 8.)

Hessen's Scheintodte erwacht im Sarge zu neuem Leben.

Die Mutter eines Hessenschen Gelehrten erblaßte. Alles was mit Scheintodten vorgenommen zu werden pflegt, um sie wieder zu beleben, wurde auch mit ihr vorgenommen; aber vergebens. Man hielt sie daher für wirklich todt und sie ward in den Sarg gelegt, um begraben zu werden. Bevor der Sarg zugemacht wurde, kletterte ein kleines Kind auf einen neben dem Sarge stehenden Stuhl, um die liebe Großmutter noch einmal zu sehen. Es bemerkt, daß die Großmutter die Augen bewegt, und erzählt dieß ganz unbefangen den Eltern. Diese nehmen sogleich die Scheintodte aus dem Sarge und sie kommt wieder völlig zu sich. (Justi's Vorschlag zur Verhinderung des Lebendigbegrabens. 1798.)

Hildebrand's scheintodt beygesetzte Tochter (s. Armfeld).

Hilscher, Chr. Paul, schrieb:

„Von der im Jahre 1723 aus ihrem Grabe wiederauferstandenen Goldschmidtsfrau zu Dresden." (8. Dresden 1725.)

Hippokrates

erzählt „Epidem. Lib. V." mehrere Geschichten von Menschen, welche man für todt hielt, die aber wiedererwachten.

Hirschfeld's scheintodte Jüdinn erwacht am dritten Tage.

„Ich treibe an vierzig Jahre die Heilkunst, sagt der achtungswürdige jüdische Arzt, Dr. Hirschfeld zu Königsberg, und immer kränkte mich das bey uns eingeführte übereilte Begraben der Todten am Sterbetage. Es ist mir einst begegnet, daß eine Frau, die an drey Tage für todt lag, endlich doch wiedererwachte und auflebte. Ich wollte es gleich Anfangs nicht zugeben, daß man sie aus dem Bette nehme. Allein die Männer von der Beerdigungs-Gesellschaft widersetzten sich mir mit Macht, nahmen sie heraus, und legten sie nach ihrer Weise auf die Erde. Und hätte ich ihnen nicht mit Nachdruck zugerufen:" „„Hütet euch, sie heute zur „„Erde zu bringen! sie lebt wol noch, und die Schuld „„kommt über euch!"" „so würden sie sie wahrscheinlich noch an demselben Tage begraben haben. Ich ließ sie mit wollenen Kleidungsstücken bedecken und erwärmen; den folgenden Morgen äußerten sich einige Lebenszeichen, sie blieb liegen, und erwachte allmählig aus ihrem Todesschlummer. (Der hebräische Sammler. Jahrgang 2. Seite 153.)

Hoffmann, J. H., schrieb:

„Ueber den Scheintod und die gewaltsamen Todesarten überhaupt, nebst den Mitteln zur Wiederbelebung und Verhüthung, daß Niemand lebendig begraben werde." (8. Coburg 1790.)

Hollsteiner (ein scheintodter) erwacht kurz vor seiner Beerdigung.

Herr Kuhls in Stolzenau verbürgt folgende Aussage seines Freundes, der sich eine Zeitlang in Ostindien aufhielt:

Zu Batavia starb ein holländischer Soldat, ein geborner Hollsteiner, den Scheintod. Da man ihn für wirklich gestorben hielt, und in diesem heißen Himmelsstriche, wo die Todten so leicht in Verwesung überzugehen pflegen, mit keiner Leiche viele zeitraubende Umstände macht: so brachte man — unbekümmert darüber, daß die Leiche noch keinen Todtengeruch von sich gab — den Verstorbenen, schon nach vier und zwanzig Stunden, nach dem Begräbnißplatze.

Nahe daran, der Erde lebendig überliefert zu werden, erwachte er eben noch zur rechten Zeit aus dem Schlummer des Scheintodes. Höchst überraschend redete er seine erschrockenen Kriegsgefährten mit den naiven Worten an: „O, Kinner, loth mi men noch en bitschen lewen.“ (O Kinder, laßt mich nur noch ein bischen leben.)

Der vom Tode Erstandene diente nachher noch mehrere Jahre als Küster der batavischen Garnison. (S. E. Wagener's Neue Gespenster. Theil 1.)

Hoya's Knabe stirbt scheintodt und erwacht zu langem Leben.

Nach Herrn Kuhl zu Stolzenau, war ein ihm wohlbekannter, wahrheitsliebender Mann vom Churhannöverischen sechsten Infanterie-Regimente, Augenzeuge von folgender Thatsache:

„Ein Corporal des genannten Regiments, von der Compagnie des Hauptmanns Herrn v. Spiegel, stand um das Jahr 1775 zu Hoya an der Weser in Garnison, als ihm ein fünfjähriger Sohn starb. Wenigstens war dieß Kind einem Todten völlig gleich; ward auch so behandelt. Als man dasselbe am dritten Tage beerdigen wollte, erwachte es noch eben zur rechten Zeit.

Es erholte sich bald unter der hülfreichen und pflegenden Hand des Arztes und der Eltern, ward gänzlich wieder hergestellt, und diente nachher in dem nämlichen Regimente als Mousquetier."

Hufeland, Chph. Wilh. Von ihm sind:

a) „Ueber die Ungewißheit des Todes, und das einzige untrügliche Mittel, sich von seiner Wirklichkeit zu überzeugen, und das Lebendigbegraben unmöglich zu machen. Nebst der Nachricht von der Errichtung eines Leichenhauses in Weimar. Mit einem Kupfer." (8. Weimar 1791.) Empfiehlt mit edler Wärme eine Sache der Menschheit — die Realisirung der frühern Vorschläge Frank's und Thyeri's zur Errichtung öffentlicher Rettungsanstalten für Scheintodte. — (Siehe die Artikel: Lebenskraft und Leichenhaus.)

b) „Journal der praktischen Arzneykunde und Wundarzneykunst" — welches mehrere hierher gehörige Abhandlungen enthält.

Hufeland's Leichenhaus (s. Leichenhaus).

v. Hüpsch — schrieb:

„Neue Entdeckung eines wohlfeilen, wirksamen und sichern Mittels, wie alle verstorbne Menschen zu behandeln sind, um darunter die scheinbar Todten wieder zum Leben zu bringen." (8. Cöln am Rhein. 1789.)

Hypochondrische, wie sie im Scheintode zu retten sind (s. Hysterische).

Hysterische und Hypochondrische, wie sie im Scheintode zu retten sind.

Die zu große Reizbarkeit der Nerven bey hysterischem oder mit Mutterzufällen beschwertem Frauenzimmer und bey hypochondrischen, oder milzsüchtigen Mannspersonen, setzt diese Unglücklichen so zerrüttenden Krämpfen aus, daß zuweilen alle Lebensgeschäfte stocken, und die Kranken oft mit kaltem Körper, blassem und bleyfarbigem Angesichte, und ohne ein deutliches Kennzeichen des Lebens, in der tiefsten, dem wahren Tode sehr ähnlichen, Ohnmacht (Asphyxia) da liegen. Dieser Scheintod kann lange, zuweilen mehrere Tage, anhalten.

Man bringe eine Person in diesem Scheintode in ein Zimmer, wo reine frische Luft ist, wehe ihr selbige mit einem Büschel von frischen Kräutern zu, löse ihr die Kleider und besonders die Hals-, Strumpf- und Armbänder, spritze ihr mit einiger Gewalt mittelst der Hand oder eines Büschels kaltes Wasser in das Gesicht und den Busen. Das Bett, worin man sie bringt, muß ziemlich eben seyn; Schläfe und Gelenke müssen mit wohlriechendem Wasser, z. B. Lavendelwasser, Ungarischem Wasser, oder mit den Essigen die unter No. 24. der Rettungsmittel beschrieben sind, oder nur mit bloßem Weinessig, gerieben werden.

Man kann sich auch bemühen, sie durch gequetschten Knoblauch oder Meerrettig, durch den Geruch von Assafötida, oder auch durch flüchtigen Salmiakgeist (No. 27.), den man ihr vor die Nase hält, zu erinuntern. Den Salmiakgeist kann man auch, mit Wasser verdünnt, in die Nasenlöcher spritzen. Sind Hals- und Gesichtsadern aufgetrieben, und ist sie blutreich, so kann man ihr auch eine Ader am Arme oder am Fuße öffnen. Sollte sie sich hierauf nicht in einer Stunde erhohlen; so kann man ihr ein Tobacksklystir (No. 12.) beybringen, und Luft in die Lungen blasen (No. 8. und 9.), ihr den ganzen Leib, vorzüglich Arme und Beine, mit wollenen Tüchern reiben (No. 1.), die Fußsohlen und die hohlen Hände bürsten, und die Reizungen No. 15. noch versuchen. Hat sich die kranke Person in so weit wieder erholt, daß sie schlucken kann; so kann man ihr Thee aus Chamillenblumen, Schaafgarbenblumen oder Melissenblättern mit einigen Tropfen von Hofmanns Liquor, oder Hirschhorngeist mit Bernsteinsalz trinken lassen, und das Fernere dem Arzte anheimstellen. (Scherf's Rettungsmittel bey Leblosen. S. 141.)

Die Hysteropotomi.

Der Fall, daß scheintodte Menschen unerwartet in's Leben zurückgekehrt sind, scheint unter den christlichen Griechen so häufig vorgekommen zu seyn, daß man für dergleichen Wiedererwachte einen eigenen Namen (Hysteropotomi) erfand, sie noch einmal taufte, und sie feierlich zum zweyten Leben einweihete.

J.

Janke, Joh. Gottfr., schrieb:

„Von der Ungewißheit der Kennzeichen des Todes; aus dem Französischen des Brühier übersetzt, mit Anmerkungen und Zusätzen herausgegeben." (Leipzig 1754.)

Jassorff erwacht vom Scheintode und stirbt hülflos.

Es starb der Pfarrer Jassorff zu Neuburg. Man eilte, ihn zu begraben, ohne die gehörige Zeit abzuwarten. Verschiedene Personen, die seinem Grabe nahe kamen, glaubten, ein Getöse darin zu hören, und meldeten es. Man hielt ihre Anzeige für die Wirkung der Furcht, und achtete nicht darauf. — Da indessen wiederholte Nachrichten von der Fortdauer des Getöses einliefen, so beschloß man endlich, die Sache zu untersuchen, und den Sarg zu öffnen. Man fand jetzt den Leichnam zwar todt, aber er lag auf dem Bauche. Unstreitig war er auf kurze Zeit wieder lebendig geworden, und durch die Anstrengung, seinem fürchterlichen Gefängnisse zu entfliehen, in diese ungewöhnliche Lage gekommen. (Esprit des Journaux. Jun. 1791.)

Ichtershausen's Ertrunkene erwacht aus dem Scheintode.

Zu Ichtershausen im Herzogthume Gotha stürzte, am 1sten Juny des Jahres 1797, ein vierjähriges

Kind, die Tochter eines Advokaten, in ein auf dem Hofe befindliches Wasserbehältniß. Die Eltern befanden sich, in Gesellschaft der verwittweten Doctorinn Brückner, im nahen Garten. Auf das von den Geschwistern des verunglückten Kindes erhobene Geschrei, sprangen der Vater und die Doctorinn hinzu; der Vater zog das Kind heraus, und erkannte es nicht für das seinige, so entstellt war es schon durch den Krampf der Todesangst. Madame Brückner hatte Entschlossenheit und Geistesgegenwart genug, um das dem Ansehen nach völlig entseelte Kind sogleich in ein warmes Bett zu legen; auch fing sie an, die vermeinte Leiche nach den Vorschriften der Aerzte am ganzen Körper zu reiben. Sie verfuhr genau nach Anleitung des Taschenbuchs der Rettungsmittel von Zarda, und kaum waren drei Viertelstunden verflossen, so hatte sie das unbeschreibliche Vergnügen, einige Zuckungen in den Gesichtsmuskeln des Kindes zu bemerken, welches bis dahin kein Zeichen des Lebens von sich gegeben hatte. Nach zwei Stunden, während deren die Belebungsmaßregeln ununterbrochen angewandt wurden, gab es endlich den ersten Laut von sich, indem es zu trinken forderte. Man denke sich das Entzücken der Eltern, und die Freude der Madame Brückner! Den vierten Tag konnte das Kind schon seine Retterinn besuchen und ihr für sein zweites Leben danken. (National-Zeitung der Deutschen 1797.)

Ingolstadt's Student (s. P...)

Italien's Mönch erwacht vom Scheintode und stirbt in der Gruft.

In einem italiänischen Kloster starb plötzlich ein Mönch. Man legte ihn in eine Seiten-Kammer, und ein anderer Mönch, der schon sehr alt war, bat sich aus, bey dem Todten wachen zu dürfen; denn beyde waren unzertrennliche Freunde gewesen. Am dritten Tage Abends sollte der Verstorbene begraben werden. Man legte ihn in den Sarg, um ihn in das Todtengewölbe der Begräbnißkirche beizusetzen. Der alte Mönch war vom Sarge seines Freundes nicht wegzubringen, er begleitete ihn sogar in die Kirche, wo des Abends die Leichen-Ceremonie vor sich gehen sollte. Der Abend kam, der Todte ward eingesegnet und in die Mönchsgruft hinabgetragen, wohin ihm auch der Greis gefolgt war. Die Gruft blieb über Nacht auf, erst am nächsten Morgen sollte sie wieder mit dem gewöhnlichen Steine zugedeckt und verschlossen werden. Da dieß bloß die Begräbnißkirche des Klosters, und für den gewöhnlichen Gottesdienst eine größere erbaut worden war: so betete der zärtliche Freund des Verstorbenen die Nacht über unbemerkt in der Gruft. Am nächsten Morgen verschloß der Todtengräber, der nicht wußte, daß sich noch ein Mensch in der Tiefe des Gewölbes befand, die Oeffnung der Gruft. Die Abwesenheit des alten Mönchs im Kloster war keinem auffallend; denn er erhielt vom Prior oft die Erlaubniß, in der Nachbarschaft bey den Wohlthätern des Convents Besuche abzustatten. Diese Ursache seiner Abwesenheit war jetzt einem jeden um so wahrscheinlicher, da sein bester Freund durch den Tod von ihm gerissen worden war, und er allerdings einer unschuldigen Zerstreuung bedurfte. Den Prior selbst über die Abwesenheit des Bruders zu befragen, fiel niemandem ein. Ohnehin war jener schon seit einiger Zeit bettlägerig und ganz mit sich selbst beschäftiget gewesen. Auf diese Art vergingen drey ganze Tage; doch am vierten, da Pater Anastasius immer unsichtbar blieb, ward man nachdenkend. Man schickte in der Nachbarschaft herum, und erfuhr nichts. Man durchsuchte alle Winkel des Klosters, und fand nichts. Man wußte nicht, was man zu diesem Verschwinden denken sollte. Ein Layenbruder trat endlich auf und sagte: sollte nicht vielleicht Pater Anastasius in der Gruft eingesperrt worden seyn? wenigstens habe ich ihn, als den Begleiter der Leiche, mit hinabgehen, aber nicht wieder zurückkommen sehen. Diese Worte machten einen erschütternden Eindruck. Auf der Stelle mußte die Gruft geöffnet werden. Welch ein Anblick! Da lag Pater Anastasius ganz entstellt auf der Erde, den begrabenen Leichnam in seinen Armen haltend, und fest von diesem umschlungen. Das Entsetzen der Mönche war außerordentlich; denn Alle liebten den ehrwürdigen Greis. Noch war ein Funke von Leben in dem Pater, und der Arzt benutzte ihn glücklich. Anastasius erholte sich.

„Ich betete, hub er an, am Sarge meines mir unvergeßlichen Freundes. Schon einige Nächte ohne Schlaf, schlief ich endlich ein. Ich weiß nicht, wie lange ich in der Gruft geschlafen haben mag, aber so viel weiß ich, daß ein starkes Getöse mich weckte. Ich sprang erschrocken von der Erde auf, und wollte sehen, was es wäre. Allein eine dichte Finsterniß umgab mich. Ich tappte mit den Händen herum, und, Gott im Himmel! ich faßte meinen verstorbenen Freund beym Arme, fühlte ihn warm, und ihn selbst aufrecht sitzend im Sarge. Er seufzte, daß es mir durch Mark und Bein drang. Ich suchte mich zu ermannen, und redete ihn an. Mit gebrochener Stimme antwortete er mir, und ich überzeugte mich, daß er wirklich lebe, und als ein Scheintodter begraben worden war. Ich raffte mich zusammen, und suchte der Gruft zu entkommen. Allein mein Bemühen war fruchtlos."

„Unbekannt in dem weitläufigen Todtengewölbe, von Finsterniß umgeben, und mit verwirrten Begriffen, lief ich bald dahin, bald dorthin, fiel über Särge, und fand keinen Ausweg. Endlich glückte es mir dennoch, die Treppe zu erreichen. Schon erschöpft an Kräften, kroch ich diese hinan; aber wie bebte ich zurück, als ich sie verschlossen fand! Der Gedanke, hier ist keine Rettung möglich, durchfuhr wie ein schneidender Pfeil mein Innerstes. Ich schrie; ich pochte. Ich lief zu meinem Freunde, der nur aufgelebt zu seyn schien, um noch Einmal mit dem Tode zu ringen. Ich tröstete ihn, drückte ihn an meine Brust, hauchte ihm warmen Odem ein, rieb mit dem Tuche meines Habits seinen Körper, schrie wieder, und kämpfte mit dem schrecklichsten Leiden. Ich sah unsern Tod, den jammervollsten Tod, als unvermeidlich an. Es müssen mehrere Tage in diesem unsern Zustande vergangen seyn. Mein Freund heulte an meinem Busen. Gewaltige Zuckungen waren seine Peiniger. Brennende Thränen rollten meine Wangen herab. Ich fühlte, wie meine Kräfte abnahmen. Mein Freund umschlang mich, rief mit einer entsetzlichen Stimme den Namen Gottes, hielt mich so fest, daß es mir unmöglich war, mich loszuwinden. Endlich fiel er, und ich mit ihm. Der Schmerz hatte mich betäubt, der Mangel an Kräften mich unfähig gemacht, ein Glied zu bewegen. So lag ich da, bis ihr kamet."

Noch wollte der gute Pater weiter sprechen, aber sein Arzt fand es nöthig, ihm Ruhe zu lassen. (Wiederbelebungs=Geschichten scheintodter Menschen.)

Juden=Beerdigung — mörderische.

„Weder die Religion unsrer Väter — schreibt Markus Herz an seine jüdischen Glaubensgenossen — noch die Sittenlehre, noch die Staatskunst, noch die Klugheit befiehlt uns, unsre Todten vier Stunden nach dem Verschwinden der Lebenszeichen zu begraben. Es ist daher allerdings sehr rathsam, nach dem Beyspiele unsrer gesitteten und aufgeklärten Nebenvölker, endlich einmal diesen Gebrauch zu unterlassen. Aber wie ist dieses anzufangen? fragen Sie, meine Herren. Nichts ist einfacher, dünkt mich: wir lassen unsre Todten zwey bis drey Tage unter gehöriger Aufsicht liegen, und begraben sie

sie erst dann, wenn das untrüglichste Zeichen des wirklichen Todes — der Anfang der allgemeinen Fäulniß des Leichnams — den Ueberlebenden ein Recht dazu giebt."

Sie meinen, wir sollten Hütten und Gewölber bauen, um sie unterdessen da hinein zu setzen. Wozu? weil unsere Vorfahren in Palästina ihre Todten überhaupt auf diese Art beysetzten? was geht das uns an? wozu denn immer die übergroße Anhänglichkeit an alte Sitte, die mit unsrer Glückseligkeit nicht in der mindesten Verbindung steht? Der berühmte Rabbi Jacob Emden behauptet doch ohne dies, vermöge seiner Naturkunde: daß kein Land auf dem Erdboden zur Anlage von Hölen und Gewölbern so tauglich und schön sey, als das gelobte, welches so berg= und felsenreich ist. Also warum sollen wir der Natur Gewalt anthun? —

Allein, das Aufbehalten der Todten im Wohnhause ist mit nicht wenigen Schwierigkeiten verbunden, diätetischen sowohl als öconomischen; die Ausdünstung kann schädlich, der Raum enge seyn. Diesem abzuhelfen, ist freylich am rathsamsten, den Todten aus dem Hause zu bringen, und in einem besonders dazu bestimmten Behältnisse, das jede Gemeinde allenfalls unweit der Grabstätte anlegen kann, aufzubewahren. Doch, es bedarf ja dazu nicht einmal einer neuen Anlage. Die meisten großen Gemeinden haben schon ein solches Haus nahe bey der Grabstätte, das unter dem Namen Reinigungshaus bekannt ist, und außer zum Waschen und Reinigen der Todten zu nichts gebraucht wird. Dies ist ja das allerbequemste. Was hindert es, daß wir unsern Todten nicht vier Stunden, nachdem wir die gewöhnlichen Lebenszeichen nicht mehr an ihm spüren, dahin bringen, ihn da einige Tage, entweder von gedungenen oder von freywillig sich dazu bestimmenden in der That wohlthätigen Gesellschaftern bewachen lassen, und alsdann erst, als einen zuverlässig Todten, der Erde übergeben? — Ich sage mit Vorsatz: einige Tage. Die genauere Bestimmung der Aufbewahrungszeit muß allerdings von der vorhergegangenen Krankheit abhängen, obschon es keine giebt, nach welcher es rathsam wäre, den Körper vor vier und zwanzig Stunden in die Erde zu bringen.

Zur vollständigen Ausführung dieses Vorschlages, müßten dann freylich noch ausführliche Einrichtungen gemacht und besondre Regeln entworfen werden, z. B.

Das Aufbewahrungshaus müßte geräumig seyn, damit im nöthigen Falle drey bis vier Todte darin Platz haben könnten.

Es müßte mit einem Lufterfrischer versehen, und des Winters heizbar seyn.

Es müßte von eines jeden Belieben abhängen, seinen Todten dahin bringen zu lassen, oder ihn die gewöhnliche Zeit über in seinem Hause zu behalten.

Während der Aufbewahrungszeit müßte öfter ein Arzt sich zu dem Todten begeben, und untersuchen, ob etwa Zeichen des Lebens zu entdecken seyen; auch müßte dem Arzte frey stehen, jedes Erweckungsmittel anzuwenden.

Der Körper müßte die ganze Zeit über noch nicht als Leichnam, sondern als zweifelhaft Todter angesehen werden. Alle Begräbniß-Ceremonien müßten erst nach dem Ende der Wartezeit bey der wirklichen Beerdigung vor sich gehen.

Jedoch müßten alle häusliche Trauergebräuche bey den Leidtragenden schon von dem Tage anfangen, da der Körper aus ihrem Hause gebracht wurde.

Verstorbene Schwangere müßten auf keine Weise aus dem Hause gebracht werden, bevor nicht ein Geburtshelfer kunstmäßig untersucht hätte, ob nicht auf irgend eine Art das Kind zu retten sey.

Und so werden sich noch eine Menge Vorsichtsregeln finden, die von weisen Rabbinen und erfahrnen Aerzten einstimmig entworfen werden müßten. Wenn nur unsere Brüder erst des männlichen Entschlusses fähig wären, sich von einer armseligen Vätersitte loszureissen, wider welche die Menschheit sich so laut empört!

Dieser vernünftigen Meinung stimmt auch der große und allgemein geachtete Moses Mendelssohn bey, indem er an die mecklenburgischen Juden schreibt: „Sollte aber der Landesherr auf seinen Befehl bestehen; so können Sie nichts bessers thun, als, nach „dem Beyspiele unsrer Vorfahren, auf Ihrem Begräbnißplatze ein Gewölbe bauen, wo die Abgeschiedenen „nach hergebrachter Sitte können gereinigt, drey Tage „lang bewacht, und alsdann erst begraben werden. Dieses zu thun, ist nach meiner Meinung die Pflicht einer „jeden frommen Gemeinde; nicht aber, von jenen Verordnungen, die vernünftig sind, abzugehen. Die Rabbinen unsrer Zeitgenossen sollten sie dazu „anhalten, und die Sache befördern." (Markus Herz über die frühe Beerdigung der Juden. 2te Aufl. Berlin 1788.)

Es ist nicht übertrieben, sagt jemand in einer sehr interessanten Zeitschrift (Justiz = und Polizey = Rügen): wenn ich behaupte, daß gewiß der vierte Theil der Juden nur den Scheintod gestorben ist, und erst den wahren Tod unter der Erde gefunden hat! Abscheulichkeit ohne Gleichen! Es ist noch kein Jahr verflossen, als ein armer Jude, der sich in seiner Krankheit keine Medizin und keine Stärkung verschaffen konnte, dem Anscheine nach, aus dieser sublunarischen Welt den Abschied nahm Nicht weit von dem Judenkirchhofe wollte ich den Leichenzug mit ansehen. Nachdem ich lange gewartet hatte, erschien er endlich; ich bezeigte gegen einen der Juden mein Verwundern über die Verzögerung, welcher aber ganz trocken antwortete: „die Leiche habe nicht kalt werden wollen.“

Wen schaudert nicht über eine solche Unmenschlichkeit! Gewiß lag der Unglückliche nur in einer Art von Ohnmacht, von der er im Schooße der mütterlichen Erde erwacht seyn wird, wenn ihn nicht vielleicht ein wohlthätiges Ersticken von jenem schrecklichen Erwachen befreiet hat.

Der große Moses Mendelsohn hat seiner Nation bewiesen, daß das schnelle Begraben der Juden mit nichten ein jüdischer Religionsartikel sey.

Jüdinn, die scheintodte (s. Hirschfeld).

Junker's erwachter Scheintodter.

Der verstorbene Doktor nnd Professor Junker zu Halle bekam einst die Leichname zweyer Gehenkten. Sie sollten auf der Anatomie der Universität zergliedert werden. Er ließ sie in eine Kammer neben seiner Studirstube legen, und saß gegen Mitternacht ruhig am Schreibtische, als sich in der Kammer plötzlich ein ihm unerklärliches Getöse erhob. Er nahm das Licht, ging in die Kammer, und war nicht wenig erstaunt, als er das Tuch, welches die Leichname bedeckte, in Unordnung und zurückgeworfen fand. Seine Verwunderung erreichte den höchsten Grad, als er dasselbe vollends aufdeckte, und bemerkte, daß Einer von den Cadavern fehlte. Die Fenster waren zu, die Thüren verschlossen, an einen Diebstahl war daher nicht zu denken. Junker sah sich jetzt überall um, und entdeckte mit Entsetzen in einem Winkel des Zimmers ganz zusammengedrückt jenen Leichnam, wie er, gleich einem lebenden Menschen, zitternd und mit offenen Augen da saß.

Junker ging näher, und was er gleich Anfangs gemuthmaßt hatte, war wirklich. Dieser Unglückliche war scheintodt vom Galgen genommen und wieder lebendig geworden, und bat inbrünstig, ihm, der einer allzuharten Strafe so sonderbar entronnen sey, das Leben zu fristen. Natürlich rührten dieser Anblick und diese Bitte den ohnehin menschenfreundlichen Gelehrten. Er fragte seinen Gefangenen, was er verbrochen habe, und wer er sey? und erfuhr, daß er ein Ausländer, Soldat und Deserteur sey, der im Rausche einer unvorsichtigen Minute sich für das preußische Militair habe anwerben lassen, und in einer noch unglücklichern zu entfliehen versucht habe. Junkers Mitleiden war bald gewonnen; aber wie er ihn retten solle, das wußte er nicht gleich, da ihm die Strenge der Gesetze nicht unbekannt war. Vor allen Dingen reichte er dem Armen nothdürftige Kleidung und einige Erfrischungen. Sein Rettungsbeschluß war hiernächst bald gefaßt. Er gab ihm einen Mantel, und ließ ihn eine Laterne in die Hand nehmen. So mußte er ihm vorleuchten. Am Thore erklärte der Professor Junker, der Wahrheit gemäß, wer er sey. Da er als Arzt zuweilen zu einem Kranken in der Vorstadt gerufen ward, und sich durch einen Bedienten dahin leuchten ließ, so öffnete man ihm das Thor ohne die mindeste Bedenklichkeit. Auch sein Vorleuchter ging ungehindert mit zur Stadt hinaus. Dieser wollte nun seinem Retter fußfällig danken, bekam aber die Weisung, keinen Augenblick zu verlieren, und eiligst für seine fernere Sicherheit und sein Fortkommen zu sorgen. Der gehenkte Deserteur entging glücklich dem ihm zugedachten Tode am Galgen, so wie den Gefahren des Scheintodes und der fernern Flucht. Er eilte nach Amsterdam, aber es gehört nicht hierher, wie er daselbst durch seine Geschicklichkeit im Rechnen und Schreiben und durch eine Heirath zu Reichthümern gelangte und sich gegen seinen Erretter, den Professor Junker, thätig dankbar bewies.

Justi — schrieb:

„Vorschlag und Unterricht zur Verhinderung des Lebendig-Begrabens der Scheintodten." (8. Breslau 1798.)

K.

K.. zu Duderstadt, eine Scheintodte, tödtet durch ihr Erwachen den Gatten.

Um das Jahr 1780 starb zu Duderstadt die Ehefrau des Senators K.., eines Mannes, der sich durch manche Sonderbarkeit auszeichnete. Sie war eine geborne Rößen; deshalb nannte er sie nie anders, als sein Rößen-Mensch. Indessen wollte er durch diese übelgewählte Caresse seine Gattinn keinesweges beleidigen; er hatte sie vielmehr noch im hohen Alter recht lieb. Er war siebenzig- sie funfzigjährig, als sie ihm starb. Ihr Tod setzte ihn in die größte Verlegenheit. Wie es oft zu gehen pflegt, so erkannte auch er jetzt erst ihren Werth recht lebhaft. Er hatte Söhne und Töchter; aber die letzten waren bereits verheyrathet. Mit Thränen im Auge klagte er daher: „Wer wird nun meinen Haushalt führen, da mein Rößen-Mensch todt ist!" —

Die Todte war auf eine Kammer im zweiten Stockwerke getragen worden, wo sie, bereits angethan mit dem Todtenhemde, seit vier und zwanzig Stunden auf Stroh lag. Der verlassene Alte saß Abends gegen neun Uhr einsam im Großvaterstuhle, und überließ sich stillen Betrachtungen. Plötzlich ging die Stubenthür auf. Es trat ein schwankender Geist herein, den er sogleich für den seiner verstorbenen Hausfrau erkannte. Mit Entsetzen fragte er: „Rößen-Mensch! bist Du es selbst, oder ist es Dein Geist?" —

„Ich bin's — ich Deine Frau!" antwortete die Erscheinung mit schwacher Stimme. Der überraschte Ehemann sank über diese Antwort ohnmächtig vom Sessel.

Die vom Scheintode erwachte Hausfrau war selbst

im hohen Grade hülfsbedürftig und außer Stande, dem sinnlos hinstürzenden Gatten beizuspringen. Froh, daß sie selbst vor Mattigkeit und Frost nicht in die Knie sank, schwankte sie, mit höchster Anstrengung ihrer Kräfte, dem nahen Ofen zu, um in dessen erwärmendem Dunstkreise ihre vom erstarrenden Froste zitternden Glieder zu erquicken. Auch ihre Stimme war zu schwach, um mit Erfolge Hülfe herbeirufen zu können.

Endlich kam ein Hausgenosse herein. Gott! wie erstaunte dieser, als er, bei dem Eintritt in's Zimmer, die verstorbene Hausfrau lebendig — den völlig gesund verlassenen Hausvater todt vorfand! —

Eiligst ward Hülfe für beide herbeigerufen. Beide wurden nach Vorschrift des Arztes zweckmäßig behandelt. Der ohnmächtige Senator bekam zwar nach einiger Zeit Bewußtseyn wieder, redete aber verwirrt, ward zusehends kränker, und starb nach einigen Tagen.

Die vom vier und zwanzigstündigen Scheintode erwachte Frau aber erholte sich nach und nach und erlangte ihre völlige Gesundheit wieder. In dem für sie selbst bestellten Sarge ließ sie den Gatten beerdigen, den sie im frohen Kreise geliebter Kinder und Enkel um funfzehen Jahre überlebte. (J. G. v. Wahren in S. C. Wagener's Neuen Gespenstern. Theil. 1.)

v. K — r. zu Berlin, als Scheintodte beigesetzt, stirbt erst im Gewölbe.

Die Generalinn von K — r. zu Berlin starb in Kindesnöthen, und ward in ein Gewölbe der Berlinschen Garnisonkirche beigesetzt. Bey einbrechender Nacht, hört eine in der Nähe stehende Schildwache Winseln, und dann ein grausenerregendes Poltern. Diese Töne des Entsetzens kamen aus dem Wohnsitze der Todten, wo Tages zuvor die verstorbne Generalinn beygesetzt worden war. Die Schildwache glaubte, Geister zu hören, und verwünschte das Schicksal, welches in dieser schrecklichen Mitternachtsstunde gerade ihr eine Dienstpflicht hier angewiesen hatte, und war nur froh, dem Augenblicke der Ablösung nahe zu seyn.

Die Ablösung kam, und das Poltern dauerte fort. Erst nach Verlauf einer Viertelstunde, ward alles ruhig. Aus Besorgniß, für Poltrons gehalten, und als solche verlacht zu werden, theilte man die schauderhafte Erfahrung in der nähmlichen Nacht nur einzelnen Abergläubigen mit. Als man aber am nächsten Morgen lauter darüber ward, vernahm es ein Vorurtheilsloser, der mit menschenfreundlichem Grausen die wahre Ursache des Polterns ahnete. Ohne den mindesten Verzug that er gehörigen Orts Anzeige davon.

Man eilte in die Gruft, kam aber leider viel zu spät. Die unglückliche Wöchnerinn, aus dem Zustande des Scheintodes im Gewölbe sichtbar erwacht — war bereits zum zweitenmale und zwar für dießmal wirklich gestorben. (Rügen einiger Mißbräuche und Inconvenienzen unsres philosophischen Jahrhunderts. 1795.)

Kampher dient wider den Scheintod vom Erfrieren.

Folgende Entdeckung wider die Gefahr des Scheintodes durchs Erfrieren ist neu, und verdient wohl eine nähere Untersuchung. Es ereignet sich oft, daß Menschen, die bey großer Kälte reisen, vor Mattigkeit liegen bleiben und zu Tode frieren. In der That ein schrecklicher Zustand! Wenn aber der Reisende nur etwas Kampher zu sich gesteckt hat, und diesen in der größten Gefahr, wo er sich nicht mehr zu helfen weiß, in den Mund thut, so soll in dem Körper eine so große Hitze verbreitet werden, daß alle Gefahr gänzlich verschwindet, und der Mensch sicher erhalten wird. Einzelne Erfahrungen haben bis jetzt diese wichtige Entdeckung wirklich bewährt. (Poppe's allgemeines Rettungsbuch. 1795.)

Kark, ein scheintodtes Kind, erholt sich nach vierstündiger, anscheinend unnützer, Bemühung des Arztes.

Die vierjährige Tochter des Mühlenmeisters Anton Kark, zu Trautmannsdorf im Oestreichischen, fiel in in den ersten Tagen des Maymonaths 1805 in's Wasser, und wurde aus demselben völlig leblos herausgezogen. Alle anwesende Zeugen bestätigten, daß hier auch nicht die mindeste Lebensspur mehr übrig sey. Dessen ungeachtet wandte der dortige Wundarzt, Joseph Blodek, mit rastloser Thätigkeit und ununterbrochen alle vorgeschriebenen Hülfsmittel an, um das Kind wieder zu beleben. Es blieb aber unter diesen Bemühungen ganze vier Stunden in der nämlichen Leblosigkeit. Erst nach Verlauf dieser Zeit bemerkte man einige geringe Spuren des zurückkehrenden sichtbaren Lebens. Nach fünf Stunden konnte man die Pulsschläge deutlich wahrnehmen, und nun erst fing das gerettete Mädchen an, nach und nach zu athmen. Die gänzliche Herstellung erfolgte erst nach sieben Stunden der chirurgischen Behandlung. (National-Zeitung der Deutschen, Junius 1805.)

Kauen (s. Schmatzen).

Kensington's Kind erwacht im Sarge.

Ein siebenjähriges Kind, dessen Eltern bei Kensington in England wohnen, war heftigen Krämpfen unterworfen, die man durch kein Mittel zu heben wußte. Sie kamen zuletzt so oft und so stark wieder, daß das Kind endlich daran starb. Es wurde in einen Sarg gelegt und die Zeit der Beerdigung war anberaumt und nicht mehr fern. Einige Stunden vor dem Verschlusse des Sarges ging des Kindes Mutter noch einmal in die Stube, worin ihr Liebling lag, um ihn noch einmal zu sehen. Zu ihrem unaussprechlichen Erstaunen bemerkte ste, bey aufmerksamer Betrachtung des Kindes, eine unbedeutende Bewegung an dem Körper desselben. Noch ehe die Mutter sich von ihrem Erstaunen erholt hatte, war das Kind schon im Stande, unverkennbare Spuren des zurückgekehrten Lebens zu geben. Man säumte nicht, demselben herzstärkende Sachen zu reichen und überhaupt es zweckmäßig zu behandeln. Daher befand es sich wenige Tage nach diesem Vorfalle wieder so wohl, daß es in die Schule gehen konnte. Die Krämpfe haben sich seit dem nicht wieder gezeigt. (Hütter's Englische Miscellen. Band 9 Stk. 2. S. 114.)

Kiesewetter, eine scheintodte Wöchnerinn, wird lebendig in die Erde gemauert.

Die Geraische Volkszeitung berichtet aus Rodach unter dem 9ten März 1797 folgende beherzigenswerthe und höchstempörende Thatsache:

„Am Sonntage Invocavit dieses Jahres hatte „die Frau des Herrn Bürgermeisters Geiger in der „Kirche das Unglück, in eine darin befindliche Todtengruft „zu versinken. Der Stein, welcher dieß Gewölbe bedeckte, hatte sich schon seit einiger Zeit ein wenig gesenkt, „ohne daß man darauf besonders geachtet hätte. Jetzt „brach er, indem sie über denselben hingehen wollte, und „sie stürzte in die Tiefe hinab. Zwar hob man sie so„gleich wieder heraus, aber welch eine Schreckens-Sce„ne eröffnete sich jetzt dem Blicke der Neugierigen!"

„Vor 20 Jahren war die damalige Frau des Diakonus „Kiesewetter im Wochenbette, nebst dem Kinde, wie „man glaubte, gestorben, und erst am vierten Tage „darauf in diese neugebaute Gruft gebracht, und das „Kind besonders auf ihren Sarg gesetzt. Jetzt fand man „den Sarg des Kindes weit entfernt von dem ihrigen „liegen; von dem ihrigen war der Deckel abgeworfen; „die Knochen ihres rechten Arms lagen unter der Hirn„schale, und das ganze Gerippe auf der rechten Seite.

„Herr Superintendent Hohnbaum hat diese empören„de Scene in der Gruft abgezeichnet.“

Kite — schrieb:

„Ueber die Wiederherstellung scheinbartodter Menschen. — Aus dem Englischen übersetzt von Ch. F. Michaelis.“ (Leipzig 1790.) Eine gekrönte Preisschrift.

Klauser, der Scheintodte, giebt erst nach sieben Stunden anscheinend vergeblicher Rettungsversuche Zeichen des zurückkehrenden Lebens.

Daß die beharrliche und zweckmäßige Anwendung der Rettungsmittel zur Wiederbelebung eines Erfrornen oft einen glücklichen Erfolg habe, beweist folgender Vorfall. Leopold Klauser, Einwohner des zur Herrschaft Fischau gehörigen Dorfes Dreistetten, sank am 5ten März 1803, bei seiner Rückkehr von Wienerisch Neustadt, an einem äußerst stürmischen Abende, erstarrt in den Schnee und starb. Zwei Stunden darnach fand man den Erfrornen, brachte ihn nach Dreistetten zurück, und suchte, da der Arzt in einer großen Entfernung wohnte, beim Pfarrer des Orts, Herrn Augustin Unterriedmüller, Rath und Beistand. Dieser fing um neun Uhr Abends an, die von der Regierung vorgeschriebenen Mittel zur Wiederbelebung des Verunglückten zu versuchen. Man entdeckte indessen jetzt auch nicht die geringste Spur des Lebens, und jedermann hielt ihn für todt. Aber der würdige Pfarrer war andrer Meinung: sieben Stunden lang setzte er mit der größten Beharrlichkeit die Rettungsversuche fort, und des Morgens gegen vier Uhr äußerte der für todt gehaltene Klauser die ersten geringen Zeichen des Lebens. Der würdige Pfarrer arbeitete treulich fort; die Stimmen der Zuschauer theilten sich; es schlug sechs Uhr: und — Klauser lebte. Zwar war er noch schwach; aber sein liebreicher Retter suchte ihn drei Tage lang zu stärken, nach welcher Zeit Klauser so vollkommen wiederhergestellt wurde, daß er seine Geschäfte verrichten konnte. (National-Zeitung der Deutschen 1803.)

Klein — schrieb:

„De Matallorum irritamento ad verum explorandum mortem." (Mainz 1793.) Im Neuen Journal der Physik 1795. Band 1. Seite 36 rc. findet man diese Piece frey in's Deutsche übersetzt.

Kleine's Hannoveraner erholt sich vom mehrwöchentlichen Scheintode.

Der zu Nienburg im Hannöverischen verstorbene Landchirurgus Kleine, der im siebenjährigen schlesischen Kriege als Regiments-Chirurgus des ersten hannöverischen Leib-Cavallerie Regiments gedient hatte, versicherte, daß er einst einen Unteroffizier des genannten Regiments in der Cur gehabt habe, welchen er nicht habe retten können, und der am dritten Tage nach erfolgtem Tode habe beerdiget werden sollen. Zum Glück für den nur anscheinend Gestorbenen, bemerkte die Hospital-Wärterinn, kurz vor der zum Begräbnisse anberaumten Zeit, eine schwache Lebensspur an der vermeinten Leiche.

Kaum war dieß dem Regimentschirurgus gemeldet worden, so eilte er nach dem Hospitale, und stellte mit menschenfreundlicher Thätigkeit mehrere Versuche zur Wiederbelebung des vermeinten Todten an. Man hätte zweifeln können, ob die Wärterinn auch richtig beobachtet habe; weil das Daseyn der schlummernden Lebenskraft, nach allen diesen verschiedenen Versuchen, immer noch zweifelhaft blieb. Da indessen die Scheinleiche noch nicht in den ersten Grad der Verwesung überging, und die Beobachtung der Wärterinn dadurch mehr Glaubwürdigkeit gewann: so ward der Verstorbene noch ferner als ein Schlafender betrachtet, und als ein Ohnmächtiger behandelt.

Erst nach Verlauf mehrerer Wochen (Es ist sehr zu bedauern, daß man dem Erzähler — Herrn Kuhls in Stolzenau — die Dauer dieses Scheintodes nicht genau angeben konnte) genossen der einsichtsvolle Arzt und die gute Wärterinn, welche den Lebensüberrest in der Scheinleiche zuerst bemerkt hatte, das unbeschreibliche Vergnügen, die unzweideutigsten Spuren der bisher geschlummerten Lebenskraft an dem Scheintodten zu bemerken. Man verdoppelte nun die Bemühungen, um zur gänzlichen Genesung alles mögliche beyzutragen. Auch blieben sie nicht ohne Erfolg, obgleich ein Zeitraum von mehr als sechs Monathen erforderlich war, um den fast gänzlich gelähmten Gliedern des Kranken die nöthige Gelenksamkeit und Kraft nach und nach wieder zu geben.

Der Genesene hatte keinen Begriff aus dem langen Zeitraume seines Scheintodes. (Wagener's Neue Gespenster. Theil 1.)

Knigge's Scheintodte (s. Städterinn.)

Koporz, vom Gewitterschlage scheintodt, wird wieder lebendig.

Den 5ten August 1806 Nachmittags erhob sich über dem Horizonte der Stadt Laibach eine Gewitterwolke, aus der heftiger Regen und Hagel, mit Blitz und Donner verbunden, herabstürzte. Ein Blitzstrahl fuhr von der mitternächtlichen Seite über das Lyzealgebäude in das gegenüberstehende Haus, durch das Dach neben dem Kamine, und traf einen im zweiten Stocke am Fenster stehenden Studenten, Namens Franz Koporz. — Nachdem der Strahl den linken Fensterflügel zertrümmert hatte, ging er in den linken Arm des Unglücklichen über, nahm seine Richtung nach dem Rücken, über die rechte Lende nach dem linken Fuße, aus welchem er, mit Zerreißung des Stiefels, ohne weitere Wirkung in den Boden fuhr. Das ganze Zimmer war von einer Gasart erfüllt, die weder rein salpetrig noch schweflicht, sondern dem Geruche nach mehr hepatisch war. Der Unglückliche lag im vollkommnen Scheintode auf den Boden. Die Gesichtsfarbe war blaufarbig, die Muskeln waren krampfartig verzogen, die Augen starr, alle Gliedmaßen erschlafft, kein Pulsschlag war zu fühlen. Die Wiederbelebung und Rückkehr des Bewußtseyns erfolgte nach kurzer Zeit; das erste Lebens-Symptom war eine über den ganzen Körper verbreitete Purpurröthe, aus der sich der Streif vom Blitzstrahle deutlich herausnahm, einige tiefe Seufzer, ein klägliches Geschrey und ein kurzes und beschwerliches Athemholen. Die Verletzungen an dem Körper waren beträchtlich. Der größte Theil des Rückens, beyde Lenden, die Schamgegend und beyde Füße waren bis zur Absonderung der Oberhaut verbrannt. An dem linken Schlafe hatte er durch den Fall eine zweyzöllige Hauptwunde erlitten. - Bis 9 Uhr Abends war alles Gefühl in dem linken Fuße, aus dem der Blitzstrahl gefahren war, gänzlich verloren. Aus seinem Befinden und dem Zustande der verbrannten Stellen ließ sich mit ziemlicher Zuversicht hoffen, daß derselbe am Leben bleiben würde. (Unpartheiischer Correspondent 1806. No. 72.)

Kraft's hysterische Scheintodte.

Nach des Doctors Kraft Erzählung starb zu Augsburg ein junges hysterisches Frauenzimmer. Man setzte es in eine Todtengruft bey. Als man diese nach einiger Zeit zu öffnen, Veranlassung bekam, entdeckte man mit Entsetzen, daß jene vermeintlich Gestorbene im Scheintode beygesetzt worden und nach dem Verschlusse des Gewölbes aus demselben erwacht seyn müsse; denn sie lag nicht mehr in ihrem Sarge, sondern auf den Stuffen, die aus der Gruft hinaufführten.

Krüger, die gerettete Scheintodte zu Groß-Schwechten, bey Stendal.

Die Frau des Pastor Krüger zu Groß-Schwechten, einem Dorfe bey Stendal, kränkelte in der ersten Hälfte ihres ehelichen Lebens viel, hatte hysterische Zufälle und wenige gesunde, ganz schmerzenlose Tage.

Ihre Kräfte schwanden dahin, ohne daß sie von dem Troste der Hoffnung endlicher Genesung erquickt worden wäre. So rückte das Ende ihrer körperlichen Leiden heran — sie starb. Ihr gewöhnlicher Hausarzt aus Stendal traf zu spät ein. Als er ankam, lag sie schon im Todtengewande und sollte eben in ihre bereits fertige enge Behausung gelegt werden. Zum Glück war der Arzt nicht bloß geschickt wie viele, sondern auch gewissenhaft in Erfüllung der heiligen Pflichten gegen die Menschheit in Betreff derer, die nur den Scheintod starben. —

Nach mancherlei vergeblichen Versuchen zur Wiederbelebung der Verstorbenen, hörte der Arzt für dießmal auf, sie fortzusetzen. Der Pastor Krüger war indeß doch aufmerksam und vertrauter mit dem Gedanken an die Möglichkeit des Scheintodes geworden, verließ den Leichnam seiner geliebten Gattinn nicht, übernahm vielmehr selbst die Nachtwachen. Indem er auf das Gewissenhafteste beobachtete, und nichts von dem verabsäumte was der Arzt ihm gerathen und zur Pflicht gemacht hatte: wurden doch diese fortgesetzten Bemühungen mit keinem Erfolge gekrönt. Seine eigenen Kräfte waren vielmehr durch die Anstrengung erschöpft und er selbst sah sich auf's Krankenlager geworfen.

Der Arzt kam wieder, begab sich zunächst zur Verstorbenen, fand sie, wie er sie verlassen hatte, und ließ es sich nun nicht undeutlich merken, daß die Verstorbene nun doch wol eine wahre Beute des Todes seyn möchte. Nur die äußerste ärztliche Vorsicht und der Gedanke an bloße Möglichkeiten bestimmten ihn, noch eine Nacht in der Pfarre zu bleiben, jedoch mehr um für den erkrankten Pastor, als für die todte Pastorinn hülfreich bey der Hand zu seyn.

Durch die Unruhen dieser Tage erschöpft, bedurften die Hausgenossen des Schlafes. Alles hatte sich zur

Ruhe begeben; nur eine Wartsfrau wachte bey der Todten, in der ziemlich warmen Sommernacht. Um zwey Uhr des Morgens bemerkte sie, indem sie die Leiche aufmerksam betrachtete, an derselben eine geringe Bewegung der Lippen und der rechten Hand. Halb sinnlos vermochte sie kaum, das Bette des Pastors zu erreichen, und hinstürzend den kurzen Bericht angstvoll herauszustoßen: „Herr Pastor, ihre Frau spukt: Hand „und Lippen haben sich bewegt."

Die erschöpften Kräfte des Pastors erhielten durch diese frohe Bothschaft neue Spannkraft. Er flog gleichsam zu dem schlafenden Arzte und weckte ihn ziemlich ungestüm. Beyde eilten ungesäumt zur Scheintodten. Weder Lippen noch Hand zuckten jetzt im mindesten. Dagegen bemerkte man eine kaum sichtbare Bewegung einer der Pastorinn vor die Nase gehaltenen leichten Feder.

Hier ist Leben! rief der Arzt im frohesten Gefühle des Menschenfreundes. Er verschaffte der Erwachenden allerley zweckmäßige Lebensreize und Erquickungen. Bald eröffnete sie die Augen, seufzete einigemal und fragte mit leiser Stimme: „Ach Kinder! warum laßt Ihr mich „nicht schlafen? ich schlief so sanft."

Der Arzt, ein alter Freund vom Hause, der durch die frohe Ueberraschung gestärkte Gatte, die indeß herbeygeholten jubelnden Kinder, die theilnehmenden Hausgenossen — alles stand entzückt, mit aufgehobenen Händen um die Neugeborne. Aber das heilige Entzücken dieser Scene mit Worten auszudrücken, dazu ist unsre und jede Sprache zu arm.

Die Pastorinn Krüger lebte nach diesem Scheintode noch neun Jahre, und zwar weniger kränklich, wie vorher. Auch gebar sie ihrem Gatten, wie gesagt, noch einen Sohn, den jetzigen Burgemeister, Herrn Krüger, zu Stendal. (Von Herrn Pastor Baldenius zu Wusterhausen, einem Enkel der Wiederbelebten.)

Kuhl's Scheintodte (s. Holsteiner — Hoya).

L.

L..'s Bürgerinn erwacht von ihrem Scheintode zum neuen Sterben.

Zu L.. in S — n starb eine Bürgerinn. Ihr Mann glaubte, den Anblick des Leichnams seiner inniggeliebten Gattinn nicht ertragen zu können. Seine Freunde brachten deshalb die Todte in ein abgelegenes Zimmer. Man zündete neben dem Leichname eine Lampe an und eine alte Frau mußte bey dem Sarge wachen. Die Frau aber versah sich reichlich mit Branntwein, und trank und wachte nur so lange, als ihr nicht der Rausch die Augen zuschloß.

Gegen Mitternacht erwacht die Scheintodte. Ihre Besinnungskraft kehrt zurück. Sie sammelt ihre Kräfte, steigt aus dem Sarge, nimmt die Lampe und kehrt nach ihrer gewöhnlichen Wohnung. In dem Hofe des Hauses blies ihr wahrscheinlich der Wind das schwache Flämmchen der Lampe aus. Sie schrie unstreitig nach Hülfe, aber niemand hörte sie; alles lag in den Armen des Schlafs. Sie irrt umher und stürzt in einen offenstehenden Brunnen, mit dessen Ausbesserung man gerade beschäftiget war. Die Alte im Zimmer schläft bis an den Morgen. Beym Erwachen sieht sie nach dem Sarge, und — findet ihn leer. Sie kann nicht begreifen, wo der Leichnam geblieben ist. Nur schwach erinnert sie sich, was die Erstandene Nachts im Zimmer gethan, wie sie aufgestanden, die Lampe genommen, hinabgegangen sey, und unten geschrieen habe. Aber sie hält diese schwache Erinnerung für einen Traum. Bald zeigt indessen die Nachsuchung des Gatten, daß an diesem Traume viel Wahres sey. Man zog die unglückliche, zu kurzem Leben wiedererwachte, Hausfrau todt aus dem Brunnen hervor. An ihrem Körper zeigten sich Spuren, daß sie sich aus der Tiefe habe retten wollen. (Wiederbelebungs-Geschichten scheintodter Menschen.)

Lacour und ihr Sohn, zwey Scheintodte, gehen aus ihrer Gruft hervor.

Madame Lacour starb nach einer heftigen Krankheit. Man begrub sie in eine Kirchengruft und gab ihr thörigterweise Geschmeide und Kostbarkeiten mit in den Sarg. Ihr Kammermädchen und der Kirchner, beyde gleich lüstern nach dem Besitze dieser Kleinodien, redeten mit einander ab, sich derselben in der nächsten Nacht zu bemächtigen. Für einen Eingang in die Gruft war gesorgt. Beyde gingen, mit Licht versehen, nach dem Todtengewölbe, öffneten den Sarg, und fingen an, sich in den Besitz des Geschmeides zu setzen. Die freche Dirne leuchtete dem Kirchner mit einer brennenden Wachskerze. Von ungefähr tropfte etwas geschmolzenes Wachs der Leiche aufs Gesicht. Die scheintodte Dame erwachte davon, seufzte laut und schrie. Die Räuber erschraken entsetzlich und waren kaum im Stande, davon zu laufen. Die Erwachte aber kehrte, so gut sie konnte, nach ihrer Wohnung zurück, lebte noch eine geraume Zeit mit ihrem Gatten, und gebahr auch einen Sohn, der als katholischer Geistlicher in der Folge ein ähnliches Schicksal auszustehen hatte. Er war Mitglied des Klosters St. Jean d'Angely in Paris, und fiel eines Tages, wie vom Schlage gerührt, plötzlich nieder. Man hielt ihn für todt, legte ihn in einen Sarg, und trug ihn, nach der gewöhnlichen Zwischenzeit, in die Kirche, um ihm hier seine Ruhestätte anzuweisen und seine Ueberreste denen seiner Klosterbrüder beyzugesellen. Als man im Begriffe war, ihn in die Gruft zu senken, rissen die Stricke, und der Sarg fiel mit großem

Getöse in die Tiefe hinab. Die Bretter traten auseinander, und der Pater bekam durch diesen Zufall einen so gewaltigen Stoß, daß ihn, zum größten Erstaunen aller Anwesenden, diese heftige Erschütterung ins Leben zurückbrachte. (Wiederbelebungsgeschichten.)

Laibach's Scheintodter (s. Koporz).

Lamia, der scheintodt-verbrannte (s. Acilius).

Lebenskraft, Dauer ihrer Reizbarkeit.

Hufeland sagt in seiner Schrift: **über die Ungewißheit des Todes** — „Einer unsrer besten Naturforscher, **Fontana**, beschäftigte sich lange mit Versuchen über die Reizbarkeit und die Dauer der Lebenskraft. Er trocknete in dieser Absicht einen Haarwurm beym Feuer ganz ein, und nach einer halben Stunde wurde er doch im Wasser wieder lebendig. Ein **Rätherthier**, eine Art von Polypen, die im Wasser lebt, legte er drittehalb Jahre lang in dürre Erde, ließ es den Sommer hindurch von den heißesten Sonnenstrahlen ausbrennen, und nun goß er wieder Wasser darüber; es dauerte nur zwey Stunden, so bekam es Leben und Bewegung wieder, wovon es drittehalb Jahre lang nicht das geringste Zeichen gegeben hatte. Ein andres wurde auf einer Glasscheibe einen ganzen Sommer hindurch der Sonnenhitze ausgesetzt; es trocknete so zusammen, daß man es für nichts anders als einen Tropfen dürren Leim halten konnte. Nun tröpfelte man etwas Wasser darauf, und siehe, der Leim fing wieder an zu leben und sich zu bewegen."

Wer kann diese merkwürdigen Versuche lesen, ohne zu erstaunen, ohne von dem Gedanken erschüttert zu werden, „ein todtes, ausgetrocknetes Geschöpf kann Jahre lang den Funken des Lebens unsichtbar in sich tragen!" Aus seinem Elemente gerissen, zur Mumie gebrannt, ohne Nahrung, ja, dem Anscheine nach, ohne alle Lebensorgane, bleibt ihm diese unbegreifliche Kraft treu. Nur ein schickliches Erweckungsmittel, die bloße Berührung des ihm gewöhnlichen Elements, und die schlafende Kraft wird wieder rege, die verschrumpften Organe werden wieder frey und beweglich, und der todte Leim ist wieder lebendiges Thier.

Gegen diese wichtige Bemerkung tritt Metzger in seiner Schrift: Ueber die Kennzeichen des Todes Seite 4. mit dem satyrischen Bemerken auf: „Allerdings können diese Fontana'schen Versuche und „Erfahrungen jeden in der Naturgeschichte unkundigen „und in der Logik unerfahrnen Leser schrecken und in „ihm die Furcht erregen, ob er nicht auch drittehalb „Jahre vertrocknet da liegen könne, ohne todt zu seyn. „Der Naturhistoriker aber, welcher weiß, wie weit die „Analogie zwischen Menschen und Polypen sich erstreckt, „und der, mit gesunder Beurtheilungskraft ausgerüstete, „Leser, welcher fühlt, daß er kein Rätherthier, sondern „ein Mensch ist, wird sich über den Mißbrauch der Ana„logie wundern, den Hufeland sich erlaubt hat. — — „Es ist ein himmelweiter Unterschied zwischen dem Le„ben eines äußerst einfach organisirten Polypen und „dem, eines aus unendlich complicirten Organen zusam„mengesetzten Menschen, dem oft ein bloßer Hauch — „eine kaum bemerkbare Ursache, das Leben rauben kann, „während daß Polypen, Insecten, ja sogar Amphibien, „eine beynahe unzerstörbare Lebenskraft besitzen."

Den ruhigen Wahrheitsforscher macht indessen weder Metzger's satyrische, verunglimpfende Wortdeutung irre, noch Hufeland's bitter getadelte Analogie unruhiger, als gut und nützlich ist; denn es ist offenbar, daß Hufeland hier nicht namentlich von dem Leben des Menschen, sondern nur erst noch vom thierischen Leben überhaupt redet; und daß es diesem denkenden, mit Recht allgemein geachteten Arzte gewiß nie in den Sinn gekommen ist, andeuten zu wollen: das edelste Geschöpf der Erde — der Mensch — könne, gleich dem unvollkommensten Thiere — dem Polypen, — drittehalb Jahre im Scheintode liegen. Hufeland selbst sagt ja auch in seiner angeführten Schrift Seite 7. mit klaren, keiner Mißdeutung ausgesetzten, Worten:

„Je einfacher das Leben eines Geschöpfs ist, je weniger und je gröber seine Organe sind, und je unabhängiger von außen seine Subsistenz ist, desto vollkommener und anhaltender kann der Scheintod seyn, desto länger kann das Leben ruhen, das schon an sich nur ein halbes Leben ist, und desto leichter kann es wieder erweckt werden; weil es nur wenige und grobe Organe braucht, die der Zerstörung lange widerstehen. Dieß ist der Fall bey Polypen und Pflanzenthieren, deren Leben weder Athemholen noch Blutumlauf bedarf, und für die ein jahrelanger Tod nur ein Schlaf ist."

„Mit jeder Stufe der Schöpfung nimmt nun die Vollkommenheit des Lebens, aber zugleich auch die Vervielfältigung seiner Bedürfnisse zu. Das Bedürfniß des Blutumlaufs und einer ununterbrochnen innern Bewegung, die dadurch bewirkte schnelle Aufreibung seiner selbst, welche beständigen Ersatz von aussen fordert, und Nahrung, Verdauung, Assimilation unentbehrlich macht, bey noch vollkommnern Thieren das Bedürfniß der Luft und des Athemholens, alles das macht das Leben von Stufe zu Stufe abhängiger und einer langen Unterbrechung unfähiger. Der Mensch ist das äusserste Glied der sichtbaren Schöpfung, und in ihm finden wir das vollkommenste Leben, den größten Reichthum der Zusammensetzung, und gewissermaßen den Inbegriff aller Kräfte der lebendigen Natur. Verdauung, Assimilation, Blutumlauf, Athemholen, Absonderungen aller Art, die ganze Reihe von Bewegungen, von der einfachsten Zusammenziehung an bis zur Seelenwirkung, sind die mannichfaltigsten Mechanismen, auf deren ununterbrochnen Wirksamkeit sein Leben und seine Erhaltung beruht. Aber gerade diese künstliche Zusammensetzung, diese wunderbare Verkettung der physischen, thierischen und geistigen Natur, ists, was dem menschlichen Leben einen Theil der Festigkeit und Selbstbeständigkeit einfacherer Wesen raubt, und seine Berührungspuncte mit der umgebenden Natur sowohl als seine Abhängigkeit von derselben vervielfältigt. Nicht genug, daß seine gröbern Bestandtheile von Zeit zu Zeit ersetzt werden müssen, die geistige Kraft, mit der der Mensch am vollkommensten erfüllt ist, bedarf jeden Augenblick Nahrung und Erneuerung, und ein freyer Zutritt der Luft nebst dem ununterbrochnen Athemholen ist das beständige dringende Erforderniß um die Flamme des thierischen sowohl als geistigen Lebens zu unterhalten. Genug, der Mensch lebt keinen Augenblick von sich selbst und man kann sein Leben mit Recht eine beständige Consumtion, ein immerwährendes Nehmen, Zueignen und Wiedergeben nennen."

Lebensprüfer (s. Struve).

Lebensröhre (s. Beck).

Leichen-Behandlung bey verschiedenen Völkern.

Die Frage: was wird bey den verschiedenen Nationen des Erdbodens aus dem menschlichen Körper, sobald er anscheinend oder wirklich von seiner Seele verlassen, und entweder in der That ein Leichnam, oder nur ein Scheintodter ist, muß für die Menschheit in Hinsicht auf das Mißhandeln und Morden der Scheintodten von großem Interesse seyn, und einiges Material zur Beantwortung dieser Frage wird hier nicht unerwartet folgen:

Wir und viele Völker überschütten den Leichnam mit Erde oder begraben ihn. In Deutschland und überall, wo das Holz noch nicht sehr rar ist geschieht dieß in der engen Behausung eines Sarges, die dem Scheintodten das wahre Sterben unendlich erschweret;

in den holzärmern Gegenden, z. B. in Spanien, Portugal, beerdiget man die Leiche ohne Sarg. — Das heidnische Rom, mit vielen andern Nationen, verbrannte die Leichen, und zuweilen erwachten die Scheinleichen, während man sie bratete. — Egypten machte seine Mumien, und dörrte die Leichname im brennend heißen Sande aus. — Auf der Insel Formosa oder Tayavon setzen die Einwohner ihre Todten auf ein erhabenes Gerüste, machen Feuer darunter und dörren sie; nach dem neunten Tage wickeln sie sie in Matten, und legen sie auf ein noch höheres Gerüste. Nachdem sie drey Jahre gestanden haben, werden sie endlich begraben. — Die Einwohner von Corea begraben sie ebenfalls erst nach dem dritten Jahre. — Die Samojeden beerdigen den Leichnam, bedecken ihn aber mit einer Art von Kessel, „damit beym Nachfallen der Erde, die Seele nicht erstickt werde." — Die Indianer am Strom Oronoko lassen die Leichname ihrer Regenten faulen, und wenn das Fleisch verweset ist, zieren sie das Skelet mit Edelgesteinen, Gold und Federn, und hängen es in einer Hütte auf. — Nach Aelian's Berichte nähten die Colchier ihre Todten in rohe Ochsenhäute und hingen sie an Ketten auf. Apollonius Rhodius thut eben dieses Gebrauchs Erwähnung. — Die Bewohner von Chili zwingen ihre Todten in die Lage eines Kindes im Mutterleibe, und setzen sie so auf ein sechs Fuß hohes Gerüst. — Aehnliche Gebräuche haben die Otaheiter. — Die größte Mannigfaltigkeit beobachten die Verehrer des Dalai Lama. Die Art der Behandlung des Leichnams hängt von der Stunde des Tages ab, worin er anscheinend von seiner Seele verlassen worden ist, und von dem Urtheile der Priester. 1) Sie verbrennen die Körper ihrer Lama's, Khans, Noions und überhaupt der Personen von Range, mischen die Asche mit Weyhrauch und schicken die Mixtur nach Tibet. 2) Sie bewahren ihn in einem Sarge, den sie mit Steinen beschweren. 3) Sie tragen ihn auf die Spitzen der Berge, und geben ihn den Hunden und den Vögeln des Himmels Preis. 4) Sie traktiren ihre Hunde damit, schmeißen die Knochen in's Wasser, und geben den Kopf den Anverwandten zurück, die ihn ehrfurchtsvoll nach Hause tragen. Endlich 5) begraben sie ihn auch wie wir. (Georg Chph. Lichtenberg's vermischte Schriften. Band 4. Seite 539.)

Leichenhaus-Errichtung behufs der Scheintodten.

Frank in seiner medizinischen Polizey — Thiery in seinem la vie de l'homme und zuletzt Hufeland in der interessanten Piece: über die Ungewißheit des Todes (Seite 27.) haben, zur Rettung der Scheintodten, folgende gewiß gutgemeinte Vorschläge zur Errichtung von Leichen- oder Todten-Häusern gethan.

1) Man errichte Todtenhäuser, die am schicklichsten auf dem Kirchhofe, besonders wenn er außer der Stadt liegt, anzubringen wären. In mittlern Städten, wo selten mehr als einige Todte zugleich existiren, wäre Eines hinreichend. In größern könnte jedes Stadtviertel ein eignes haben; denn je weniger Todte zusammen liegen, desto besser für die Halbtodten und die Lebendigen. Vielleicht könnte man die schon über manchen Gräbern existirenden Gebäude sehr leicht dazu einrichten.

2) Das Todtenhaus muß zwar einen starken Luftzug haben, aber doch so eingerichtet seyn, daß es im Winter geheizt werden kann. Dadurch wird der doppelte Vortheil erreicht, einmal, daß der Frost nicht das noch übrige Leben vernichtet, und zweytens, daß durch die Wärme bey den wirklich Todten desto eher Spuren der Fäulniß und also Gewißheit des Todes erlangt wird.

3) In dieses Todtenhaus wird nun der Leichnam, nachdem er die gewöhnliche Zeit in seiner Wohnung zu-

gebracht hat und da vor Kälte, böser Luft u. dgl. möglichst geschützt worden ist, am Tage des Begräbnisses, mit oder ohne Formalitäten, in einen mit hinlänglichen Luftlöchern versehenen geräumigen Sarg gebracht, daselbst mit unbedecktem Gesichte so lange gelassen, bis sich die Zeichen der Fäulniß einstellen, und sodann erst dem für ihn bereiteten Grabe anvertraut. Man hat vorgeschlagen, den Transport gleich nach dem Tode vorzunehmen: aber dieß würde theils die Zärtlichkeit mancher Personen beleidigen, theils dem etwa noch übrigen Leben durch den schnellen Uebergang aus der natürlichen Wärme in die frische Luft, durch die Veränderung der Lage und andre Umstände schädlich werden. Vier und zwanzig Stunden lang wenigstens müßte man immer abwarten. Nur bey bösartigen Krankheiten und bey Armen, wo die Todten oft mitten unter den Lebendigen liegen, wäre das erste vorzuziehen.

4) Es müßten unterrichtete, verpflichtete Todtenwärter bestellt werden, die theils auf jede Veränderung derselben und auf jede Spur des Lebens aufmerksam wären, theils den Leichnam gegen alle Anfechtungen diebischer oder muthwilliger Menschen schützten. Um auch diese Wärter vor allem Nachtheile der Ausdünstungen zu bewahren, könnte man gleich daneben eine Wachstube anlegen, wo dieselben abwechselnd ihre Wachstunden abwarteten. Die nehmlichen Weiber, die schon jetzt mit der Bewachung der Todten in ihren Häusern ihr Brod verdienen, würden sehr leicht zu diesem Geschäfte zu haben seyn. Würden nicht auch zärtliche Freunde des Entschlafenen diese Gelegenheit nutzen, ihn noch einige Tage länger zu sehen, und nach etwa merklichen Veränderungen zu forschen?

5) Die Oberaufsicht müßte ein Arzt oder Wundarzt haben, dem von jeder sich ereignenden Veränderung sogleich Nachricht gegeben, und von dessen Entscheidung es zuletzt abhängen würde, ob der Todte schon zu begraben sey oder noch nicht.

Wenn man den einleuchtenden Nutzen und zugleich die Leichtigkeit und Einfachheit dieser Einrichtung bedenkt, so kann man kaum zweifeln, daß sie über lang oder kurz allgemein eingeführt werden, und jeder wahre Menschenfreund sich in seinem Zirkel dafür verwenden sollte. Die heiligsten Pflichten der Menschheit, unsre Selbsterhaltung, die kindliche, elterliche, eheliche Liebe fordern uns laut auf, dieses Mittel nicht zu versäumen, das einzige, wodurch wir uns und unsre Geliebten vor dem schrecklichsten Schicksale, das je ein Tyrann zur Marter erfinden konnte, sichern können, das einzige, wodurch in Zukunft die Seufzer im Grabe, die schrecklichen Ankläger unserer Sorglosigkeit zu verhüthen sind. Keiner von uns, dürfen wir dreist annehmen, ist bey der gewöhnlichen Behandlung vor diesem Schicksale sicher; die Möglichkeit schon muß uns in solchem Falle für Wahrscheinlichkeit gelten, und es versuche jeder, sich auf sein Todbette hinzudenken und diese schreckliche Aussicht dazu, sich an die Leiche seiner Gattinn, seines Kindes zu versetzen, die man ihm noch lange vor der gewissen Ueberzeugung ihres Todes entreißt, in einen engen Sarg vernagelt, und, vielleicht noch lebend, vielleicht noch hörend, in die schauerliche Nacht des Grabes versenkt! Kann man sichs ohne Grausen denken? Kann man noch einen Augenblick anstehen, den entschlummerten Gefährten unsers Lebens das einzige, was wir ihnen noch geben können, die kleine Wohlthat angedeihen zu lassen, noch einige Tage länger in der Luft zu verweilen, die sie so lange mit uns getheilt haben? Unmöglich! Es ist der letzte und gerechteste Anspruch, den sie auf unsre Fürsorge machen; es sey auch der letzte Beweis unsrer Liebe und Anhänglichkeit, mehr dieses Namens würdig als aller Leichenpomp und alles Trauerceremoniel. Aber werden sich nicht manche Schwierigkeiten der Ausführung dieses wohlthätigen Projekts widersetzen? Gewiß nicht. Die Einwendungen der medizinischen

Polizey sind in obigem gehoben; die bisherigen Gebräuche des Leichenbegängnisses werden, wie auch schon gemeldet ist, für die, die es verlangen, in nichts geändert, außer daß der Todte einige Tage später in die Gruft gesenkt wird. Aber wer soll die Anstalt machen, wer die Kosten tragen? Dazu dürfte man den Weg der Subscription vorschlagen, der schon so manches gemeinnützig Gute realisirt hat. Man eröffne sie mit Erlaubniß der Obrigkeit, und gewiß, es würde leicht seyn, die kleine Summe, die für einen mittlern Ort zum Beyspiel kaum 200 Thaler betragen würde, zur Errichtung des Todtenhauses zusammenzubringen; die Besoldung der Wächter, Heizung u. s. w. würde dann durch jährliche geringe Beyträge zu erhalten seyn.

Wenn man bedenkt, was für Summen man auf eitle Leichenbegängnisse, auf Monumente, und in katholischen Staaten auf Seelenmessen verwendet, so könnte man ja wol mit noch mehrerm Rechte für eine das Wohl der Sterbenden so nahe angehende Anstalt Beysteuer und Unterstützung erwarten. Die Gesellschaft der Unternehmer hätte natürlich das erste Recht dazu; aber auch das übrige Publikum, das mit der Zeit gewiß den Nutzen derselben einsehen würde, könnte gegen ein geringes Geld, das zum Unterhalte der Wächter diente, von diesem Hause Gebrauch machen.

Welcher Triumph für diese edlen Menschenfreunde, wenn über lang oder kurz in diesem Hause einer ihrer Mitbrüder sein Leben wiederfände, und dem schrecklichsten aller Schrecken, dem lebendigen Begräbnisse, entginge!

Leichenkammern auf dem Lande; siehe:

„Ueber leicht zu errichtende Leichenkammern auf den Dörfern." (8. Hildesheim 1791.)

Leichentuch, im Munde der Scheintodten gefunden.

Man hat mehreremale bey zufälliger Eröffnung der Särge mit Verwunderung bemerkt, daß die Todten einen Zipfel vom Leichentuche, oder vom Todtenhemde, oder vom Kopfkissen, im Munde hatten, und sich nicht mehr in der nämlichen Lage befanden, in welche sie vor dem Verschlusse des Sarges bey der Beerdigung oder Beysezzung gebracht worden waren. Diese höchst merkwürdige Erscheinung ward von dem Pöbel angestaunt und auf das Einfältigste und Abergläubigste gedeutet; aber um eine glaubwürdige, natürliche Erklärung bekümmerte sich niemand.

Dem Herausgeber selbst ist eine Dame bekannt, die das Unglück hatte, mehrere ihrer erstgebornen Kinder eins nach dem andern durch den Tod zu verlieren, noch ehe sie das dritte Jahr erlebt hatten. Bey Beerdigung des fünften dieser geliebten Kinder versicherte das Todtenweib, „sie wisse die Ursach des frühen Hinsterbens dieser Kinder, und würde sie beseitigen, so fern die tiefgebeugte Mutter ihr die Familiengruft und die darin beygesetzten vier Kinder-Särge zu eröffnen verstatten wolle; denn sicher habe Eins dieser Kinder einen Kopfkissen-Zipfel oder vielleicht das Leichentuch im Munde und sauge daran; und so lange dieß geschehe, eben so lange erlebe die Familie Einen Sterbefall nach dem andern."

So albern dieß Gewäsch auch klingt, so war doch etwas Wahres daran — dieß nämlich; daß manche Leiche, deren Sarg man nach einiger Zeit zufällig oder absichtlich eröffnete, wirklich dergleichen im Munde hatte. Auch fand dieß Gewäsch im gegenwärtigen Falle Gehör und Beyfall; denn was thut eine zärtliche Mutter nicht, um das Sterben in ihrer Familie zu hemmen? — Man eröffnete die Särge ihrer beygesetzten Kinder und — man denke sich das Erstaunen aller Anwesenden — die Todtenfrau hatte Recht. Eins dieser Kinder hatte wirklich einen Theil des zerkaueten Kopfkissens tief im Munde;

auch lag dieß Kind wirklich anders, als man es in den Sarg gelegt hatte. Selbst an der abergläubigen Deutung dieser schaudervollen Erscheinung war etwas Wahres — dieses nähmlich: daß, wenn Eines dieser beygesetzten Kinder im Zustande des Scheintodes ermordet ward, die Zahl der nach Gottes Willen verlornen Kinder wirklich um Eins vermehrt — mithin die Sterblichkeit in dieser Familie wirklich vergrößert worden war. — Es scheint unserm aufgeklärtern Zeitalter vorbehalten zu seyn, die leidende Menschheit auch in den Gräbern aufzusuchen und ihr Gerechtigkeit widerfahren zu lassen. Sicher hat jenes räthselhafte Verstopfen des Mundes keine andre Ursache, als das unglückliche Erwachen aus dem Scheintode und die grausenvollen Schrecknisse der Qualen eines solchen verzweifelnden oder sterbenden Wiedererwachten. Sollte jemand eine andre natürliche Erklärung jener sonderbaren Thatsache wissen, so will der Herausgeber, der leidenden Menschheit zu Liebe, — sehr gern Unrecht haben.

Leidenschaftliche, wie sie im Scheintode zu retten sind.

Zorn, Aergerniß, Verdruß, Schrecken, Freude, Furcht und Angst sind Leidenschaften, die oft die Lebenskraft, wo nicht gänzlich ersticken, doch so betäuben, daß man kein Zeichen von ihr wahrnehmen kann. Ist nun Jemand durch dergleichen heftige Gemüthsbewegungen so hingerissen worden, daß er plötzlich sinn- und leblos dahinstürzt und für todt angesehen wird: so muß man ihn sogleich entkleiden, von allen Bändern entledigen, und in ein Bett legen, wo man ihm eine etwas aufrechte Lage geben, und die Füße herabhängen lassen muß, damit sie sogleich in ein warmes Bad gesetzt werden können.

Man hält ihm Weinessig, oder die Essige No. 24, vor die Nase und reibt auch die Schläfe, die Handgelenke und die Gegend hinter den Ohren mit diesen Essigen. Auch die Herzgrube und der Rückgrad muß mit Essig oder Wein gerieben werden (s. Rettungsmittel No 2.). Die Fußsohlen, holen Hände und der Rückgrad werden mit steifen Bürsten gebürstet. — Man öffnet nun eine Ader am Arme (No. 6.) oder am Halse. Wäre aber Freude oder Schrecken die Ursache dieser plötzlichen Ohnmacht: so muß der Aderlaß gleich im Anfange vorgenommen werden. – Man setzt erweichende Klystiere (No. 34.) und schlägt, in warme Milch und Oel getunkte, Tücher über die Brust.

Sollte hierauf das Leben nicht nach höchstens einer Stunde wiederkehren; so muß man Luft in die Lungen blasen (No. 12.).

Manche rathen, den ersten Schrecken durch einen zweyten zu vertreiben, und den Leblosen plötzlich mit einer Menge kalten Wassers zu begießen. Eben dieß hat man auch bey Ohnmachten vom Zorn gethan. Dieser Rath kann aber, wenn er gleich zuweilen gerettet hat, doch manchmal gefährlich ausschlagen; so, daß man zuvor jedesmal die obigen sicherern Mittel versuchen sollte.

Kommt eine von Zorn leblose oder ohnmächtige Person wieder zu sich; so giebt man ihr Thee von Melissenblättern mit zehn Tropfen Hoffmannischem Liquor, und eben so viel Hirschhorngeist mit Bernsteinsalz. Hat sie noch Ekel und Ueblichkeit; so läßt man sie einigemal ein Quentchen Cremor tartari, oder besser, ein Nößel Molken, worin man zwey Loth Manna und ein Loth Glaubersalz aufgelös't hat, nach und nach nehmen.

Wenn sich das Leben bey einem von Schrecken oder von Freude Leblosen wieder zeigt; so muß man ihm viel laues Theewasser, worin man ein Quentchen Salpeter aufgelößt hat, geben, und ihn nichts als säuerliche Getränke, z. B. Wasser mit Essig oder Citronensaft, und säuerliche Speisen genießen lassen, alle hitzige, gewürzhafte Speisen und Getränke aber untersagen.

Einem von Furcht Leblosen muß man, wenn er wieder zu sich kommt, an einen ruhigen Ort bringen, und nur sehr wenige Personen von der nähesten Bekanntschaft um ihn lassen. Auch kann man ihm einige Tassen von einem Thee aus Lindenblüthen oder Melissenblättern geben, und die Füße eine Stunde lang in ein laues Bad setzen lassen. Ist die furchtsame Person wieder ruhig geworden, und bricht ihr über den ganzen Leib ein gelinder Schweiß aus; so muß man sie zum Schlafen bringen, und ihr deswegen etwas Theriak geben. Auf diese Art kann man auch den schlimmen Folgen der Furcht bey Kindern und bey Wöchnerinnen vorbeugen. (Scherf's Rettungsmittel bey Leblosen S. 144.)

Leipofychia (s. Scheintod).

Leipothymia (s. Scheintod).

Leipzig's scheintodte Kindbetterinn (s. Harnisch).

Levret's Beyspiele von zwey scheintodten ungebornen Kindern, deren Eins gemordet ward.

Dr. Brinkmann versichert nicht ohne Grund, daß verschiedene Kinder, die noch nicht geboren sind, deswegen umkommen, weil man sie für todt hält. Dieß war mit einem Kinde zu Paris der Fall, welches ein Wundarzt für todt hielt und vermittelst eines Hakens hervorzog. Mit Entsetzen bemerkte er aber jetzt, daß das Kind noch einigemal schrie, als es geboren war. Wäre nicht Herr Levret dem Wundarzte eben zu Hülfe gekommen, so hätte der Vater des Kindes ihn gewiß aus dem dritten Stockwerk zum Fenster hinaus gestürzt.

Ein sehr merkwürdiges Beyspiel von der Betrüglichkeit der Zeichen des Todes bey ungebornen Kindern erzählt der nehmliche Levret von der Herzoginn von P...

Diese Dame war schon seit einigen Jahren einem Brustübel unterworfen gewesen. Sie war seit sieben Monathen schwanger, als sie wieder einen starken Anfall jenes Uebels empfand. Die Bewegung des Kindes hatte sie schon einige Monathe vorher verspürt; so bald sie aber von diesem Brustübel überfallen wurde, spürte sie gar keine Bewegung des Kindes mehr; es floß im Gegentheile ein stinkender Eyter aus den Geburtsgliedern; die Brüste wurden welk, das Kind fiel wie ein Stein nach der Seite, wohin die Mutter sich bewegte. Man schloß daraus, daß das Kind schon seit sechs Wochen gestorben seyn müsse. Zuletzt wurde die Mutter so schlecht, daß man alle Augenblicke ihr Ende erwartete. Man holte einen Geistlichen herbey und als derselbe beschäftiget war, den Kirchengebräuchen ein Genüge zu thun, hörten auf einmal die Umstehenden das Winseln eines Kindes. Die sterbende Herzoginn hatte ein Kind geboren, welches am Leben blieb, obgleich die Mutter den dritten Tag nachher starb. — Aus den oben angeführten Umständen hätte man nothwendig schließen müssen, das Kind sey wirklich gestorben, und wäre die Herzoginn von dieser Krankheit überfallen worden, so würde man gewiß auf alle nur mögliche Weise, und selbst auf eine für das Kind tödtliche Art, sie nur zu entbinden gesucht haben, in der festen Meinung, das Kind sey schon todt.

Es können verschiedene Ursachen unter der Geburt vorkommen, die das Kind dermaßen betäuben, daß man es für völlig todt zu halten berechtigt zu seyn glaubt. Der gemeinschaftliche Umlauf des Bluts zwischen Mutter und Kind geschiehet durch die Gefäße der Nabelschnur; wenn diese nun aufgehoben wird, wie sehr öfters unter der Geburt durch die Zusammendrückung der Nabelschnur geschiehet, so muß nothwendig der Umlauf des Bluts beym Kinde, so lange es noch nicht Athem holen kann,

kann, auch aufhören. Das Kind fällt in eine syncoptische Ohnmacht, in welcher es gemeiniglich völlig stirbt, wenn man sich nicht Mühe giebt, es durch die gehörigen Mittel zu beleben. Zuweilen schnürt sich der Muttermund um den Hals des Kindes fest zu; das Kind wird also eben so erwürgt, als ein Gehenkter. Es ist aber gewiß, daß man dergleichen Kinder nicht so schlechterdings als vollkommen todt müsse liegen lassen. — Auch durch das starke Zusammendrücken des Kopfes, welches zuweilen unter der Geburt geschiehet, können allerley Arten von Betäubungen und Schlagflüssen hervorgebracht werden, die darum nicht immer gleich tödtlich, sondern nicht selten mit geringerer Mühe, als bey Erwachsenen, zu heben sind. Uebrigens giebt es noch viele andre Fälle, in welchen die Kinder unter der Geburt in einen völlig scheintodten Zustand gerathen können. (Brinkmann's Beweis der Möglichkeit, daß Einige lebendig begraben werden.)

Leyer, die vom Tode erweckende (s. Dühamel).

Liebeke, J. C. G., schrieb:

„Auszug aus den königlich-preußischen Polizey-Gesezzen in Beziehung auf Gesundheit und Leben der Menschen." (8. Magdeb. 1805.) S. 191 ꝛc. enthält das hierher Gehörige.

Lippert (s. Wien's Rettungsanstalt).

Lipsius, Just., schrieb:

„Orationes et Epistolae V." (Jena 8. 1726.) Seite 20 ꝛc. handelt vom spukhaften Poltern (der Scheintodten) in und bey den Kirchen.

London's blatternkrankes Kind erwacht vom Scheintode.

In den neuern Berichten der Londoner menschenfreundlichen Societät erzählt ein Vater von seinem Kinde, bey welchem die Blattern plötzlich einsanken, worauf es als eine völlige Leiche da lag. Der Vater wandte vier Stunden lang die Rettungsvorschriften der Societät an, besonders das warme Baden; da öffnete es endlich die Augen, Wärme und Puls kehrten wieder zurück. (Rapports of R. H. S. 1803; p. 65.)

London's hysterische Frau wird scheintodt beerdiget und lebendig wieder ausgegraben.

Ein Peruckenmacher zu London war verreist. Bey seiner Rückkehr nach Hause hörte er mit Entsetzen, daß seine ihm theure Ehefrau nicht nur verstorben, sondern seit drey Tagen auch bereits beerdiget worden sey. Er wußte, daß sie einer Art von hysterischer Schlafsucht unterworfen war, und gründete hierauf sein ernstliches Verlangen, ihm zu erlauben, seine wahrscheinlich nicht wirklich verstorbene Frau schleunigst wieder auszugraben. Man fand sie zum Erstaunen aller Anwesenden und zur Freude des Mannes völlig lebendig. Sie genas bald und brachte nachher noch mehrere Kinder zur Welt. (Brühter's Ungewißheit der Kennzeichen des Todes.)

London's Scheintodte in der Todtengruft wird durch den Räuber ihres Schmucks erweckt.

In London fiel die kranke Gattinn eines reichen Partikuliers in eine tiefe Ohnmacht, so, daß man sie allgemein für todt hielt, und alle Anstalten traf, sie zu beerdigen. Man kleidete sie überaus kostbar an, und der betrübte Gemahl steckte ihr noch zum Ueberfluß einen Ring von großem Werthe an die Hand. Das Begräbniß ging vor sich. Man brachte sie nach dem Beerdigungsorte, und übergab den Sarg dem Todtengräber. Dieser verschloß ihn in ein Gewölbe, und wartete noch mehrere Leichen ab, selbige alsdann gemeinschaftlich unter die Erde zu bringen. In England, besonders in London, ist es etwas Gewöhnliches, die Todten auszugraben und sie zu beraubeu, ja selbst die Leichname zu stehlen, um sie an Anatomiker zu verkaufen. Das Gerücht von der vorzüglich kostbar gekleideten Verstorbenen verbreitete sich bald über das ganze Viertel, in welchem ihr Mann wohnte, und kam auch bald zu den Ohren eines Leichendiebes, der auf der Stelle den Entschluß faßte, die Verblichene ihrer Kostbarkeiten zu berauben, welches ihm auch um so leichter zu seyn schien, da er wußte, daß sie sich noch in einem Gewölbe verschlossen befände, das er ohne Mühe aufzubrechen gedachte. Mit den nöthigen Werkzeugen versehen, verfügte er sich des Nachts zu dem Todtengewölbe, das ganz frey stand, und von der Wohnung des Todtengräbers etwas entfernt war. Nur einer geringen Gewalt bedurfte es, und die Thür des Gewölbes sprang auf. Eine Blendlaterne gab dem Diebe das erforderliche Licht. Er öffnete den Sarg, und alsbald fiel auch der theure Ring an dem Finger der Todten ihm in's Gesicht. Die Beute war ihm willkommen. Einen so reichen Fang zu machen, glückte ihm noch niemals. Er wollte den Ring von dem Finger der Verstorbenen ziehen, aber der Finger war angelaufen, und der Ring steckte gleichsam im Fleische. Der Dieb will keine Zeit verlieren, zieht ein scharfes Messer hervor, und fängt an, den Ringfinger abzuschneiden. Aber welch ein Schreck, als bey dem Ansetzen des Messers die vermeinte Todte erwacht, sich emporhebt, und mit lauter Stimme aufschreyt: „wo bin ich?" — Dem Diebe war das Messer entfallen, und das Entsetzen hatte auch ihn selbst zu Boden geworfen. Die Erwachte sammelt ihre Kräfte, und ruft nach Hülfe. Der Todtengräber und seine Gehülfen hören sie; man eilt herbey und rettet das Leben einer Person, die man, in der Ueberzeugung, daß sie wirklich todt sey, lebendig begraben haben würde. —

London's Erfrorner lebt wieder auf.

Bey einem scheinbar Erfrornen erwies die ganze Gestalt die äußersten Zeichen der Auflösung; seine Gesichtszüge waren zusammengezogen, und das Gesicht ganz verkleinert. Die Haut des Gesichts und ganzen Körpers, bleich, kalt und hart, kam beim Anfühlen dem Marmor näher, als dem eines menschlichen Körpers; die Halsmuskeln waren starr, die Augenlieder offen; der Augapfel sehr verkleinert, unbeweglich und in die Augenhölen eingesunken; die Hornhaut des Auges hatte nicht den mindesten Glanz. Man konnte keine Pulsation des Herzens fühlen; eine Menge Schaum hing an der Unterlippe. — Er wurde wieder zum Leben gebracht. (Abhandlungen der Londoner Gesellschaft zur Rettung der Scheintodten, Band 1.)

London's Erstickte erwachen aus dem Scheintode.

a) Die Abhandlung der Londoner Humanitäts-Societät erzählt unter Andern Folgendes: Bey einem von Kohlendampfe Erstickten, den man für einen vom Schlage Getroffenen hielt, hatte man bereits alle Mittel vergeblich angewandt und wollte ihn begraben. Das Gesicht war blau, etwas aufgeschwollen, die Augen waren halb offen, glänzend, hervorstehend; der Mund war verschlossen, die Zähne waren zusammengeklemmt, der Hals angelaufen, der Unterleib sehr aufgetrieben, weder Puls noch Athem da, und doch kehrte dieser Mensch durch das Begießen mit kaltem Wasser ins Leben. (Abhandlungen der Londoner Gesellschaft zur Rettung der Scheintodten. a. d. Engl. 1798. Band 1.)

b) Eben so wenig Leben zeigte sich bey einem durch Betten erstickten Kinde. Umgeben von einem Gedränge müßiger Zuschauer, fand ein Arzt ein schönes Kind von 8 Monaten in den Armen seiner Mutter liegen, allem Anscheine nach todt. Das Gesicht war blau und aufgetrieben, die Augen geschlossen und starr, der Mund etwas offen, keine Spur des Athemholens, kein bemerkbarer Puls in allen Schlagadern und an dem Herzen vorhanden. — Durch zweckmäßige Mittel gelang es ihm, dieses Kind herzustellen.

Louis schrieb:

„Sur la certitude des signes de la mort.“ Ist voller Irrthümer und keinesweges eine Widerlegung der Brühier'schen Behauptungen von der Ungewißheit der gewöhnlichen Todesanzeigen.

Louis's Versuche mit Ertrunkenen.

Alle Versuche, welche Louis mit vielen und verschiedenartigen Thieren anstellte, die er auf allerley Art ersäufte und dann secirte, bewiesen, daß nur das wenige Wasser, welches bey Ertrunkenen in die Luftröhre eindrang, tödtlich ist. Da nun bey den Ertrinkenden die Luftröhren-Oeffnung sehr bald krampfhaft zusammengezogen wird; und da dieser wohlthätige Krampf bey Einigen sogar schon vom bloßen Schrecken und noch ehe sie vollkommen unter das Wasser getaucht sind eintreten kann, und, laut gesammelten Erfahrungen, wirklich eintritt: so behalten Ertrinkende ganz natürlich viel länger als andre Verunglückende das Vermögen, unter glücklichen Umständen wieder in's Leben zurückgerufen zu werden.

Lübeck's Scheintodter (s. Brehmer.)

Luftstreifschüsse verursachen oft Scheintod, ohne äußerlich zu verletzen.

Wenn eine Kanonenkugel nahe an dem Haupte eines Menschen vorbeygeht, so pflegt man äußerlich keine Verletzung wahrzunehmen, und dennoch fällt ein solcher Mensch oft todt zu Boden. Der Tod entsteht hier aber mehrentheils durch die Erstickung; denn die Luft wird durch die geschwinde Bewegung der Kugel so stark erschüttert und so dünne gemacht, daß fast gar keine Luft mehr in den Lungen übrig bleibt. Diese fallen alsdann zusammen, und hören auf, sich zu bewegen. Bey dergleichen Leuten das Athemholen aufs Neue anfachen, fördern und herstellen, heißt ihnen das Leben, welches unwiederbringlich verloren bliebe, wiedergeben. Plenk, ein berühmter Wundarzt zu Wien, erklärt die Theorie der sogenannten Luftstreifschüsse sehr gut. Er bemerkt, wie eine vorbeystreichende Kanonenkugel eine Borte verbrannt habe. Dergleichen Kugeln pflegen auch die Haut so hart, wie Leder, zu sengen. Ohne einiges Berühren brechen sie die Rippen, und sind oft tödtlich. Er erklärt diese Zufälle durch den elektrischen Zustand der aufs schnellste getriebenen Kugel und beantwortet Vacher's Einwürfe, der an diese Luftstreifschüsse nicht glauben will. (Jos. Jak. Plenk's chirurgische Quartalschrift vom Jahre 1769.)

Lukas, vom Blitzschlag scheintodt, kehrt in's Leben zurück.

Peter Lukas, ein 19jähriger Jüngling, ward vom Blitzstrahle getroffen und eine Stunde nachher für todt nach Hause gebracht. Der herbeygerufene Arzt fand ihn als einen starren und überall kalten Todten. Die Finger und Zehen waren zusammengezogen, die Augen eingefallen und das Gesicht braun und blau. Dieser Todtscheinende wurde binnen 8 Tagen völlig wieder hergestellt. (Fothergil's sämmtliche Schriften. „Nachrichten der menschenfreundlichen Gesellschaft vom Jahre 1778.“ Mehrere ähnliche Geschichten stehen in Sigaud de la Font Wunder der Natur.)

M.

v. Maintenon sollte als scheintodtes Kind über Bord geworfen werden.

Franziske v. Aubigné, unter dem Namen Marquisinn v. Maintenon die geheime Gemahlinn König Ludwigs XIV. von Frankreich, ward am 27sten November 1635 im Gefängnisse zu Niort geboren. Als ihr Vater seines Arrestes entledigt war, zog er mit seiner Familie nach Amerika. Franziske war damals in ihrem dritten Jahre, und es hatte das Ansehen, daß sie den Beschwerden der Reise unterliegen werde. Sie erkrankte, athmete immer schwächer und gab zuletzt kein Zeichen des Lebens mehr von sich. Die zärtliche Mutter schloß das Kind in ihre Arme und versuchte unter Thränen und Klagen, es an ihrem Busen zu erwärmen. Umsonst, der Vater selbst nahm das Kind aus den Armen seiner jammernden Gattinn und übergab es einem Matrosen, der es in die See werfen sollte. Man war eben im Begriffe, die Kanone zu lösen, welche, nach Seefahrer Gewohnheit, das Signal giebt, so oft ein auf dem Meere Verstorbener den Wellen übergeben wird. Noch einmal schloß die Mutter das Kind in ihre Arme, um demselben den letzten Abschiedskuß aufzudrücken. Jetzt glaubte sie zu bemerken, daß das Herz des Kindes noch schlage. Es war auch wirklich also; die Kleine erholte sich wieder, und kam wohlbehalten in der neuen Welt an, wo sie bis in ihr zwölftes Jahr blieb. Ihre Eltern waren indessen gestorben, und sie kam als eine arme Waise zu einer Verwandtinn nach Paris, wo sie nachher eine so berühmte Rolle spielte. (Sam. Baur's interessante Lebensgemählde. Theil 4.)

Mainz, der scheintodte Mönch daselbst (s. Mönch).

Malo's scheintodtes Kind wird aus der Gruft unter die Lebenden zurückgeführt.

Zu St. Malo wurde ein 10jähriges Kind, das krank war und einer armen Familie zugehörte, in das Hospital gebracht, woselbst es nach heftigen Convulsionen ohne Bewegung liegen blieb. Man hielt es für todt, und wollte es den folgenden Tag begraben. Schon war es im Grabe, schon hatte man eine Schaufel Erde darauf geworfen, als der Geistliche, der das Begräbniß zu besorgen hatte, ein dumpfes Geschrei hörte, und den wahren Verlauf der Sache zu vermuthen anfing. Er steigt ins Grab, faßt das Kind bei der Hand (man muß wissen, daß in Frankreich die Armen in keinen Sarg gelegt, sondern bloß in ein Packtuch eingenäht, oft auch bloß im Hemde, begraben werden), bringt es zu sich selbst und setzt es durch seine Pflege in Stand, daß es allein nach dem Hospitale zurückkehren kann.

Marx, Hofmedicus zu Hannover, schrieb:

„Ueber die frühe Beerdigung der Todten." — Der Verfasser — ein übrigens achtungswürdiger, denkender Gelehrter — verleugnet hier gegen den Menschenfreund, Markus Herz, die Sache der Menschheit und nimmt — gegen die gesunde Vernunft — die frühe Beerdigung der Juden in Schutz.

Matrosen-Scheintod (s. England).

Mayer — schrieb:

„Von den Zeichen des wirklich erfolgten Todes, und von der, zur Verhüthung des Lebendigbegrabens, nöthigen Vorsicht bey Behandlung der Leichen." (Mit Kupf. 8. Berlin 1794.) Empfiehlt das Leichenzelt und den Leichendeckel.

Meene stirbt und predigt darnach als ein Auferstandener.

In der Mitte des achtzehnten Jahrhunderts stand der Consistorialrath Heinrich Meene, ein damals beliebter Kanzelredner, als Oberprediger an der Benediktus-Kirche zu Quedlinburg. Dieser Gelehrte, der hernach als General-Superintendent nach Ostfriesland berufen wurde, war sehr hypochondrisch und schwächlich. Nach einer Krankheit von einigen Wochen starb er; wenigstens hielt man ihn für todt, und beklagte und beweinte ihn in der ganzen Stadt.

Einer seiner vorzüglichsten Freunde im Leben, sein Arzt, fuhr auch jetzt noch fort, des Verstorbenen Familie zu besuchen, und dann jedesmal den geliebten Todten zu besehen und anzufassen. Erst nach drei Tagen glaubte er, in kaum bemerkbaren Zuckungen noch einige Lebensspur zu entdecken. Er fing also an, ihn näher zu untersuchen, und fand, was er suchte. Der Scheintodte erholte sich unter der Beyhülfe seiner zweckmäßigen Bemühungen, und nach einigen Monathen hielt er, als ein vom Tode Erstandener, in diesem neuen Leben seine Predigt, vor mehr als vier tausend Zuhörern. (Vom Hrn. Dr. Schobelt.)

Menzel's Scheinleiche (s. Siegmund).

Metallreiz (s. Creve).

Metz rettet eine Scheinleiche (s. Zahn).

Metzger, Dr. J. D., schrieb:

„Ueber die Kennzeichen des Todes, und den auf die Ungewißheit derselben begründeten Vorschlag, Leichenhäuser zu errichten." (8. Königsberg und Weimar 1792.) Beantwortet die Fragen: a) Wie lange kann der Zustand des Scheintodes dauern? — b) Ist der wirkliche Tod durch kein eigenthümliches Kennzeichen, noch vor eintretender Fäulniß, vom Scheintode zu unterscheiden? — c) Kann man nicht überhaupt zur Verhinderung des voreiligen Begrabens der Leichenhäuser entbehren? — „Leichenhäuser," heißt es hier, „sind „„ein körperliches Fegefeuer"" und nach allgemeiner Einführung einer zweckmäßigen Behandlung jedes Todten in seiner eigenen Wohnung, vollkommen entbehrlich. Oder sollte ich nicht das Recht haben, zu verlangen, daß man meinen Leichnam nicht eher aus meinem eigenen Hause entferne, bis mein wirklicher Tod bestätigt ist? — Wie? man wollte mich in einem Hause des Schreckens, wenn ich allenfalls erwachen sollte, einem Miethlinge überlassen, der, weil von Tausenden 999 nicht wieder erwacht sind, zuletzt auch den Tausendsten sorglos den Weg nach dem Grabe wandern lassen wird?" — — „Ich behaupte und verlange, Alles, was im Leichenhause geschehen soll, müsse in der Behausung des Verstorbenen geschehen. Denn es gehört mit zu den Rechten der Menschheit, daß keiner eher aus seiner Wohnung verstoßen werde, bis er durch seinen wirklichen Tod, dieses Rechts theilhaftig zu seyn, außer Stand gesetzt wird." (Siehe den Art. Hauptmoment!)

Metzger's Scheinleiche kehrt niesend ins Leben zurück.

Der Professor Metzger versichert, die zur Zeit noch lebende funfzigjährige Schwester eines seiner glaubwürdigsten Freunde sey in ihrem dreyzehnten Jahre bereits in das Todtenhemde eingekleidet gewesen. Auch habe man schon Anstalt zu ihrer Beerdigung gemacht, als zu ihrem Glücke ganz zufällig ein Feuerzeug an ihrer Seite gebraucht, sie durch den auf diese Art verursachten Schwefeldampf zum Niesen gebracht und so wieder erweckt worden wäre. (Metzger über die Kennzeichen des Todes. S. 24.)

Metzler — schrieb:

„Ueber den Einfluß der Heilkunst auf die praktische Theologie; ein Beytrag zur Pastoral-Medizin." (Ulm 1794.)

Mißbrauch des Worts Scheintod (s. Scheintod).

Mittelzustand zwischen Leben und Tod.

Der berühmte französische Arzt Thiery zeigt in seinem gründlichen, im Jahre 1787 zu Paris neu aufgelegten und verbesserten Werke über den Scheintod mit wahrhaft philosophischem Geiste, daß, außer den Fällen, wo der Körper zerschnitten oder sonst an tödtlichen Wunden gestorben ist, auf den anscheinenden Tod der wirkliche niemals unmittelbar erfolgt; daß vielmehr zwischen jenem, oder dem Ende der Agonie, und zwischen diesem, der Mensch immer in einem, nach Verschiedenheit der vorhergegangnen Krankheit länger oder kürzer dauernden, Mittelzustande (état intermédiaire) sich befindet, während dessen ein innerliches, verborgenes Leben vorhanden ist, und der selbst bey der vollkommensten Bewegungslosigkeit und der größesten Unempfindlichkeit gegen die stärksten Reizmittel, Statt hat; und daß endlich auch sogar die angehende Fäulniß noch kein zuverlässiges Zeichen des reellen Todes ist, wenn sie nicht in Verbindung mit andern Zeichen gegenwärtig ist. (La vie de l'homme respectée et défendue dans ses derniers momens; ou instruction sur les soins, qu'on doit aux morts et à ceux, qui paroissent l'être; par Thiéry. Cap. II.)

Hiermit völlig übereinstimmend sagt auch Hufeland: Die Gränzlinie zwischen Leben und Tod scheint bei weitem nicht so bestimmt und entschieden zu seyn, als man gewöhnlich glaubt und nach den gewöhnlichen Begriffen von Tod und Leben erwarten könnte. Es existirt ein Zustand, der auf keine Weise Leben, aber eben so wenig Tod genannt werden kann; ein Zustand, in welchem unsre Sinne nicht nur keine Spur von Leben entdecken können, sondern auch die Lebenskraft wirklich nicht lebt, und ohne Wirksamkeit, ohne Einfluß auf den mit ihr verbundenen Körper ist. —

Es ist bekannt, daß das sinnliche Bild des Lebens, oder auch vielleicht sein Urstoff — das Feuer — in einem freyen, aber auch in gebundenem Zustande existiren kann. Das Holz, welches wir jetzt kalt und todt in die Hand nehmen, kann durch den kleinsten Funken in Hitze und Flammen gesetzt werden. Man kann diese wieder löschen, das heißt, den Feuerstoff wieder in den vorigen Zustand von Unwirksamkeit versetzen, und die Kohle wird nun dieses unsichtbare, gebundene Feuer, die Fähigkeit wieder zu entbrennen, viele Jahre lang behalten, bis die Zeit ihre Bestandtheile auflöset. Eben so scheint es mit dem Leben zu seyn. Die Lebensflamme, das heißt, sein freyer, wirksamer Zustand, kann fehlen, und doch der Lebensstoff noch in reichem Maaße vorräthig seyn, immer bereit, wieder flammend und wirksam zu werden, wenn das Bindungsmittel gelöset oder die schlafende Kraft auf solche Art erweckt wird, daß sie selbst jenen Widerstand überwältigt und sich frey macht. Jedes Ey, jedes Saamenkorn ist Beweis hiervon. Es enthält schon die ganze Lebenskraft eines künftigen Wesens, aber noch schläft sie, noch ist sie gebunden: man gebe ihr Wärme und Feuchtigkeit, und sie wird erwachen, und uns auch sinnlich von ihrem Daseyn überzeugen.

Diese merkwürdige Eigenschaft der Lebenskraft ist so allgemein, daß wir durch die ganze lebende Natur ihre Spuren entdecken. Es scheint kein lebendiges Wesen zu existiren, was nicht in diesen Mittelzustand zwischen Leben und Tod gerathen könnte; ja, es giebt viele, die nach einer festgesetzten Ordnung zuweilen in denselben gerathen müssen. So stirbt ein großer Theil der Pflanzenwelt mit Eintritt des Winters, um im Frühlinge wieder zu erwachen. So bringen Bären, Schwalben, Razzen und andre Thiere den kältesten Theil des Jahres in diesem todähnlichen Schlafe zu, und die wiederkehrende Wärme macht die so lange gebundene Lebenskraft wieder frey. So besitzen eine Menge Wassergeschöpfe und Sumpfbewohner, deren Existenz höchst precair ist, das Vermögen, mit ihren Wohnungen zu vertrocknen, und dennoch ein verborgenes Leben Monate und Jahre lang zu behalten, bis es dem Zufalle gefällt, ihnen wieder Wasser und mit diesem auch ihre Existenz wieder zu geben. — Sie sterben, um ihr Leben in ihr Innerstes zu verschließen, um es auch ohne Nahrung, ohne Element erhalten zu können. Gewiß eine große, eine göttliche Weisheit, die den Tod zum Erhaltungsmittel des Lebens macht; eine Entdeckung, die alle Schreckbilder von Zerstörung und Vernichtung verscheuchen, und uns zunächst auf den großen, beruhigenden Gedanken führen muß: „Selbst der wahre Tod ist nur das große Erhaltungsmittel unsres Daseyns." (Hufeland über die Ungewißheit des Todes. S. 5.)

Möller, Joh. Melch., schrieb:

„Neue Untersuchung über die Hemmung der Lebenskraft beym Ertrinken, Ersticken ꝛc. aus dem Englischen übersetzt von Michaelis." (Leipzig 1796.)

Mönch, ein, zu Mainz tödtet seinen Wächter durch seine Rückkehr in's Leben.

In einem Kloster zu Mainz starb an einem Winterabende ein Mönch. Man legte ihn in das zum Aufbewahren der Leichen bestimmte Zimmer, und gesellte ihm nach dortigem Gebrauche für die Nacht zwei Studirende zu, die durch ihr Gebet der abgeschiedenen Seele den Aufenthalt im Fegefeuer möglichst verkürzen sollten. Allein die leichtsinnigen Jünglinge ließen bald ihre Rosenkränze unabgezählt, und ihre Gebetbücher ungelesen. Sie dachten auf angenehmern Zeitvertreib, erzählten einander lustige Schwänke, und feuchteten fein fleißig den trockenen Schlund an. Gegen Mitternacht entfernte sich A..., der Eine von ihnen, um die leeren Trinkgeschirre abermals anfüllen zu lassen. Sein Gefährte, der verwegene B..., hatte längst über einer Posse gebrütet, welche er dem Abwesenden spielen wollte, und brachte jetzt seinen Beschluß zur Ausführung. Entschlossen und rasch packte er den erblaßten Mönch und setzte ihn, in aufrechter Stellung, auf ein gemauertes Gefäß mit Lehnen, welches, wär' es nicht steinhart, sondern ein wenig gepolstert gewesen, vollkommen einem Großvaterstuhle geglichen haben würde. Sich selbst legte er auf den Strohsack an die Stätte der Leiche, um so die Geistesgegenwart seines Gefährten zu erproben. Der arme Spaßmacher mochte freilich nicht denken, daß er durch diese Posse sich selbst den ärgsten Streich spielen würde.

Jetzt kam A.. mit der gefüllten Weinflasche zurück. Seine Seele, die im frohen Hinblicke auf die anlockende

Flüssigkeit die höchste Unbefangenheit ausdrückte, ahndete nichts weniger, als eine ihm gespielte Teufelei. Zufällig warf er in dem halbdunkeln Wachzimmer zuerst einen flüchtigen Blick auf den Bettsack des Mönches. Aber, Gott im Himmel! wie erschrak er, als er an der vermeinten Leiche ein deutliches Zucken des Fußes zu bemerken glaubte. Zitternd an allen Gliedern schwankte er zu seinem vermeinten Gefährten im Lehnstule, von dem er glaubte, er sey über sein langes Ausbleiben eingeschlafen. — Aber „Jesus Maria!" jetzt erkannte er in demselben nicht seinen Freund, sondern den Mönch — und, was ärger als Alles war, diese wahre Mönchsleiche starrte ihn mit einem paar großen, offenen Augen an, und machte spukend, mit Händen und Füßen, Miene zum Aufstehen. — A... sank ohnmächtig zu Boden.

B..., der, wegen seiner Lage auf dem Leichensacke, zwar das Hinstürzen seines Freundes gehört und gesehen haben, aber nichts von den erschrecklichen Grimassen der spukenden Leiche gewahr geworden seyn mochte, sprang mitleidig auf, um dem erschrockenen und ohnmächtigen A... zu Hülfe zu kommen. Aber jetzt war die Reihe an ihm, die traurigen Wirkungen des heftigen Schreckens zu erfahren. Denn jetzt, wo er den Mönch von dem Lehnstuhle aufstehen und ihm entgegen schwanken sah, jetzt sank er, wie vom Schlage gerührt, in die Kniee, und ging in den Zustand der Sinnlosigkeit, und dann in den Todesschlaf über, aus welchem er nie wieder erwachte.

Dieser Unglückliche war des Mönchs Wohlthäter gewesen, indem er den Scheinleichnam auf jenen steinernen Lehnstuhl, welcher mit dem benachbarten, stark erheizten Stubenofen in Verbindung stand, geschleppt hatte. Die sanfte Wärme des letztern, vielleicht auch die mit einer wohlthätigen Erschütterung verbundene Versetzung der ohnmächtigen Möchsmasse aus der unvortheilhaften, wasserrechten Lage in eine aufrechte Stellung, hatte die schlummernden Lebenskräfte des Mönchs schnell geweckt. Mit ihnen war ihm auch das Bewußtseyn, das ihn während seines Scheintodtenschlafs nur zum Theil verlassen hatte, ganz wieder geworden. So sah er nun plötzlich seine zwei Todtenwächter im Leichenzimmer todt zu seinen Füßen. Halb nackt, wie er war, schwankte er zitternd durch sie hin, um ihnen zur mitternächtlichen Stunde die Schlafenden zu Hülfe zu rufen. Sein schleppender Gang zu den Lebendigen hin glich in allem Betrachte dem Schweben einer spukenden Leiche. Es fehlte wenig, diejenigen, welche den vom Tode Erstandenen zuerst erblickten, hätten vor Schrecken das Schicksal der ohnmächtigen Wächter gehabt. Lange währte es, bevor man sich einander verständigte. Endlich nahm man den vor Erkältung fast zum zweitenmale gestorbenen Mönch wieder unter die Lebendigen, und in ein wärmendes Bett auf. — Pflege und Wartung wurde nicht vergebens auf den Wundermönch verwandt. Auch A... erholte sich nach und nach von seiner Ohnmacht. Vergeblich aber bemühte man sich, dessen Unglücksgefährten zu retten. B..., vom Schlage gerührt, war und blieb todt. (Mercy in Wagener's Gespenstern Th. 2.)

Mort van Morum schrieb:

„Beobachtungen und Versuche über die Rettungsmittel der Ertrunkenen." (Leipzig 1796.)

Moulin's scheintodte Ertrunkene erwacht in warmer Asche.

Moulin, ein Arzt in Cluni, theilt eine merkwürdige Erfahrung von der Würksamkeit der warmen Asche bey einem ertrunkenen Mädchen mit: „Ein Mädchen von 18 Jahren war in einen Fluß gefallen und vom Strome zuerst über einen Wasserfall, und dann unter einige Häuser, bis zu einer Gerbergrube fortgerissen worden, wo es endlich mit seinem Rocke an einem Pfahle hängen blieb, welcher in das Bett des Flusses geschlagen worden war. Man wußte nicht genau, wie lange das Mädchen im Wasser gewesen war; indessen hatten seine Mutter und die Frau, bei welcher es in Diensten stand, schon länger als zwei Stunden nach demselben gesucht, als es der Gerber an jenem Pfahle fand. Nachdem es aus dem Wasser gezogen worden war, bemerkte man weder die geringste Empfindung, noch Bewegung; es war vielmehr schon ganz steif, bleyfarbig, mit offenem Munde, geschlossenen Augen, geschwollenem Gesichte und am ganzen Körper stark aufgetrieben. Herr Moulin ließ sogleich Asche warm machen und gebrauchte selbige auf die gehörige Art. (S. Rettungsmittel No. 3.) Kaum war eine halbe Stunde verflossen, so ließ sich der Puls bey der Ertrunkenen wieder spüren; bald darnach fand sich auch die Sprache wieder ein. Anfänglich bestand sie nur in einem undeutlichen Lallen; dann aber vernahm man deutlicher die Worte: „ich erfriere.“ Du Moulin gab ihr darauf eine Erfrischung, und ließ sie überhaupt beynahe acht Stunden in der immer warmgehaltenen Asche liegen. Sie verspürte hierauf weiter nichts, als eine Mattigkeit, welche sich aber auch am dritten Tage gänzlich verlor. Merkwürdig ist der Umstand, daß ihr der Urin in solcher Menge abging, daß er durch das Bett durchgedrungen und auf den Boden des Zimmers geflossen war. (In den Annonces et Affiches von Paris May 1757.)

Eine ähnliche Erfahrung machte Gummer mit einem jungen Hunde. Nachdem dieser ungefähr eine Stunde unter dem Wasser gelegen hatte, begrub er ihn unter warme Asche. Er ließ ihn unter derselben fast anderthalb Stunden liegen und nahm darauf die Asche weg, worauf der Hund nicht allein in's Leben zurückgekehrt war, sondern eben so stark schien, als wenn ihm nichts widerfahren wäre. (Dessen Streitschrift: de Caussa

Mortis

Mortis submersorum 1761. p. 30.) (Brinkmann's Möglichkeit, daß Einige lebendig begraben werden. S. 183.)

v. Müller's Scheintodter (s. Bremen).

v. Müller — schrieb:

„Wie sich Lebendigbegrabene gar leicht wieder aus Sarg und Grab helfen, und ganz bequem herausgehen können." (Prag 1790.)

Münter's Scheinleiche (s. v. B—t.).

N.

N.., eine schwangere Scheintodte, gebiert und stirbt in der Todtengruft.

Ein adelicher Gutsbesitzer, der ein Wittwer war, starb bald nach dem Tode seiner Gemahlinn. Der Gram über ihren Verlust, — sie verschied im achten Monathe ihrer Schwangerschaft, — hatte seine Kräfte aufgezehrt, und ihn in die Arme des Todes geworfen. Ehe das Begräbniß des Gutsherrn vor sich ging, verfügten sich die Kirchendiener und der Todtengräber in die Familiengruft, um da einen Platz für ihn auszusuchen und vorzubereiten. Kaum öffneten sie die Thür des Gewölbes, so stürzte auch schon der Kirchendiener vor Schreck und Entsetzen zu Boden; denn eine fürchterliche Gestalt fiel ihm in die Augen. Der Todtengräber zitterte wie Espenlaub; jedes Haar seines Kopfes sträubte sich empor; denn die verstorbene Gemahlinn des Gutsherrn, angethan mit einem weißseidenen Todtenkleide, saß an ihrem Sarge. Mit dem Rücken lehnte sie sich an die Mauer des Gewölbes, und auf ihrem Schooße lag ein Gerippe von einem neugebornen Kinde. Das lange weiße Kleid war mit Blut befleckt, und ihr Gesicht grausam entstellt. Der Kirchendiener lag ohnmächtig auf der Erde, und dem Todtengräber gebrach es an Kräften, sich von dem Steine zu entfernen, auf den er sich stützte. So sehr hatte der Schrecken auf diese Leute gewirkt. Indessen kam des Kirchendieners Hund herzugelaufen, und bellte. Der Todtengräber erholte sich, und lief, was er konnte, nach dem Schlosse, die Sache dem Sohne des verstorbenen Herrn zu melden. Das Bellen des Hundes war nicht unnütz; auch der Kirchendiener erwachte dadurch aus seiner Betäubung, und rief Leute herbey. Der Todtengräber kam ganz verstört und außer Athem auf dem Schlosse an. Stotternd und mit stammelnder Zunge brachte er kaum die Worte hervor: „Ach, die selige gnädige Frau im Gewölbe! — Gott erbarme sich ihrer!" Der Verwalter, der keine Gespenster glaubte, schalt den zitternden Mann ein Kind. „Nein, Herr, sagte dieser, leibhaftig sah ich unsre liebe gnädige Frau im Gewölbe, auf ihrem Sarge sitzt sie, schrecklich anzusehen." Noch hatte der Todtengräber nicht geendet, und schon waren mehrere Leute aus dem Dorfe da, dem Verwalter von dieser außerordentlichen Begebenheit Nachricht zu geben. Der Verwalter eilte nach der Familiengruft, und fand mit großer Betrübniß, daß es wirklich der todte Leichnam der vor einem halben Jahre während ihrer Schwangerschaft plötzlich verstorbenen Gutsbesitzerinn war. Diese Unglückliche war nicht gestorben; nur eine starke Ohnmacht gab ihr das Ansehen einer Todten. Im Gewölbe kam sie wieder zu sich, aber keine Rettung war für sie möglich. In Angst und Verzweiflung hatte sie sich das Gesicht und die Arme zerfleischt, und durch starke Bewegung ihre Niederkunft befördert. Weil der Sarg, auf den sie sich gesetzt hatte, eben in einer Ecke des Gewölbes stand, so war ihre Leiche im Tode nicht umgefallen, und sah desto fürchterlicher aus. Retten konnte man sie auf keinen Fall; denn die Kirche, worin sich dieses Gewölbe befand, war nur eine Kapelle, die ganz abgesondert lag, und des Jahres nur einmal geöffnet wurde. Sie mochte also schreyen und klopfen, wie sie wollte, so konnte sie doch kein menschliches Ohr hören und keine menschliche Hand ihr Hülfe anbieten. (Wiederauflebungs-Geschichten scheintodter Menschen.)

Neidhard's Scheinleiche (s. Siegmund).

Neuburg's scheintodter Pfarrer (s. Jassorff).

Niemann zu Ebendorf.

Um das Jahr 1776 ereignete sich zu Ebendorf bey Magdeburg, zur Zeit des jetzt verstorbenen Pastors Gebler, folgender Vorfall:

Der dortige Häusler Niemann erkrankte, gerieth plötzlich in Lebensgefahr und — starb eines Mittags. Man legte ihn, nach der gewöhnlichen Behandlung der Leichen, aus dem Bette auf Stroh, und zeigte den Todesfall dem Pfarrer fürs Todtenregister an. Dieser trug ihn ins Kirchenbuch ein, und der Kantor überläutete ihn am Morgen nach dem Todestage, nach der allgemeinen Sitte der Gegend. Indeß war der nur scheintodtverstorbene Niemann unbemerkt in's wirksame Leben zurückgekehrt und hatte die Sprache wieder erhalten. Mit Entsetzen hörten die Anwesenden jetzt plötzlich die naive Frage aufwerfen: „Da wird ja eine Leiche überläutet, wer ist denn in der Gemeinde gestorben?" — Es währte lange, bevor er den Bescheid bekam, daß er selbst der Gegenstand des Ueberläutens sey. — Der Wiedererwachte lebte nach diesem sonderbar frohen Ereignisse noch mehrere Jahre.

Niesen, das, erweckt aus dem Scheintode (s. Metzger).

Robbings wird scheintodt geborgen und gerettet.

Im August des Jahres 1798, wurde das Schiff des Englischen Capitains Robbings von Whitby in einem Sturme so sehr beschädigt, daß die ganze Mannschaft dasselbe verließ. Ein einziger Matrose war seinem Gebieter, aus besondrer Zuneigung und freundschaftlicher Ergebenheit, bis in den Tod getreu, und blieb mit demselben auf dem Schiffe, das sie noch glücklich an's Land bringen, und retten zu können hofften. Aber die See schwoll von Minute zu Minute mehr an, so, daß ihr Untergang unvermeidlich schien.

Indem beide mit starrem Auge in das offne Grab des Meeres blickten, kam ein Fischerbot zu ihnen her. Man warf ihnen ein Seil zu. Roddings wollte es fangen; aber es entschlüpfte ihm, er selbst verlor das Gleichgewicht, stürzte in's Meer, und die Wogen bedeckten ihn. Nach einigen Minuten hatte man Gelegenheit, seine Kleider mit einem Haken zu fassen, und ihn aus dem Wasser zu ziehen. Da man nicht die mindeste Spur des Lebens an ihm bemerkte, so rief einer von den Fischern mit roher Stimme: „in's Wasser mit ihm!"

Der treue Gefährte des Capitains, der indessen auch gerettet worden war, bat aber die Schiffer dringend und inständigst, noch einige Versuche zu machen, ob sein guter Befehlshaber nicht vielleicht noch in's Leben zurückzubringen seyn möchte. Alle Hülfsleistungen waren indessen vergeblich.

Noch einmal ertönte jetzt die Losung zum Begräbniß aus aller Munde; noch einmal bat der menschliche Matrose, und — er behielt die geliebte Leiche.

Am folgenden Tage bemerkte er am Körper die wiederkehrenden Spuren einiger Lebensreste. Nun verdoppelte der treue Seemann seine Bemühungen zur Wiederbelebung. Nach einigen Stunden hatte er die Freude, den zweimal zum Tode verurtheilten Scheintodten der Menschheit wiederzuzuführen. Capitain Roddings machte, völlig hergestellt, sich auf den Rückweg, und kam gesund und wohlbehalten in Hull an. (Aus einem Schreiben aus Greenwich; in Hütter's Englischen Miscellen.)

Nutzen — von dem —

„dem Nichtarzte von den Rettungsmitteln in plötzlichen Lebensgefahren Unterricht zu geben." (Prag 1792.)

O.

Oehleinreibung bey Scheintodten (s. Willis).

Opfer der Vernachlässigung des Scheintodes (s. Acilius. Armfeld. Basingstock. Brühier's Pariserinn. Brühier's Trompeter. Bünting. Espinosa. v. F... Falk. Genua. Gude. H—u's Bäuerinn. Jassorff. Italien. v. K—r. Kiesewetter. L—s Bürgerinn. N... P—g. Prevost. Sachsen. Schnorr. Servien. Spanien's Selbstmörder. Städterinn. Wesel).

Oestreich's Scheintodte wird durch glühendes Eisen ins Leben zurückgerufen.

In der Brünner Zeitung vom Jahre 1792. Nr. 88. erzählt ein Mann von seiner Frau Folgendes:

„Meine Frau, sagt er, ist eine starke Person, noch nicht 40 Jahr alt, und wurde den 4ten August mit einem Blutschlagflusse, wie ihn der Arzt nannte, befallen. Sie lag wie todt, aller Sinne beraubt, und bloß aus dem Röcheln konnte man in den ersten Tagen schließen, daß noch einiges Leben in ihr wäre. Es wurden alle mögliche Mittel angewandt, und dennoch blieb die Kranke bis den 15ten August nicht nur ohne Besserung, sondern es hörten endlich alle Lebenszeichen auf, und der Wundarzt, welcher ihr sonst die Blasenpflaster auflegte, ließ sie als eine todte Frau unverbunden liegen. Ein Arzt, standhafter, als die andern, sah ein, daß die Frau sonst nicht zu retten war, und schlug das glühende Eisen, als das letzte Mittel vor, womit er sie brennen wollte. Ich erschrak über diesen Vorschlag, er kam mir zu grausam vor, bis ich, durch Gründe bewogen, meinen Willen dazu gab. Es wurden ihr hierauf die Haare auf dem Wirbel abgeschoren, und ihr dann mit einem glühenden Eisen ein Loch bis auf die Hirnschale gebrannt. Zweymal wurde das Eisen angesetzt, und die Kranke fühlte noch nicht das geringste; aber das drittemal hatte sie Empfindung davon, griff auf den Kopf, und schrie: „Ach Herr Jesus!" Jetzt fiel sie in eine Unempfindlichkeit zurück, die eine kleine Stunde dauerte, nach welcher sie aber die Augen aufschlug, und zu lallen anfing; eine halbe Stunde darauf redete sie vernehmlich, und nahm etwas Zwieback mit Wein zu sich; von Tage zu Tage besserte sie sich, so, daß sie nach 6. Tagen schon aufstehen und mäßige Geschäfte verrichten konnte. Nach 3 Wochen war sie völlig wieder gesund, und hatte mehr Kräfte, als vor ihrer Krankheit. Auch dieses ist zu bemerken, daß sie ganze 8 Jahre vor ihrer Krankheit mit Mutterbeschwerungen beladen war, aber nunmehr einer vollkommenen Gesundheit genießt."

P.

v. P., der Herzoginn, scheintodtes Kind (s. Levret).

P.. zu Ingolstadt empfindet durch mehrere Sinne alle Schauder und Schmerzen des Scheintodes.

Der noch lebende geschickte Arzneygelehrte P... ward in seiner Jugend zu Ingolstadt, wo er diese Wissenschaft studirte, gefährlich krank, und es erfolgte bey ihm jener Uebergang in starre Sinnlosigkeit, die man für Tod zu halten pflegt. Er ward also ganz als ein Todter behandelt, entkleidet, gewaschen, auf das Bret gelegt u. s. w. Dieß muß sich nun freylich jeder Todtscheinende gefallen lassen; aber das Schrecklichste bei diesem allen war, daß er alles selbst mit ansah. Er sah, hörte, fühlte; nur war es ihm unmöglich, die geringste Bewegung hervorzubringen. Sein Körper war starr und todtenähnlich, sein Geist lebte. Er hörte die Klagen seiner Freunde und Verwandten, war sich seines Zustandes bewußt, sah die Anstalten zu seiner Beerdigung, und wie der Tischler das Maaß zum Sarge an ihm nahm. — Eine schreckliche Lage!

In der Nacht vor seinem Begräbnißtage, als er einsam auf dem Todtenbette mit der äußersten Spannung sein Bewußtseyn auf seinen Zustand heftete, und seine Seele gleichsam auf jeden Punct der Maschine mit ganzer Stärke wirkte, kam ihm die Bewegungskraft wieder. Aber seine Hände waren ihm mit Wachse und einem Rosenkranze so fest verknäuelt, daß er sie nicht brauchen konnte. Er sträubte und bäumte sich, soviel es seine geringen wiederkehrenden Kräfte zuließen, und durch diese Bewegungen warf er mit dem über ihn gedeckten Tuche die neben ihm stehende Lampe um. Dieß Getöse machte diejenigen, welche in dem unter ihm befindlichen Zimmer wachten, aufmerksam. Sie kamen, erschraken, flohen, kehrten wieder zurück, und nahmen ihn endlich, auf sein wehmüthiges und wiederholtes Betheuern, unter die Lebenden auf.

Er versicherte, daß ihm drey Dinge während seines Todtseyns besonders peinlich gewesen wären. In seiner vermeintlichen Sterbestunde sprach ihm nemlich der Geistliche so eifrig zu, daß ihm jede Sylbe wie ein Dolchstich durch die Ohren drang. Dieser sogenannte Zuspruch vermehrt überhaupt die Todesangst, und ist für die Sterbenden (wie viele, die vom Rande des Grabes zurückkamen, betheuert haben) eine unbeschreibliche Quaal.

Der zweyte, physische Schmerz, den der todtscheinende Doctor P... am lebhaftesten empfand, bestand darin, daß man ihm den Mund, den er in seiner todtenähnlichen Erstarrung offen hielt, mit Gewalt zudrücken wollte. Besonders gab sich einer seiner Schulfreunde alle Mühe, dieses zu bewerkstelligen, indem er die Eine Hand über dem Scheitel des vermeynten Todten fest anstemmte, und mit der andern das Kinn nach allen Kräften aufwärts drückte. Der Todte war darauf gefaßt, daß ihm dieser Liebesdienst die Fugen der Kinnbacken zersprengen würde, und litt unleidliche Schmerzen.

Das dritte endlich war das Besprengen mit eiskaltem Weyhwasser, wovon ihm jeder Tropfen, der ihm ins Gesicht kam, sein Inneres erschütterte. Dennoch schrieb er diesem Weyhwasser seine Rettung zu. Denn da man ihn auf seinem Todbette aus frommer Freygebigkeit sehr oft mit diesem Wasser bespritzte: so kam auch, wie er deutlich fühlte, eine gute Porzion davon durch seinen offenen Mund in den Schlund, und dieß verursachte den Reiz, der ihm die Bewegung wieder gab. (Beyerische Landbote. Eine Volksschrift. 1791. Stück 15.)

Dieser äußerst interessante und für den Arzt und Psychologen der größten Aufmerksamkeit würdige Fall, fügt Hufeland (Ueber die Ungewißheit des Todes Seite 38) hinzu, kann uns zu sehr lehrreichen Folgerungen führen: Einmal wird hierdurch abermals außer allen Zweifel gesetzt, daß man ganz todt scheinen und dennoch hören, fühlen, denken und das ganze Schreckliche der Lage empfinden kann. Es existirt ein Zustand, in welchem man das völlige Gefühl seines Lebens, und doch nicht die Kraft, auch nur die mindeste Aeußerung desselben von sich zu geben, haben kann, wo das Empfindungsvermögen fortdauert, und die ganze Bewegungskraft vernichtet ist. — O! laßt uns jede Leiche in Schutz nehmen, ihr noch die nehmliche Achtung, Aufmerksamkeit und Vorsorge erzeigen, als vor dem Augenblicke des Verscheidens; denn sie hört und fühlt vielleicht noch, und segnet im Stillen unsre Bemühungen. Nicht eher laßt uns aufhören, sie so zu behandeln, als bis Fäulniß uns unwidersprechlich beweist, daß hier jeder Funken von Leben und Empfindung verlöscht ist. — Welche Seligkeit wäre es für den armen P... gewesen, wenn auch nur Einer der Umstehenden den Gedanken geäußert hätte, er ist vielleicht nicht todt!

Besonders aber sieht man daraus, daß das Gehör wahrscheinlich derjenige Sinn ist, der am spätesten abstirbt, und durch den man also noch am längsten Empfindungen erhalten kann. Man hat schon mehrere Beyspiele, die dieß beweisen. Und ich bin überzeugt, daß die Gewohnheit der Römer, bey ihren Todten zu wiederhohltenmalen mit Trompeten und andern stark klingenden Instrumenten, auch durch Geschrey, ein lärmendes Geräusch zu machen, so wie die bey vielen wilden Völkern übliche Sitte, dem eben Verschiedenen einige Zeit lang von allen Seiten in die Ohren zu schreyen, nichts anders zum Grunde hatte, als die Erfahrung, daß durch solches Geschrey und Lärmen einst einer oder der andre wieder erwacht sey. — Ich halte es daher für Pflicht, auch diesen Weg bey Leichen, deren Tod noch nicht entschieden ist, nicht zu vernachlässigen: weil es möglich ist, daß noch dann, wenn kein äußerer Reiz eine Lebensbewegung erregen kann, ein hörbarer Eindruck durch das Ohr auf die Nerven wirkt, und entweder irgend eine kleine Veränderung, einen Zug im Gesichte u. dgl., der uns das verborgene Leben verräth, hervorbringt, oder wirklich der erste Anstoß wird, wodurch die Lebensorgane wieder in Thätigkeit gesetzt werden. Ich würde in dieser Absicht von Zeit zu Zeit mit einem stark schmetternden Instrumente, z. B. einer Trompete, ins Ohr blasen, auch wol den Knall einer Pistole versuchen; besonders aber den Nahmen der Person ihr recht stark ins Ohr schreyen; denn man weiß, daß Schlafwandler und andre betäubte Menschen, die sonst nichts hören, sogleich erwachen, wenn man sie bey ihrem Namen ruft.

Ferner zeigt uns diese Geschichte, was für einen außerordentlichen Eindruck das Besprengen mit kaltem Wasser auf einen Todtscheinenden machen kann, und wie dadurch in diesem Falle das Lebensgefühl im Innern wirklich unterhalten, und endlich wieder der erste Reiz zur Lebenswirkung gegeben wurde. Es würde daher sehr nützlich seyn, wenn man bey solchen Personen verschiedene Arten von Touche (Sprützbad) anbrächte besonders auf die Gegend des Herzens und des Kopfwirbels. (Man weiß, was für eine gewaltige Erschütterung die Touche auf einen eben abgeschornen Fleck durchs ganze Nervensystem macht.) Ich glaube, daß durch diese von Zeit zu Zeit wiederhohlte Erschütterung das verborgene Leben immer eine feine Nahrung bekommen, der innere Sinn und die Reizbarkeit der Fasern immer in einer gewissen Wirksamkeit und Spannung erhalten, und am gänzlichen Einschlummern gehindert werden würden, welches eine nothwendige Folge der gänzlichen Abwesenheit alles Reizes seyn muß. Dadurch wird der noch übrige Vorrath von Lebenskraft erhalten, welches gewiß eben so nöthig und in gewissen Fällen noch nützlicher ist, als dieselbe eine Zeitlang mit überhäuften gewaltsamen Erweckungsmitteln zu bestürmen, und dann wieder mehrere Stunden lang ganz ruhen zu lassen, — so wie ein Funke unter der Asche durch ein fortgesetztes gelindes Anblasen weit eher zur Flamme angefacht werden wird, als durch einen plötzlichen, zu starken Luftstoß, der ihn eher auszulöschen als zu erwecken vermag.

Zuletzt wollen wir die Warnung daraus ziehen, doch ja nicht zu früh Gewaltsamkeiten an den Verstorbenen auszuüben, weil man ihnen dadurch noch in den ersten Stunden die empfindlichsten Schmerzen verursachen kann. Dahin gehört besonders das gewaltsame Hinaufdrücken des Unterkiefers, das dem guten P... so peinlich war, und das noch überdieß den Nachtheil hat, daß das so wohlthätige Eindringen frischer Luft in die Lungen dadurch verhindert, und folglich ein großes Hülfsmittel zur Wiederbelebung entzogen wird.

P. . g's Todtengruft mit Spuren eines ermordeten Scheintodten.

Auf landesherrlichen Befehl hatte man zu P. . g alle in den Kirchen noch vorhandenen Todtengrüfte ausräumen, und für immer verschliessen müssen. Als man mit dieser Arbeit in einer der dasigen Kirchen beschäftiget war, machte man folgende Entdeckung:

Unter mehrern, in dem unterirdischen Gewölbe beygesetzten, Särgen fand sich einer, dessen Deckel abgeworfen war. Nothwendig mußte dieses den Arbeitern auffallen. Schüchtern treten sie zu dem Sarge — und finden ihn leer. Das Leichentuch, worin der Todte eingehüllt war, lag auseinandergeschlagen über dem Sarge. Rosenkranz und Crucifix fand man auf demselben. Die Vorgesetzten der Kirche werden gerufen. An dem Sarge erkennt man, wer darin lag, und kann nicht begreifen, was mit dem Leichname geschehen sey. Lichter werden herbeygehohlt. Man sucht mit Genauigkeit nach. Im Hintergrunde der Gruft stoßen die Suchenden an ein Gerippe. Man beleuchtet es, und erkennt, an einigen noch daran befindlichen Kennzeichen, den Leichnam, der dem Sarge fehlt. Noch war hie und da ausgetrocknetes Fleisch an dem Gerippe, und deutliche Spuren zeigten sich, wie der Lebendigbegrabene mit den Zähnen daran genagt, und, erwacht aus dem Scheintode, hülflos den scheußlichsten Tod gestorben war.

Pappenheim, Sal. Seligm., schrieb:

„An die Barmherzigen zu E. oder über die frühscheinende Beerdigung der Juden." (Breslau 1794.) Trugschlüsse gegen Erfahrungen aus der Physik und Arzneykunde, welche einem mörderischen Religions-Gebrauche der Juden das Wort reden sollen. Der Verfasser muß daher entweder der Söldner einer bösen Sache, oder ein gefährlicher Fanatiker seyn.

Parée's Bediente, durch Kohlendampf scheintodt, werden ins Leben zurückgebracht.

Parée erzählt folgende Geschichte; „Zwey Bedienten waren vom Dampfe der Kohlen betäubt worden, die sie in einer großen Kohlenpfanne unter ihrem Tische stehen hatten. Man hielt sie für todt. Ihr Gesicht sah bleyfarbig aus; ihr Leib war kalt, ohne Empfindung und Bewegung; und es war überall kein Pulsschlag zu fühlen. Indessen hatten sie die Zähne krampfhaft fest zusammengebissen, zum sichern Zeichen des Scheintodes; weil im wahren Tode kein Krampf mehr statt findet. Der Chirurgus behandelte die Körper vorschriftsmäßig, und sie fingen an, sich zu bewegen, und vielen zähen Schleim durch Nase und Mund von sich zu geben. Ihre Brust hob an zu röcheln. Man gab ihnen Brechmittel und viel Essigmeth ein, wobey man in der Gegend des Magenmundes in den Rücken stieß, um das Erbrechen zu befördern. Sie brachen vielen gelben Schleim mit schäumendem Blute aus. Man blies ihnen mit einem Gänsekiele etwas zum Niesen in die Nase, worauf sie vielen Schleim ausnieseten, welcher vermehrt wurde, als man ihnen mit einem Federbüschel einige Tropfen destillirtes Krausemünzöl in die Kehle und an den Schlund rieb. Man ließ ihnen Arme, Schenkel, Beine und den Rückgrad reiben, und scharfe Klystire setzen, welche stark wirkten. Jetzt fingen sie an, zu reden und sich zu erholen, worauf man sie mit erquickenden Arzneyen völlig wieder herstellte."

Parée's scheintodte Spanierinn erwacht unter dem Messer des Zergliederers.

Parée (Lib. III. Cap. 46.) führt Beispiele an, wo hysterische Frauenzimmer ganze Wochen im Scheintodten-Zustande geblieben sind. Mehrere solcher Geschichten kann man beym Salmuth (Cent. 2. Histor. 86. et 87.) nachlesen. Parée und besonders River gaben daher den Rath, daß man überhaupt hysterische Frauen durchaus nicht eher begraben müsse, bis sich Zeichen der allgemeinen Fäulniß gezeigt hätten. Die Nothwendigkeit hievon erfuhr ein Arzt in Spanien zu seinem größten Schrecken. Er sollte eine adeliche Dame, die an Mutterbeschwerden gestorben zu seyn schien, öffnen. Er that dieses, als der dritte Tag nach ihrem vermeinten Tode schon verflossen war; allein, als er den zweyten Schnitt that, kam die Unglückliche plötzlich wieder zu sich und gab durch ihr Winseln und das Krümmen ihrer Glieder die redendsten Zeichen des Lebens. (Paraeus Lib. 25. Cap. 46. und Brinkmanns Beweis ꝛc. Seite 149.)

P a r i s e r i n n — d i e g e h e n k t e s c h e i n t o d t e — w i r d e r r e t t e t.

In der Mitte des achtzehnten Jahrhunderts hatte ein junges Land-Mädchen von angenehmer Bildung sich in den Dienst eines angesehenen Mannes zu P a r i s gegeben. Zum Unglück für diese Schöne hatte ihr Brodherr alle die Unarten an sich, welche in großen Städten die gewöhnliche Folge des Sittenverderbens sind. Die Reize ihrer Unschuld und Jugendblüthe machten bald Eindruck auf ihn, und er wandte alles an, um sie zu verführen. Allein das Mädchen war tugendhaft und widerstand seinen niedrigen Zumuthungen entschlossen. Unglücklicher Weise erregte gerade dieser Widerstand die schändliche Leidenschaft des Wollüstlings immer mehr, und da es ihm auf keine Art gelingen wollte, ihre Unschuld zu einem Opfer seiner Lüste zu machen, so erfand der Bösewicht die schrecklichste und abscheulichste Rache. Er brachte heimlich in die Lade, worinn das brave Mädchen ihre Kleidungsstücke verschlossen hielt, verschiedene Sachen von Werth, die ihm angehörten und mit seinem Namen bezeichnet waren, klagte hierauf, man habe ihn bestohlen, ließ eine Gerichtsperson rufen, und machte bey der Obrigkeit die gewöhnliche Anzeige von dem angeblichen Diebstahle. Jeder Domestik wurde untersucht, also auch das arme Mädchen. In ihrer Lade fand man die Sachen, welche gestohlen seyn sollten.

Man zog das Mädchen gefänglich ein, das keinen andern Vertheidiger hatte als ihre Thränen, und im Verhöre nichts anders antworten konnte, als sie wüßte nicht, wie die bey ihr gefundenen Kostbarkeiten in die Lade gekommen wären. Sie betheuerte ihre Unschuld, sie bat, sie beschwor die Richter. Allein man müßte die damalige Strenge und Eilfertigkeit der peinlichen Rechtspflege in Frankreich nicht kennen, wenn man glauben wollte, die Richter würden auf die Vermuthung gekommen seyn, daß der Ankläger dieses armen Geschöpfes ein Bube seyn könne. Kurz, sie ließen dem Rechte nach aller Strenge den Lauf wider die Beklagte, und, ohne auf die wiederholte Betheuerung ihrer Unschuld zu achten, verurtheilten sie das unglückliche Mädchen zum Strange.

Es war der Sohn des Scharfrichters, der an ihr sein Probestück machen sollte, und sie sehr schlecht henkte. Ein Wundarzt erhielt ihren Leichnam zur anatomischen Operation. Als er noch an demselben Abend sein Incisionsmesser an ihre Brust setzen wollte, fühlte er einen Rest von natürlicher Wärme, und ein ganz schwaches Herzklopfen an ihr. Das Messer fiel ihm vor Schreck aus der Hand, und er trug den Körper, den er eben anfangen wollte zu zergliedern, in sein Bett. Seine Bemühungen, sie ins Leben zurückzurufen, waren nicht vergeblich. Er ließ zu gleicher Zeit einen katholischen Geistlichen rufen, dessen Verschwiegenheit und Klugheit ihm bekannt waren, theils um ihn bey diesem außerordentlichen Vorfalle zu Rathe zu ziehen, theils um einen Zeugen seines Benehmens zur Hand zu haben.

In dem Augenblicke, da das unglückliche Mädchen die Augen aufschlug, glaubte sie sich in der andern Welt, und da sie die Gestalt eines Priesters vor sich stehen sah, der viel äußeres Ansehen, und eine ausdrucksvolle Physiognomie hatte, so faltete sie zitternd die Hände und rief aus: „Ewiger Vater! du kennst meine Unschuld, erbarme dich meiner!" Sie hörte auch nicht auf, den Geistlichen anzuflehen, weil sie dafür hielt, Gott selbst zu sehen. Es dauerte eine geraume Zeit, ehe man sie überzeugen konnte, sie sey nicht todt, so sehr hatte die Vorstellung von ihrer Hinrichtung und vom Tode ihre ganze Seele eingenommen. Man kann sich nichts Rührenderes, nichts Ausdrucksvolleres denken, als das Geschrey dieser schuldlosen Seele, das sich zu dem erhob, den sie für ihren höchsten Richter hielt; und wenn man auch den mächtigen Zauber abrechnen wollte, der in ihren persönlichen Reizen lag, so blieb dieser Auftritt immer einzig in seiner Art, immer gemacht, einen empfindsamen Mann, und einen aufmerksamen Beobachter zu interessiren. (Wiederauflebungs-Geschichten scheintodter Menschen. Seite 70.)

Pariserinn, eine, erwacht im Todtengewölbe durch einen Schnitt in ihren Finger.

Zu Paris wurde eine Dame in die Jakobinerkirche begraben, der man einen kostbaren Diamant am Finger gelassen hatte. Ein Bedienter ließ sich heimlich in der Kirche einschließen, und stieg in der Nacht in die Gruft, wo man die Dame beygesetzt hatte. Er eröffnete den Sarg, um den Ring abzuziehen; aber der Finger war so geschwollen, daß ihm dieß unmöglich ward. Er sah sich genöthiget, den Finger abzuschneiden. Sobald er dieß zu thun anfing, schrie die im Sarge liegende scheintodte Dame hoch auf. Der Bediente erschrak heftig und fiel, ohne ein Zeichen von sich zu geben, todt zu Boden. Indeß fühlte die Dame den Schmerz am Finger. Zum Glück begann bald das Frühchor, und einige Mönche, die in die Kirche kamen, hörten das Winseln in der Gruft, fanden die Dame lebend, und den Bedienten todt.

(Hygea; eine heilkundige Zeitschrift, dem weiblichen Geschlechte von Stande gewidmet. Eisenach 1793, St. 2. S. 22. — Dresdens gelehrte Anzeigen Nr. 52. 1804.)

Pechlin — schrieb:

„Differt. de vita sub aqua.“

Pechlin's Ertrunkener ist 42 Tage scheintodt.

Es ist bewundernswürdig, wie lange Einige von denen, welche im Wasser ertrinken, das Vermögen behalten, wieder aufzuleben. Pechlin führt ein Beyspiel von einem jungen Menschen an, der zweyundvierzig Tage unter dem Wasser gelegen hatte, nun gefunden, herausgezogen, gehörig behandelt, und glücklich in's Leben zurückgerufen ward. — Allein dergleichen Thatsachen werden denen nicht unglaublich vorkommen, welche es wissen, daß Ertrunkene nicht sowohl an der Menge Wassers überhaupt, welche sie verschlucken, sterben, als vielmehr an demjenigen Wasser, welches bey dem letzten Athemholen, anstatt der Luft, in die Lungen gezogen wird. (Siehe Pechlin's Diss. de vita sub aqua; auch den Artikel: Louis's Versuche.)

Peruckenmacher (s. London).

Peßler, B. G., schrieb:

„Leicht anwendbarer Beystand der Mechanik um Scheintodte beym Erwachen im Grabe auf die wohlfeilste Art wieder daraus zu erretten. Ein gutgemeinter Einfall und Vorschlag, besonders in Rücksicht auf die hierin noch nicht genug berathenen Landleute. Mit einem Kupfer.“ (8. Braunschweig 1798.) Herr Pastor P..., der seine Wecker-Thurmuhr vorzüglich den Dörfern empfiehlt, wo man keine kostspieligere Anstalten zu Gunsten der Scheinleichen treffen kann, rechnet zu dem Apparate derselben: 1) eine etwas warme Umhüllung der Scheintodten im Sarge; 2) einen im Thurme an der Glocke anzubringenden Wecker, der mit einem Abzuge, den eine sehr geringe Kraft zu lösen vermag, versehn seyn müßte; 3) eine von diesem Abzuge bis zur Grabstelle hingeleitete Drahtkette; 4) ein kleines, mit Brettern verschlagenes, tragbares Todtenhäuschen, das jedesmal über die letzte Leiche im neuen, noch nicht wieder mit Erde verschütteten, Grabe gestellt würde; 5) eine zwei Quadrat-Zoll weite hölzerne Röhre, so lang, daß sie oben aus dem Häuschen etwas hervorragte, wenn sie unten auf dem Deckel des Sarges ruhet; 6) ein Sarg-Deckel mit zwey Oeffnungen, die größere gerade über dem Gesichte des Erblichenen, für jene hölzerne Röhre; und die kleinere in der Gegend, wo die Hände des Todten im Sarge zu liegen kommen, nur so groß, daß ein mäßig starker Draht, der jeder Leiche, beym Hineinlegen in den Sarg, in beyde Hände zu geben ist, und oben über dem Deckel etwas hervorragt, leicht hindurchgeht.

Ist nun der Sarg auf die gewöhnliche Art in das Grab gesenkt, so lasse man die Seile für's Erste unter dem Sarge noch liegen, knüpfe an das, aus dem Sarge hervorragende, Drahtende einen längern Draht, der oben aus der Dachspitze des Häuschens hervorragt, setze die hölzerne Röhre auf die, für sie bestimmte, Oeffnung des Sargdeckels, bedecke den Sarg selbst mit trocknem, grünem Moose, stelle, ohne den Sarg in den ersten acht bis zehn Tagen mit Erde zu beschütten, das Häuschen dergestalt darüber, daß jene Röhre aus einem für sie in dem Giebel des Häuschens gemachten Ausschnitte über demselben etwas hervorragt, und verbinde den, durch das Dach des Häuschens geleiteten, Draht mit der vom Wecker herabhängenden Drahtkette, so passend und kurz, als möglich.

So wird der Scheintodte, beym Erwachen im Sarge, mittelst des in seinen Händen befindlichen Drahtes, zu seiner Rettung leicht das Sturmläuten verursachen können. Ohne der Gefahr des Erstickens ausgesetzt zu seyn, bliebe so die Scheinleiche unter der warmen Bedeckung des Sarges und dem darüber gesetzten Häuschen auch im Winter gegen die Kälte und das Erfrieren, wie in einem warmen Keller, hinlänglich gesichert.

Die Kosten dieses Weckers und Todtenhäuschens werden auf 13½ Rthlr. berechnet. — Ungeachtet diese Idee schon im Jahre 1798 öffentlich bekannt ward, hat man doch noch nicht erfahren, daß sie irgendwo realisirt, geschweige durch die Erfahrung bewährt gefunden worden wäre. Vielmehr ist zu besorgen, daß der Ausführung zwar nicht die geringen Kosten, aber die unberücksichtigten Umstände entgegen seyn werden. Nur Ein oder ein Paarmal darf ein starker Windstoß, oder eine gegen die Kette stoßende Nachteule, oder gar eine muthwillige Hand, den Wecker abdrücken, und das Dorf vielleicht um Mitternacht, vielleicht bey übler Witterung, spukhaft und fruchtlos beunruhigen: so wird die ganze wohlthätige Absicht verfehlt, die Sache selbst gewinnt den Anstrich des Lächerlichen und die christliche Gemeinde will sich nicht ferner — wie sie es nennen wird — zum besten haben lassen.

Pest-, Pocken- und Fieberkranke, wie sie im Scheintode zu retten sind.

In der Pest, in den Pocken, in hitzigen, faulenden und bösartigen Fiebern, entstehen zuweilen tiefe Ohnmachten und eine Leblosigkeit, die man oft für den wirklichen Tod angesehen hat. Man sollte aber dergleichen Personen, die ohne die den wirklichen Tod begleitenden Zufälle unvermuthet und plötzlich als todt dahingesunken sind, nicht sogleich für todt erklären und begraben; sondern erst versuchen, ob man sie vielleicht ins Leben zurückrufen könne. — Man bringe sie in eine freye, frische und mit balsamischen Dämpfen, vorzüglich Essigdampf, angefüllte Luft, und reibe ihren ganzen Körper fleißig mit warmen Tüchern, die mit warmem Wein, oder Rauten = Kamphereßig (s. Rettungsmittel No. 24), oder mit flüchtigen Geistern (No. 25.) getränkt sind, und bürste die Fußsohlen, die Hände, die inwendige Seite des Schenkels und den ganzen Rückgrad hinab, mit steifen Bürsten (No. 1.) — Man muß ferner die Nerven der Nase reizen, und ein Niesen zu erwecken suchen (No. 14), ihnen Klystire von Wein und kaltem Wasser setzen, Erwärmungen (No 5.) anwenden, und, sofern diese Hülfsmittel länger als eine Stunde vergeblich versucht wurden, am Ende noch die Ermunterungsmittel No. 15 versuchen.

Wenn sich solche Personen wieder erholen, so muß man ihnen etwas alten Rheinwein, oder, wenn die Lebensgeister zu sehr unterdrückt sind, Ungarischen Wein, oder einige Tropfen von Hofmanns Liquor in Melissen= oder Zimmetthee geben; oder ein paar Theelöffel voll Branntwein in einer Tasse kalten Wassers reichen; sie oft an Weineßig riechen lassen, mit warmem Wein ihr Gesicht, ihre Hände und Füße waschen, und auch die Stärkungen No. 19. anwenden, bis der Arzt den Umständen der Krankheit angemessene Mitteln verordnet. (Scherf's Rettungsmittel bey Leblosen Seite 147.)

Pineau — schrieb:

„Abhandlung über die Gefahr voreiliger Beerdigungen.“ (1776.)

Pitaval's scheintodte Pariserinn wird vom ersten Gatten beerdiget, und heirathet den, der sie ausgegraben und vom Tode errettet hatte.

Von zwey Kaufleuten aus der Straße Saint Honoré zu Paris, welche eine sehr genaue Freundschaft untereinander errichtet hatten, gleich reich waren, und einerley Handel trieben, hatte der Eine einen Sohn und der Andre eine Tochter, die beyde fast von gleichem Alter waren. Diese zusammen auferzogenen Kinder errichteten die zärtlichste Freundschaft, welche mit der Zeit in eine noch lebhaftere Leidenschaft mit dem Beyfalle der Eltern überging. Man war schon im Begriff, beyde auf immer mit einander zu verbinden, als ein reicher Finanzpächter eine Neigung gegen das junge Frauenzimmer bekam, und es zur Frau begehrte. Der Anschein von einem glänzenden Glücke verführte die Eltern des Mädchens, alles Widerstrebens ungeachtet, ihr Kind zu nöthigen, den Finanzpächter zu heyrathen. Nach ihrer Verheyrathung glaubte sie, ihren ehemaligen Liebhaber, ob sie ihn gleich noch immerfort liebte, entfernen zu müssen. Die Traurigkeit, worin sie dieser Entschluß stürzte, zog ihr nach einiger Zeit eine Krankheit zu, worinn sie ihr Bewußtseyn so weit verlor, daß man sie für todt hielt und begrub.

Der Liebhaber, welcher von diesem traurigen Schicksale seiner ehemaligen Geliebten Nachricht bekam, und sich erinnerte, daß sie schon ehedem einmal einen heftigen Anfall von Schlafsucht gehabt hatte, schmeichelte sich, daß sie vielleicht auch jetzt nur scheintodt seyn möchte. Dieser Gedanke milderte seinen Schmerz und erregte Hoffnungen in ihm, die nur die Liebe einflößet. Er bestach den Todtengräber, grub sie mit dessen Beystande des Nachts aus und trug sie nach Hause. Er wandte daselbst alle möglichen Mittel an, sie wieder ins Leben zurückzubringen, und hatte die Freude, zu sehen, daß seine Bemühung nicht vergeblich war.

Man kann sich vorstellen, wie groß das Erstaunen der Wiederaufgelebten war, da sie sich in einem fremden Hause, und in den Armen ihres ehemaligen Liebhabers erblickte, welcher ihr alles, was sich mit ihr zugetragen hatte, erzählte. Sie erfuhr, wie viel sie ihrem Befreyer schuldig war, und die Liebe, welche ihre Pflicht gegen ihren Ehemann überstimmte, gab ihr den Gedanken ein, sich nach ihrer völligen Genesung nach England zu flüchten, wo sie mehrere Jahre hindurch in der glücklichsten Verbindung mit einander lebten.

Nach Verlauf von zehn Jahren bekamen beyde ein Verlangen, wieder nach Frankreich zurückzukehren. Sie langten auch glücklich zu Paris an, und brauchten, in der gewissen Meynung, daß man nie den gehabten Vorfall vermuthen würde, gar keine Vorsicht, sich zu verbergen. Zufälligerweise begegnete der Finanzpächter auf einem öffentlichen Spatziergange seiner ehemaligen Frau. Dieser Anblick machte einen so lebhaften Eindruck auf ihn, daß die gewisse Ueberzeugung von ihrem Tode denselben auszulöschen nicht vermögend war. Er suchte, sich mit ihr in ein Gespräch einzulassen, und verließ sie, ungeachtet sie ihre Sprache veränderte, um ihn irre zu machen, in der festen Ueberzeugung, daß er sich nicht geirrt habe.

Das Wunderbare dieses Zufalles gab dieser vom Tode Erstandenen in seinen Augen vielleicht einen größern Werth, als sie bey seiner Verheyrathung mit ihr gehabt hatte. Aller Vorsicht ungeachtet, womit die beyden Liebenden sich nun zu verbergen suchten, entdeckte der erste Ehemann doch endlich ihre Wohnung, und forderte seine ehemalige Frau nun gerichtlich zurück.

Vergebens suchte der Liebhaber die Ansprüche gültig zu machen, welche ihm seine Bemühungen, das Frauenzimmer wieder zum Leben zu bringen, auf dasselbe verschaft hatten. Vergebens stellte er vor, daß sie ohne ihn gestorben seyn würde, daß sein Gegner durch ihre Beerdigung sich alles Rechts auf ihre Person begeben habe; daß man ihn sogar eines Mordes beschuldigen könnte, weil er sich um die Gewißheit ihres Todes nicht gehörig bekümmert hätte; vergebens führte er noch mehrere andre und sinnreichere Gründe an, welche ihm die Liebe eingab. Er merkte dennoch, daß der richterliche Ausspruch nicht günstig für ihn ausfallen würde, und hielt es daher nicht der Klugheit gemäß, einen entscheidenden Urtheilsspruch in dieser Sache abzuwarten, sondern begab sich mit seiner Geliebten außer Landes, wo sie den übrigen Theil ihres Lebens ruhig zubrachten. (Pitaval's berühmte Rechtshändel. Band 8.)

Plato erzählt:

„Polit: Lib. X.“ daß ein Armenier, Namens Eris, das Unglück gehabt habe, auf dem Scheiterhaufen, wo man seinen vermeinten Leichnam verbrennen wollte, aus dem Scheintode wieder zu erwachen, aber zu spät, um noch gerettet werden zu können.

Plenk's Theorie der Luftstreifschüsse — (s. Luftstreifschüsse).

Plinius — schrieb:

„Histor. natur.“ — Lib. VII. 52. erzählt von einer Frau, welche sieben Tage lang als todt dalag und dennoch wieder zu neuem Leben erwachte.

Pockenkranke, wie sie im Scheintode zu retten sind (s. Pestkranke).

Poppe, Joh. Hein. Mor., schrieb:

„Allgemeines Rettungsbuch, oder Anleitung, vielerley Lebensgefahren, welchen die Menschen ausgesetzt sind, vorzubeugen, und sie aus den unausweichlichen zu retten.“ (Hannover 1805.) In dieser gekrönten Preisschrift findet man Seite 495 bis 514 eine Beschreibung der Maschinen und Erfindungen zur Wiederbelebung der Scheintodten, und Seite 533 bis 546 die Erfindungen zur Verhüthung des Lebendigbegrabens derselben.

Prag's dreyfacher Mörder stirbt zweymal scheintodt.

Im Jahre 1783 ereignete sich in dem Militair-Hospitale zu Prag folgender Vorfall. Ein Soldat, von Geburt ein Italiäner, der einige Zeit daselbst gefährlich krank gelegen hatte, starb, und wurde, der Gewohnheit nach, zuvörderst in die Todtenkammer gebracht. Nach

Verlauf eines halben Tages hatte einer der Krankenwärter etwas in der gedachten Kammer zu verrichten, und es kam ihm vor, als ob der vermeinte Todte sich etwas hin und her bewege. Man untersuchte denselben, und fand ihn wirklich noch lebendig. Er ward also unverzüglich nach dem Krankenzimmer zurückgebracht, aufs neue gepflegt und mit Medicin versorgt. Inzwischen wollte es mit seiner Besserung nicht fort. Er starb den zweyten Tag wieder, ward abermals in die Kammer gelegt, und über Nacht darin gelassen. Früh Morgens sahe man wieder nach, und fand ihn, fast erstarrt, auf dem Fußboden kriechend. Man pflegte seiner wie zuvor; und als er sich erholt hatte, verlangte er einen Geistlichen. Diesem bekannte er in Gegenwart aller Anwesenden, daß er in seinem Leben drey Todtschläge begangen habe, und vor Gewissensangst nicht habe sterben können. Mit schmerzlicher Wehmuth bezeugte er Reue, ward ruhiger, und starb dann zum drittenmale, und zwar den wirklichen Tod. (Deutsche Zeitung.)

Preenhill wird durch die Elektrizität vom Scheintode erweckt.

Cath. Soph. Preenhill, ein Kind von 3 Jahren, fiel zwey Stock hoch aus dem Fenster auf das Steinpflaster. Man hob es, allem Ansehen nach, todt auf, und holte sogleich einen Sachverständigen herbey, der es auch für wirklich todt erklärte und versicherte, daß hier auch nicht die kleinste Hoffnung übrig sey. Herr Squires aber, der gerade dem Platze, wo dieses sich ereignete, gegenüber wohnte, und ebenfalls keine Hoffnung für die Herstellung des Lebens dieses Kindes hatte, versuchte gleichwohl mit Zustimmung der Eltern die Wirkung der Elektrizität an diesem vermeintlich entseelten Kinde. Es waren wol 20 Minuten vergangen, bevor er den elektrischen Schlag anbringen konnte. Er wiederholte ihn nun an verschiedenen Theilen des Körpers, jedoch ohne die geringste bemerkbare Wirkung. Endlich aber, da er einige Schläge durch die Brust gehen ließ, bemerkte er eine leichte Bewegung des Herzens; bald darauf fing das Kind an zu seufzen und zu athmen, wiewohl mit großer Beschwerlichkeit; nach ungefähr 10 Minuten erbrach es sich; es blieb zwar mehrere Tage noch etwas betäubt; nach Verlauf einer Woche aber erfolgte die völlige Herstellung der kleinen vom Tode geretteten Kranken. (Kite: Ueber die Wiederherstellung scheinbartodter Menschen, eine gekrönte Preisschrift. Leipzig 1790. S. 135. und Chr. Wilh. Hufeland's Dissert. sistens usum vis electr. in Asphi. Göttingen 1783.)

Prevost zu Chantilly.

Im Leben des Abt Prevost lieset man folgende schauderhafte Nachricht von seinem Tode. Er ging den 23. Novemb. 1763 ganz allein und zu Fuß von Chantilly nach seiner Wohnung im Dorfe Saint-Firmin zurück, als ihn im Walde von Chantilly der Schlag rührte. Einige Bauern, die ihn von ungefähr unter einem Baume fanden, brachten ihn ins nächste Dorf zu ihrem Pfarrer. Der Pfarrer ließ ihn in die Kirche tragen, und machte sogleich seinen Bericht an die Gerichte. Die Justiz versammelte sich mit vieler Uebereilung, und ließ den Wundarzt schnell zur Oeffnung schreiten. Kaum hatte dieser den ersten Einschnitt gemacht, als ein lauter Schrei bewies, daß noch Leben in dem Unglücklichen war. Zu spät; die Wunde war tödtlich, und der Abt Prevost öffnete die Augen, um Zeuge der schrecklichen Todesart zu seyn, deren Opfer er wurde. Er war ein schätzbarer Schriftsteller im romantischen, Journalisten- und Reise-Fache.

Nachdem man den lebendig anatomirten Abt so getödtet hatte, berichtete man das schaudervolle Unglück dem Herrn de la Place, um zugleich Bescheid darüber einzuholen, was nun mit dem gerichtlichen Mörder zu thun sey? Die einlaufende Antwort lautete: „Seufzen und schweigen!"

Q.

Quedlinburg's Auferstandener (s. Meene).

Quintilian

äußert sich über den Gebrauch der Alten, bey den Leichen ein außerordentliches Geräusch, theils durch Heulen und Schreien, theils mittelst allerley tobender Instrumente, zu machen, auf folgende Art: „Aber warum „stören wir durch so vieles Geräusch, durch das Wei„nen, Heulen und Schreyen die Ruhe unsrer Todten? „Geschieht es nicht deswegen, weil dadurch viele von „denen, welche man für todt hielt, in's Leben zurück„kehrten?"

R.

Ranft, Mich., schrieb:

„Von dem Kauen und Schmatzen der Todten in den Gräbern, worin die wahre Beschaffenheit der Hungarischen Vampyr's und Blutsauger angezeiget auch alle von dieser Materie zum Vorschein gekommene Schriften recensirt werden." (8. Leipzig 1734.) (Siehe den Artikel: Schmatzen.)

Rechtsstreit, durch den Scheintod veranlaßt (s. Pitaval).

Reckard zu Wernigerode stirbt scheintodt an den Blattern.

Der in seinen jüngern Jahren zu Klosterbergen angestellte, im Jahre 1777 aber als Pastor zu Bahrendorf im Magdeburgischen verstorbene, Reckard aus Wernigerode starb in dieser seiner Vaterstadt als Kind an den Menschenblattern den Scheintod. Zwey Tage lang lag dieß geliebte Kind seiner Eltern bewußt- und bewegungslos und gänzlich erstarrt, gleich einer wahren Leiche da. Alles ward zur Beerdigung desselben veranstaltet. Die Sterbeglocke ertönte; Leidtragende und Leichenträger waren versammelt, und die Schule stimmte dem verstorbenen Schüler den Sterbegesang an. Jetzt sollte der Sarg verschlossen werden. Der zärtliche Vater wollte den geliebten Sohn nur noch Einmal sehen Tief gerührt bog er sich über das Kind hin, und küßte und benetzte dasselbe mit einem Strome heißer Vaterzähren. Indeß bemerkte er mit frohem Entsetzen noch einen schwachen Odem aus dem Munde des vermeintlich todten Kindes. Er entriß es entzückt dem mörderischen Sarge, traf die nöthigen Anstalten zur Unterstützung der wiedererwachten Lebenskraft und hatte so das Glück, ein geliebtes Kind, das der Welt noch lange nützlich seyn sollte, dem Schein- und dem wirklichen Tode zu entreißen.

Rehm's Scheinleiche erwacht durch den Zuruf ihres Namens.

Der Metropolitan Rehm zu Waldkappel machte Folgendes bekannt: „In der Familie des Oberschultheiß S.. zu F.. fühlte und versicherte ein kränkelndes Frauenzimmer im Jahre 1800, daß es aller Wahrscheinlichkeit nach bald sterben würde. Diese Person bat daher ihre Mutter inständigst, im Fall ihre Ahnung wirklich in Erfüllung gehen sollte, mütterlich dafür zu sorgen, daß sie nicht so eilfertig, bald nach ihrem erfolgten Tode, aus dem Sterbebette auf das Strohlager gebracht würde; auch möchte sie ihr doch zuvor mehreremale ihren Taufnamen stark in's Ohr rufen."

„Die Kranke starb; aber in der Bestürzung dachte die Mutter derselben nicht sogleich an jene kindliche Bitte. Eben waren die immer so eilfertigen Leichenweiber im Begriff, die anscheinend Gestorbene der wohlthätigen Bettwärme zu entreißen und der Erstarrung auf dem Strohe preiszugeben: da erinnerte die Mutter sich jener

Bitte ihres guten Kindes und ihres heiligen Versprechens, und rief der vermeintlichen Leiche dreymal den Taufnamen stark in's Ohr. Plötzlich hob die Todte die Hand auf, und regte darauf auch bald andre Glieder. Kurz - sie erwachte aus ihrem Scheintode völlig, und lebte noch 24 Stunden mit aller Gegenwart des Geistes."

„Nach Verlauf dieser Zeit starb sie abermals und dießmal nicht als Scheinleiche, sondern wirklich. Indessen ließ man sie dießmal ruhig liegen, bis man sich vom wirklichen Tode völlig überzeugt hatte." (Reichsanzeiger. April 1803. S. 1388.)

„Reichsanzeiger."

Der zweyte Band 1804 enthält mehrere Aufsätze über die Furcht vor dem Scheintode und dem Wiedererwachen im Grabe. No. 219, 2869. No. 242, 3167. No. 342, 4493. No. 280, 3675.

Rejes

erzählt aus dem Fabricius in seinem „Camp. elys. juc. quaest." S. 61. von einer an der Pest vermeintlich verstorbenen, und dann begrabenen Frau, die ihre Rettung einem Nachtwächter verdankte, der ihr Grab und Sarg eröffnete, um ihren Todtenschmuck zu rauben.

Reizbarkeit der Lebenskraft (s. Lebenskraft).

Rengerschlag's Scheintodte (s. Falk).

„Repertorium für die öffentliche und gerichtliche Arzneywissenschaft." (Berlin 1793.)

Enthält einiges hierher Gehörige.

Rettungsmittel für Scheintodte.

Unter welchen Umständen man eins oder mehrere von den nachstehenden 40 Rettungsmitteln für Scheintodte zweckmäßig anwenden kann: das wird bey den verschiedenen Arten des Scheintodes durch Hinweisung auf die Nummern dieser Mittel angezeigt, und zwar namentlich bey den Artikeln: Betäubte — Erdrosselte — Erdrückte — Erfrorne — Erhenkte — Erschlagene vom Blitze — Erstickte — Ertrunkene — Erwürgte — Gefallene — Gestürzte — Hypochondrische — Hysterische — Leidenschaftliche — Pestkranke — Scheintodte aus unbekannten Ursachen — Schlafsüchtige — Starrsüchtige — und Todtgeborne.

No. 1.

Wie man die Scheintodten reiben muß.

Man kann zwar alles, was rauh ist, zum Reiben brauchen, doch sind Stücken von Flanell, Fries und andern wollenen Tüchern vorzuziehen. Sind diese nicht sogleich zur Hand, so kann man auch mit drellenen Tüchern, mit Wolle, Thierhaaren, alten Kleidungsstücken, Flachs, Werg, Heu, Stroh und mit bloßen Händen reiben. — Allemal aber muß das Werkzeug, womit man reibt, warm seyn; jedoch nicht so heiß, daß es die Haut brennen könnte. Ist das reibende Werkzeug mit dem Dampfe von Wachholdern, Aland, Weyhrauch, Mastix oder Zucker wohl durchräuchert und erwärmt, so ist diese Reibung vorzüglich wirksam und belebend. Da aber Eile höchst nöthig ist; so muß der Anfang des Reibens alsbald und einstweilen mit einfach erwärmten Tüchern geschehen. Sind die Tücher, womit man eine Zeitlang gerieben hat, erkaltet, so muß man immer wieder andre erwärmen, oder durchräuchern, und damit abwechseln. — Sind die Theile, die man reibt, hart und zäh, z. B. die Fußsohlen und die hohle Hand, so geschieht das Reiben am besten vermittelst einer Bürste. — Man darf aber gleich Anfangs überall nicht stark reiben; sondern man reibt erst gelinde, und verstärkt es nach und nach, bis die Haut roth wird und anschwillt. — Immer muß man von den Gliedern aufwärts nach dem Stamme zu, oder so, als wenn man das Blut von aussen nach innen, nach dem Herzen zu, treiben wollte, reiben. — Während des

Reibens muß man auch den Körper, aber sehr gelinde, rütteln und bewegen, ihm gelinde in den Rücken klopfen, und auf die andre Seite wenden. — Wo eine beständige Bedeckung anempfohlen ist, z. B bey Ertrunkenen, da muß man, so oft es sich thun läßt, unter der Bedeckung reiben. — Man reibe vorzüglich die Arme, Beine, Schenkel, den Unterleib, die Brust und Herzgegend, das Rückgrad und die Fußsohlen und hohlen Hände.

No. 2.

Das Reiben verrichtet man auch mit befeuchteten Tüchern. Man besprengt warm gemachten Flanell, Fries oder ein andres wollenes Tuch mit Kamphergeist No. 26., Kamphereſſig No. 24., mit Lavendelwasser, Branntwein, Weinessig, oder auch mit Wein. Auch kann man das Tuch, im Fall jene geistigen Flüssigkeiten nicht zur Hand sind, in eine warme Salzlake No. 30. weichen, es aber wieder ausringen. Nur muß bei dem nassen Reiben (das im Ganzen dem trocknen nachzusetzen ist,) das Werkzeug, womit man reibt, nicht zu naß seyn und durchaus nicht kalt werden, es sey denn, daß dieß ausdrücklich verordnet worden wäre.

No. 3.

Wie man den Scheintodten im Aschbette erwärmt.

Zum Aschbett nimmt man unausgelaugte, gesiebte Holzasche, macht sie in großen Kesseln, oder in vielen großen Töpfen, eiligst warm; aber nicht so heiß, daß sie die Haut verbrennen kann; streut sie eine halbe Hand hoch über ein vorher stark erwärmtes Bett- oder Tischtuch. Auf dieses mit Asche bestreute Tuch legt man den Körper nackend, und mit lauwarmen Tüchern zuvor wohl abgetrocknet, und bestreut ihn allenthalben, jedoch mit Freylassung des Gesichts, wieder eine halbe Hand hoch mit Asche. Um den Hals bindet man einen mit warmer Asche, oder besser mit warmen zerriebenem Salze angefüllten Strumpf, und auf den Kopf setzt man auch eine damit angefüllte Mütze, und breitet über den ganzen Körper ein warmes Tuch.

In diesem Aschbette muß man den Körper viele Stunden lang, während welcher jedoch die empfohlenen Reizungen an Mund und Nase zu versuchen sind, ruhig liegen lassen, aber immer von neuem frisch gewärmte Asche aufstreuen und auflegen. — Hat man keine Asche, oder doch nicht in hinreichender Menge; so nimmt man statt ihrer klaren warm gemachten Sand, oder trokkenes zerriebenes Salz. — Fehlt es auch daran, so kann man den nackten Körper mit warmem Pferdemist belegen, wobey natürlich das Gesicht frey bleiben muß. (S. Moulin.)

No. 4.

Wie man Scheintodte baden muß.

Findet sich ein Brauhaus, eine Meyerey, Branntweinbrennerey, Färberey oder sonst eine Fabrik in der Nähe, woraus man bald eine hinreichende Menge warmes Wasser, auch wol ein bequemes Gefäß, erhalten kann, desto besser; wenn es aber nicht der Fall ist, so mache man verschiedene Feuer an, und, um die gehörige Menge Wasser so schnell als möglich zu kochen, setze man verschiedene Töpfe auf einmal an's Feuer. Um dem Bade die gehörige Wärme zu geben, muß man zu einem Theile kochenden Wassers zwey Theile kaltes, aber reines Quell-, Fließ- oder Brunnenwasser gießen; denn das Bad darf anfänglich nicht zu warm, selbst nicht einmal so warm, als die gewöhnliche Wärme eines gesunden Körpers, seyn, und man muß seine Hand ganz bequem und ohne die geringste Empfindung einer brennenden Hitze in das Bad halten können. — Zum Badegefäße nehme man eine große Badewanne, Waschwanne, einen Kübel, oder einen großen, weiten Trog. Man legt oder setzt den nackten Körper nach und nach in das Bad, erst die Füße und stufenweise immer weiter, bis sich endlich nichts mehr, selbst nicht der Hintertheil des Kopfs, außer dem Wasser befindet, und nur der Vordertheil des Kopfs bis an die Ohren frey bleibt, indem man durch eine Unterlage dem Haupte eine hinreichend höhere Lage giebt. Zugleich kann man das Gesicht mit warmem Wasser waschen, und den Körper im Bade reiben und gelinde rütteln. Nach und nach muß man nun auch mehr warmes Wasser zugießen, doch darf das Bad nie so heiß gemacht werden, daß es die Haut verbrennen könnte. Der Körper muß wenigstens eine Stunde im Bade bleiben.

Will man das Bad stärkend, oder belebender machen; so mischt man so lange Wein oder Brannt-wein oder Weinessig hinzu, bis man die Zumischung im Bade schmecken kann. — Soll aber das Bad erweichend werden, so gießt man wenigstens den sechsten Theil Milch hinzu, oder man kocht in einigen Töpfen, in jedem ein paar Handvoll Kleyen, oder von den erweichenden Kräutern No. 23., die man in einen dünnen leinenen Sack oder in ein leinenes Tuch gebunden hat, und gießt diese Mischung in das Bad.

No. 5.

Wie man den Scheintodten mit Tüchern erwärmt.

Man wärmt wollene Tücher oder Servietten, und wickelt den nackten Körper hinein: oder man durchräuchert dergleichen Tücher mit Wachholder, Aland, Mastix oder Weyrauch. — Oder man zieht ihm ein gewärmtes und durchräuchertes Hemd an, und legt dergleichen erwärmte oder durchräucherte Tücher auf den Bauch, über die Brust und um die Schenkel.

In die Herzgrube legt man einen warmen Ziegelstein, der in ein Tuch gewickelt ist, und an die Fußsohlen, auch zwischen die Schenkel erwärmten Sand oder heißses Wasser in Flaschen, oder warm gemachte Steine. Auch kann man Tücher oder Schwämme, in warmen Wein oder Weinessig getunkt und wieder ausgerungen, unter die Achsel, auf die Herzgrube, in die Kniekehle, in die Weichen, auf die Schamgegend legen, und dergleichen Tücher um die Füße und um die Schenkel wikkeln. Nur muß man genau Acht haben, daß diese Tücher nicht im geringsten erkühlen, vielmehr immer mit frischen und neugewärmten abgewechselt werden.

No. 6.

Wie man dem Scheintodten eine Ader öffnen muß.

Am Arme öffnet man am gewöhnlichsten und sichersten die Medianader; doch sollte man sie in dergleichen Fällen nicht mit dem Schnepper, sondern mit einer Lanzette öffnen, damit die Oeffnung recht groß gemacht werden könne. Die Stelle, wo der Aderlaß geschehen soll, muß man mit einem warmen Tuche reiben, oder mit warmen nassen Schwämmen bähen, man kann auch den Arm etwas über dem Orte, wo man die Oeffnung machen will, binden. Wenn nach der Aderöffnung das Blut läuft; so muß man die gehörige Menge, gewöhnlich ein Pfund, fließen lassen, und dann die Ader wieder schließen.

Kommt aber kein Blut; so muß man den Arm immerfort reiben, oder mit warmen nassen Schwämmen bähen, die hohle Hand bürsten, die Finger bewegen, und die Ader so lange unverbunden lassen, als noch Hoffnung zur Wiederbelebung vorhanden ist; denn man hat öftere Beyspiele, daß nachher, wenn die andern Hülfsmittel glücklich ausgeschlagen, das Blut noch zu fließen angefangen hat. Der Wundarzt kann indessen sich anderweitig beschäftigen, und darf nur von Zeit zu Zeit die Lippen der Wunde auseinander ziehen, um zu sehen, ob sich ein Zufluß einfinde. Geht man aber zu andern,

lang-

langsamern Rettungsmitteln, als warmen Bädern u. s. w. über, wenn die ersten Versuche zu baldiger Belebung mißlungen sind: so müssen die Aderwunden gehörig verbunden werden, damit nicht eine Verblutung im Bade erfolge, wenn der Scheintod allmählig gehoben werden sollte. Doch kann man von Zeit zu Zeit die Bandage wieder wegnehmen. — Verläßt man den Leichnam als todt und unhelfbar: so muß man, der Sicherheit wegen, die Stelle dennoch wieder verbinden.

No. 7.

Will man eine Ader am Halse, oder eine Drosselader öffnen, so muß die Stelle vorher ebenfalls wohl gerieben und gebähet, und die Oeffnung mit der Lanzette gemacht werden. — Läuft die Ader, so läßt man nicht unter einem Pfund Blut weg, und verschließt alsdann die Aderöffnung; dies darf aber mit keiner Binde oder Bandage geschehen; sondern man legt auf die Oeffnung zwey oder drey Stückchen englisches Pflaster. Ist dieß nicht zur Hand, so kann man sich auch des Heftpflasters bedienen. Wenn man mit dem ersten und kleinsten Stückchen Pflaster die Aderöffnung zugeheftet hat, wird das andre, größere über dieß hergelegt und sein Rand fest an die Haut angeklebt; so auch das dritte, welches noch größer seyn muß. — Giebt die Ader kein Blut, so muß sie auch hier, während der andern Hülfleistungen, offen gehalten, oder nach Maßgabe der Umstände einstweilen verbunden werden.

No. 8.

Wie man dem Scheintodten Luft einbläset.

Die geschwindeste Art, Luft in den Mund eines Scheintodten zu blasen, ist die, wenn jemand, der einen gesunden, starken Odem hat, sich mit seinem Munde auf den Mund des leblosen Menschen legt, mit der Einen Hand die Nasenlöcher zusammendrückt, und stark und anhaltend Odem einbläs't. Oder man wickelt um die Röhre eines

Blasebalgs, der aber für die ganze Menge Luft, die erfordert wird, die Lungen zu einem gehörigen Grade aufzublasen, groß genug seyn muß, ein Stück naßgemachte Leinwand, steckt die Röhren-Spitze in den Mund, drückt mit Einer Hand die Lippen fest um die Röhre an, hält mit der andern Hand die Nasenlöcher zu, und läßt einen andern den Blasebalg einigemal sanft auf und nieder bewegen. Ein heftiges Handhaben des Blasebalgs aber würde selbst für Menschen mit gesunder Lunge tödtlich seyn; daher das Lufteinblasen bey Engbrüstigen, Schwachathmenden kaum anwendbar ist.

No. 9.

Ist der Mund zusammengebissen und kann er nicht leicht geöffnet werden, so muß man um so mehr eilen, die Lungen durch die Nase aufzublasen, zumal da Viele das Einblasen durch die Nase für wirksamer und besser halten, als das Einblasen durch den Mund. Die erste Röhre, die man bey der Hand hat, und die durch Umwicklung so dick gemacht worden ist, daß sie das Nasenloch genau ausfüllt, ist hierzu brauchbar, da man den neuerfundenen Blasebalg der Rettungs-Anstalten nicht überall bey der Hand haben möchte. Zu dem Ende drückt man das Nasenloch um die Röhre an, hält den Mund zu, und preßt den untern Kiefer fest an den obern an, verschließt auch das andre Nasenloch, und nun bläs't ein Mann mit starkem und gesundem Odem anhaltend und mit aller Kraft Luft in die Röhre ein.

Im Anfange möchte wol, auch wegen der nöthigen Eile, die warme Luft aus der Lunge eines gesunden Menschen am schicklichsten seyn; sollte aber das Einblasen lange fortgesetzt werden müssen, so muß man dazu einen Blasebalg brauchen, und wenn man es haben kann, die Priestley'sche dephlogistisirte Luft einblasen.

Findet man, daß sich der Leib durch dieß Einblasen hebt; so muß man damit aufhören, und den Mund oder die Nase wieder öffnen. Darauf reibt man die Brust mit einem gelinden Drucke und läßt plötzlich nach; man legt beyde Hände über die kurzen Ribben und reibt von diesen an bis oben zur Brust hinauf, hebt gleichsam die Ribben hinaufwärts, zugleich reibt und drückt man den Unterleib nach der Brust zu aufwärts, und reibt mit einem Flanell über der Brust hin und her. Alsdann läßt man mit dem Drucke plötzlich nach, und bläs't wieder von Neuem Luft ein, und so wechselt man mit dem Einblasen und wieder Herausdrücken der Luft immer und oft ab, und sucht auf diese Art die abwechselnden Bewegungen des Odemholens nachzuahmen.

Hat man einigemal Luft eingeblasen und wiederherausgedrückt, so setzt man ein klein wenig ab und merkt auf, ob sich die Brust von selbst anfängt zu bewegen, sich zu heben oder zu senken, oder ob die sehr ausgedehnte Brust, ohne daß man sie drückt und reibt, sich etwas senkt, und die eingesperrte Luft dabey herausstößt und zischet. Doch muß man beständig mit dem Einblasen des Odems fortfahren, weil die ersten Bewegungen der Brust leicht wieder stocken, wofern sie nicht durch fremde Kraft erhalten und gestärkt werden.

No. 10. und 11.

Scharfe Klystire für Scheintodte.

Man koche eine Handvoll Gottesgnadenkraut (Herb. gratiolae.) oder Ein Loth Sennablätter, oder Ein Loth Haselwurzel (rad. asari.), mit Einem Nösel oder Einem Pfund Wasser, drücke es durch, und thue dann eine Hand voll Salz und sechs Gran Brechweinstein hinzu. — Oder man nimmt Eine Quente Terpentin, lös't ihn in Einem Eydotter auf. mischt Ein Nösel warmes Wasser und Ein Loth Brechwein oder sechs Gran Brechweinstein hinzu. — Oder man lös't zwey Loth gemeine Seife in einem Nösel kochenden Wassers auf, und thut noch sechs Gran Brechweinstein hinzu.

No 12.
Starkreizende- oder Tobacks Klystire.

Man hat zu Tobacks-Klystiren eigene Maschinen erfunden. Wären sie aber nicht bey der Hand, so kann man das Rohr von einer hörnernen Tobackspfeife mit Oehl bestreichen, etwa einen Daumen lang nach dem Kreuz hinwärts in den Mastdarm stecken, den angezündeten Tobackskopf mit einem durchlöcherten Papier bedecken, und so den Rauch einblasen — Das Einblasen selbst muß mit aller Kraft und möglichst anhaltend geschehen, damit der Rauch hoch in die Gedärme hinaufsteige. Doch muß man, wenn die Maschine im Gange ist, alle drey Minuten ein wenig einhalten, damit der Rauch den Mastdarm nicht auf einmal zu sehr anfülle, und nicht Ausdehnung und Krampf, statt der natürlichen Bewegung, verursache. Beym Einblasen des Tobacksrauchs muß man quer über dem Unterleibe und zwar am meisten über dem Nabel reiben und drücken. Auch muß der Kranke auf der rechten Seite liegen.

No. 13.
Wie man einen Scheintodten zum Brechen reizen muß.

Man kitzelt den Schlund oder die Kehle mit einem in Oehl getunkten Federbarte, man steckt dem Kranken den Finger in den Schlund, oder fährt mit einem Büschel Haare in die Kehle. Zugleich muß man die Herzgrube reiben, im Rücken klopfen, und den Kranken mit vorgebeugtem Kopfe aufrechts sitzen lassen, oder ihn auf die linke Seite legen. — Man kann auch Tobacksrauch in den Mund blasen; und wenn das Erbrechen gar nicht erfolgen wollte, oder kein Brechmittel eingegeben werden könnte, neben den obigen Reizungen zwey Hände voll klein geschnittenen Toback nehmen, einige Tassen kochendes Wasser darauf gießen, noch etwas zerriebenen Meerrettig dazu mischen, und dieß, als einen Umschlag auf Leinwand, um den Hals legen.

No. 14.
Wie man den Scheintodten zum Niesen reizen muß.

Um die Nerven der Nase zu kitzeln und Niesen zu erregen, hält man sogenanntes englisches, oder flüchtiges Hirschhornsalz, flüchtiges Salmiaksalz, Hirschhorngeist, Kamphergeist (No. 26.), Salmiakgeist, Eau de Luce, unter die Nase. Oder man bedient sich, statt dieser flüchtigen Geiste, der Essige No. 24, oder nur guten Weinessigs, zerschnittener Zwiebeln, frisch zerriebenen Meerrettigs, oder frisch gemahlnen schwarzen Senfs, und hält sie unter die Nase, oder streicht sie auf die Oberlippe in das Nasengrübchen. Auch kann man Niesemittel, z. B. Schnupftoback, vorzüglich Spanischen, zerstoßenen Pfeffer, gepülverten Majoran- oder Wurstkraut, gepülverten Ingwer, auch wol weiße Nieswurz, oder gepülverte Wolverleyblumen, mittelst eines offnen Federkiels, in die Nasenlöcher blasen.

Man kitzelt die Nasenlöcher mit dem Rauhen einer Feder, die man auch mit einem der obigen Geiste oder Essige besprengen kann. Man spritzt flüchtigen Salmiakgeist, Hirschhorngeist, Eau de Luce in die Nasenlöcher; oder man steckt, mit flüssigem Salmiakgeist befeuchtete, dünne Röllchen Papier in die Nasenlöcher. Auch kann man Tobacksdampf in die Nasenlöcher blasen.

No. 15.
Erweckungs- und Ermunterungsmittel.

Man besprengt wollene Tücher mit Kamphergeist (No. 26.), Lavendelwasser, Ungarischem Wasser, mit den Essigen No. 24, oder mit Branntwein, Wein, mit flüchtigem Salmiakgeiste, und reibt damit, vorzüglich hinter den Ohren, die Schläfe, die Stirne, in der Herzgrube, über dem ganzen Körper. Oder man weicht Tücher in eine warme Salzlake (No. 30.) und reibt damit. — Man spritzt mit einiger Gewalt Weineßig oder nur kaltes Wasser ins Gesicht, auf die Brust, in die Herzgrube und in die Gegend des Herzens. Man kann auch eiskaltes Wasser tropfenweis aus einer Höhe auf diese Gegenden herabfallen lassen. — Man schlägt mit dünnen Stecken in die Hände und auf die Fußsohlen. Man prickelt die Fußsohlen und zwischen den Nägeln der Finger und Zehen mit Nadelspitzen. Auch kann man glühende Nadeln in die Spitzen der Finger und Zehen stechen. — Man peitscht die Schenkel mit Brennnesseln; oder setzt auch große trockene, auch wol blutige Schröpfköpfe daran, No. 22. — Man läßt mit Essig verdünnten schwarzen Senf auf die Zunge fallen; reibt die innern Theile der Schenkel mit trocknem Salz auf wollene Tücher gestreuet; oder auch mit Kampheröhl, No. 31., oder mit flüchtigem Salmiakgeiste unter Oehl gemischt, und bürstet längs der Schenkel hinabwärts. — Man kitzelt die Brustwarzen mit Nadelspitzen. Auch kann man auf den Nabel ein großes Bierglas wie einen Schröpfkopf setzen. Man tröpfelt auch siedendheißes Oehl oder brennendes Siegellack auf die Haut; legt starke Blasenpflaster an die Schläfe, hinter die Ohren und an die Fußsohlen. — Man kann auch das Brennen der Fußsohlen, auch wol der Brustwarzen, mit einem glühenden Eisen versuchen.

No. 16.

Brechmittel.

Man löset zum Brechmittel drey Gran Brechweinstein, indem man ihn zerreibt, in zwey Tassen warmen Wassers oder Thee auf, und reicht diese Auflösung, nachdem es die Umstände erfordern, entweder auf einmal, oder nach und nach. Noch wirksamer wird diese Auflösung, wenn man ihr noch ein Quentchen vitriolisirten Weinstein oder Sedlitzer Salz zumischt. Man muß immer viel Getränke, aber nichts Saures nachtrinken lassen. — Ein wirksamer Brechwein ist in den Apotheken unter dem Namen vinum antimonii Huxhami zu haben. Erwachsenen kann man davon achtzig bis hundert Tropfen auf einmal geben; bey Kindern sind aber funfzehn bis dreyßig Tropfen auf einmal hinreichend. — Oder man bereitet aus einem Quentchen Ruhrwurzel (ipecacuanha) und einem halben Loth Pfeffermünz- oder Melissenblättern, mit Einem Nösel Wasser, einen Thee, und läßt ihn tassenweis, bis er hinreichend wirkt, trinken. — Oder man giebt zwey bis drey Loth Meerzwiebelhonig in einer Tasse warmen Kamillenblumen- oder Hollunderblüthenthee.

Um die Wirkung der Brechmittel oder das natürliche Brechen zu unterstützen, bereitet man Thee aus Kamillenblumen, Kardobenedikten, weißen Andorn, weißen Kleeblumen, Wolverley oder Fallkraut, und läßt diesen Thee tassenweis mit Honig vermischt trinken. — Oder man läßt nur eine Handvoll Kamillenblumen in einem Maaß Wasser kochen, und sehr oft eine Tasse davon trinken. — Will das Erbrechen darauf noch nicht erfolgen, so mischt man zu den Kamillenblumen noch eine Handvoll Gottesgnadenkraut, und bedient sich der Handgriffe No. 13.

No. 17.

Abführungsmittel.

Man lasse zwey Loth Tamarindenmark (pulpa tamarindorum), ein halbes Loth Sedlitzer Glaubersalz und drey Theeschalen voll Wasser zusammen eine kurtze Zeit sieden. Dann thue man noch vier Loth reine Manna hinzu, und seihe es durch. Dieß kühlende Abführungstränkchen giebt man in kurzen Zwischenzeiten oder auf einmal, nachdem es die Umstände erlauben und erfordern. — Auch kann man vier Loth Manna (oder statt derselben ein halbes Loth Sennablätter), ein Loth Sedlitzer- oder Englisches Bittersalz in vier Theeschalen kochenden Wassers sieden, und es hernach durchseihen und nehmen lassen.

Für Kinder läßt man zum Laxirmittel zwey oder drey Loth von zusammengesetztem Wegwart=Syrup (Sirupus e cychoro cum rhabarbaro), oder Mannalatwerge aus der Apotheke holen. Oder man schmilzt ein oder zwey Loth reinen Manna in Thee, Bier oder Molken, und läßt es das Kind trinken.

Zum stärkern Abführungsmittel kocht man ein halb Quentchen gepülverte Ruhrwurzel, zwey Quentchen Sennablätter, ein Loth Sedlitzer= oder Glaubersalz in einem halben Nösel Wasser, seiht es durch, und giebt es nach und nach. — Oder man giebt ein Pulver aus Jalappenwurzel, Sennablättern, Weinsteinrahm, von jedem ein halb Quentchen, und mit zwey Gran gepülverter Ruhrwurzel geschärft.

Bey jedem Abführungsmittel ist es nützlich und nöthig, warmes Wasser, mit Zucker oder Honig versüßt, oder einen Thee aus Wegwartblumen fleißig nachzutrinken.

No. 18.

Fünf bis sechs Tropfen alcali fluor, oder flüchtigen Salmiakgeist (No. 27.), oder zwölf Tropfen Hirschhorngeist mit Bernsteinsalz in einem Löffel voll warmen Wassers gegeben. Oder funfzehn Tropfen Hofmannischen Liquor, oder einige Tropfen Vitriolnaphtha auf Zucker, auch sechszig Tropfen Kamphergeist No. 26. in einem Löffel voll Wasser. — Auch kann man einen Eßlöffel voll Rautenessig oder Kamphereſsig (No. 24.), zu einer Theeschale voll Melissenthee oder nur warmen Wassers mischen, und noch etwas Zucker hinzuthun. — Oder man gebe einen Theelöffel voll ausgepreßten Meerrettigsaft, oder mit Kamphereſsig verdünnten gemahlnen Senf.

Kann der Kranke nicht schlucken, so läßt man ihm den verdünnten frischen Senf auf die Zunge fallen; oder man bestreut eine Zitronenscheibe mit englischem Riechsalze oder flüchtigem Hirschhornsalze, und legt sie während des Brausens auf die Zunge.

No. 19.

Man muß den Kranken ferner erwärmen (No. 5.), sein Gesicht, Hände und Füße mit warmem Weine oder Essig waschen, und ihn einer ungestöhrten, sanften Ruhe genießen lassen. Dieß ist bey Wiederbelebten die beste Stärkung. — Ist keine große Hitze vorhanden, so kann man ihm auch warm gemachten, mit Zucker versüßten und mit Zimmt und Muskatennuß gewürzten, sogenannten glühenden Wein, oder auch mit Wein gekochten Sago, bloßen Wein oder nur warmes Bier, dann und wann ein paar Eßlöffel voll geben.

Ist aber Hitze vorhanden, so gebe man lieber eine Mischung von sechs Loth Krausemünzwasser, zwey Loth Citronensaft und ein Quentchen Wermuthsalz theetassenweis zu trinken. Oder zwölf Tropfen Hofmannischen Liquor, alle zwey Stunden in einem Eßlöffel voll kühlen Wassers.

Bey schwachen Wiederbelebten, wo die Hitze nicht zu heftig ist, kann man auch in die Herzgrube ein Stück Brodrinde, die man in geglühten Wein getaucht, legen; den Bauch mit zerlassenem Muskatbalsam (balsamus nucistae) reiben, und den Kranken oft an die Essige No. 24. oder an ein mit Essig oder Wein benetztes Stück Brod riechen lassen. — Auch kann man ihm ein stärkendes Klystir aus halb Wasser, halb Wein, mit etwas Salz, oder aus Rautenknospen, Salbey- und Krausemünzblättern in halb Wasser, halb Wein gekocht, geben.

No. 20.

Man macht aus einer Handvoll Melissenblätter oder Holunderblüthen und einem Maaß kochenden Wassers Thee, und läßt nach und nach davon trinken, mischt auch in jede Tasse etwas Essigmeth (No. 36.) oder tröpfelt Citronensaft auf Zucker, und läßt dieß im Thee trinken. — Oder man nimmt ein halbes Loth frische Citronen- oder Pommeranzenschalen (doch kann man auch getrocknete gebrauchen; dann muß man aber mehr nehmen), gießt ein Nösel kochendes Wasser darüber, thut etwas Zucker hinzu, und läßt nach und nach davon trinken. — Oder man gießt z. B. auf ein Quentchen Zimmt drey Kaffeeschalen kochendes Wasser, mischt etwas Citronensaft dazu, und giebt löffelweis davon. — Oder man mischt nur in jede Tasse andern, gewöhnlichen Thee zwey Theelöffel voll Weinessig und einen Theelöffel voll Branntwein.

Ist der Kranke sehr matt und schwach, so macht man, aus Rautenknospen und Krausemünzblättern, jedes eine halbe Handvoll, und einem Maaß Wasser einen Thee, und mischt viel Essigmeth oder Citronensaft auf Zucker hinzu.

No. 21.

Zwey Loth alten Sauerteig, ein Quentchen gepülverte Spanische Fliegen, zehn Gran kleingemachten Kampher und einen Eßlöffel voll starken Weinessig wohl untereinander geknetet, giebt ein recht starkes Zugpflaster. Soll es gelinder seyn, so ist schon ein halb Quentchen Spanische Fliegen genug. Diesen Teig streicht man eines starken Messerrückens dick auf ein Stück starke Leinwand oder dünnes Leder, einer flachen Hand groß, legt es auf die Wade, Fußsohle oder auf den Arm, und befestiget es durch eine Binde. Soll es hinter die Ohren, oder an die Schläfe, oder bey Kindern aufgelegt werden; so darf es nur die Größe eines Guldens haben. Die Stelle, wohin es gelegt werden soll, muß vorher mit warmem Wasser abgewaschen und stark gerieben werden. — Um Senfpflaster zu machen, knetet man zwey Loth Sauerteig, ein Loth zerstoßenen schwarzen Senf, oder zwey Loth frisch geriebnen Meerrettig, ein halb Loth Salz und einen Eßlöffel voll Weinessig zusammen, und legt es wie die Zugpflaster auf.

No. 22.

Das blutige Schröpfen verrichtet der Chirurgus; sollen aber die Schröpfköpfe unblutig oder trocken seyn, so bäht und reibt man die angewiesene Stelle, treibt mittelst einer Lichtflamme die Luft aus einem Wein- oder Bierglase heraus, und setzt die Mündung des Glases so schnell als möglich, damit nicht wieder Luft hineindringe, auf die bestimmte Stelle, damit es die Haut schnell in die Höhe ziehe.

No. 23.

Erweichende Kräuter sind Käsepappeln, Althäenblätter und Wurzeln, Huflattigblätter und Hollunderblüthen. Auch findet man in den Apotheken schon eine Zusammensetzung von diesen Kräutern, unter dem Namen species emollientes fertig. — Diese Kräuter kocht man entweder allein oder mit etwas Semmelkrumen in halb Milch, halb Wasser zu einem dicken Brey, schlägt diesen Brey auf Leinwand, und legt ihn als einen erweichenden Umschlag warm auf. Um den Umschlag wieder zu erwärmen, kocht man ihn wieder in halb Milch, halb Wasser auf. Man kann auch ein Nösel Milch mit hinreichend vielen zerriebenen Semmelkrumen und einem Loth Seife zu Brey kochen, und noch zwey Loth Baumöhl oder Leinöhl hinzuthun. — Oder man nimmt ein paar Händevoll Kleyen und ein Loth Seife, kocht sie in hinreichender Menge Milch zu Brey, und thut noch zwey bis drey Loth Leinöhl hinzu. — Im Nothfall darf man nur einen wollenen Lappen in warmes Oehl tunken und auflegen.

Soll der erweichende Kräuterumschlag krampfstillend werden: so kann man noch etwas Hundszungenwurzel, oder, wenn er fertig ist, ein Quentchen Laudanum liquidum, oder zwey Quentchen Theriak hinzuthun.

No. 24.

Kamphereſſig: Man reibt ein Quentchen Kampher mit zwanzig Tropfen Branntwein klein; reibt ihn darauf noch mit ein paar Loth Zucker ab, und gießt dann etwa noch ein halbes Nösel Weineſſig darauf. Oder man wirft nur den Kampher in Weineſſig und setzt es in starke Wärme.

Meerrettigeſſig: Man nehme eine Handvoll zerriebenen Meerrettig, lasse ihn mit Einem Nösel Weineſſig etwas in der Wärme stehen, und drücke ihn hernach durch Linnen.

Rauteneſſig: Man nehme eine Handvoll Rautenknospen sammt den Blättern, quetsche und stoße sie in einem Serpentinmörsel, gieße nach und nach Ein Nösel Weineſſig hinzu, und drücke es durch ein leinenes Läppchen.

No. 25.

Zu den flüchtigen Geisten gehören: jeder Salmiakgeist, das Eau de Luce, der Hirschhorngeist, der Teichmeyersche Balsam, die Naphtha Vitrioli, der flüchtige Gewürzgeist, der Hofmannische Liquor, der einfache und der zusammengesetzte Lavendelgeist und die Ambraessenz, die fast unter allen den feinsten Geruch hat.

No. 26.

Kamphergeist: Man thut in ein Nösel starken Branntwein ein Loth Kampher, und läßt es darin zergehen.

No. 27.

Der flüchtige Salmiakgeist, den die Franzosen Alkali fluor nennen, ist in deutschen Apotheken der Salmiakgeist mit ungelöschtem Kalk.

No. 28.

Unter Riechgeist ist der flüchtige, wässerichte Salmiakgeist, der aus Salmiak, Pottasche und Wasser gemacht wird, zu verstehen.

No. 29.

Zu abführenden Klystiren nehme man: Eine Handvoll Käsepappeln, Hollunderblüthen und Kamillenblumen, jedes eine halbe Handvoll; schneide sie klein und koche sie in anderthalb Nösel Wasser; wenn es kocht, thue man noch vier Loth Tamarindenmark, ein Loth Glaubersalz oder Sedlitzersalz und vier Loth Honig hinzu, und drücke es durch ein leinenes Läppchen. Oder man koche Sennablätter ein Loth, und Küchensalz zwey Loth ein wenig in einem Nösel Molken oder Wasser, seihe es durch, und thue noch einige Löffel voll Honig hinzu.

No. 30.

Salzlake: Man löse in einem Nösel warmen Fließwasser zwey Loth Küchensalz oder auch Glaubersalz auf.

No. 31.

Kampheröhl: Man löse in gelinder Wärme ein Loth Kampher in zwey Loth frischem Leinöhl oder Baumöhl auf.

No. 32.

Fallkrautthee: Man koche ein halbes Loth Fallkraut oder Wolverleyblumen (flores arnicae) klein zerschnitten in anderthalb Nösel Wasser, und lasse ihn tassenweis mit Essigmeth vermischt trinken.

No. 33.

Kalte Aufschläge: Man tunke große Lappen Fries oder Flanell in kaltes Wasser, das man auch mit einigen Stücken Eis noch kälter machen kann; schlage den Lappen einigemal zusammrn, und lege ihn auf. Man muß diesen Aufschlag aber alle Stunden erneuern, damit er nicht erwärme — Oder man löse in zehn Pfund oder Nösel kaltes Wasser vier Loth Salmiaksalz und acht Loth Salpeter auf, thue noch ein Pfund oder Nösel

Weinessig hinzu, tunke große Stücken Fries oder wollenes Tuch in die Mischung, schlage sie vierfach zusammen, und lege sie auf; doch müssen sie auch alle Stunden erneuert werden.

No. 34.

Erweichende Klystire: Man nehme ein paar Händevoll von den erweichenden Kräutern No. 23., koche sie in anderthalb Nösel Wasser oder Milch, drücke es durch, und thue noch eine Theetasse voll Leinöhl oder Baumöhl hinzu. — Oder man nehme ein Nösel halb Milch, halb Haberschleim, und thue noch eine Tasse voll Oehl hinzu. — Man kann auch zwey Händevoll Kleyen und ein Loth Seife nehmen, und dies in einem Maaß halb Milch, halb Wasser kochen, es durchdrücken, und noch eine Tasse Oehl hinzumischen.

Will man die erweichenden Klystire krampfstillend machen: so mische man noch ein Quentchen Laudanum liquidum, oder zwey Quentchen Theriak hinzu. Oder man koche mit dem Klystir drey klein geschnittene frische weiße Mohnköpfe.

No. 35.

Man sammle im Sommer den Schwamm von den Eichbäumen, schäle die Oberhaut ab, hämmere ihn, bis er ganz weich wird, und lege die Seite davon, die dicht unter der Oberhaut sitzt, nur so groß, daß es die Mündung der blutenden Ader bedeckt, auf die Wunde; dann aber Ein oder einige immer breitere Stücken darüber, und befestige sie mit einer Binde. Läuft der Theil vom Unterbinden sehr an, daß es der Kranke nicht ertragen kann; so lüftet man das Band ein wenig. — Ist dieser blutstillende Schwamm nicht zur Hand: so nehme man statt seiner den Bovist, der in allen Apotheken zu haben ist.

No. 36.

Essigmeth: Man nehme geläutertes Honig, ein

Pfund, und guten Weinessig, ein halbes Pfund, und koche es bis zur Dicke eines Syrups: oder mische es in der Eile durch Umrütteln nur gut untereinander.

No. 37.

Schmerzstillende Mittel: Man nehme vier gedörrete, oder zwey frische große Köpfe von dem großen weißen Mohn (Oehlmagsaamenköpfe), gieße anderthalb Nösel recht kochendes Wasser darüber, und gebe alle Viertelstunden eine Tasse warm von diesem Thee. — Oder man gebe zwey Loth weißen Mohnsyrup mit zwölf Tropfen Hofmannischem Liquor. — Oder man lasse sechszehn Tropfen von Sydenhams schmerzstillender Essenz in warmem Wasser geben. Oder man gebe ein Quentchen Theriak in Wasser aufgelöset.

No. 38.

Oehligte Brechmittel: Man gebe Leinöhl, Mohnöhl, Rüböhl, Baumöhl oder Nußöhl allein und theetassenweis. Oder man thue zu einer Kanne Milch vier Theetassen voll Oehl, schüttle es gut untereinander, und lasse oft und reichlich davon trinken. — Oder man mische zu zwey Kannen Bier ein halbes Pfund ungesalzene Butter, und vier Tassen voll Oehl, lasse es warm werden, und reichlich davon trinken.

No. 39.

Zu den mildernden schleimigten Getränken gehört die warme Milch allein, oder mit warmem Wasser vermischt; warmes Wasser, worin man Honig zerlassen hat; Molken mit Honig, oder Honig allein; Gerstenschleim, Haberschleim, Quittenschleim, allein oder mit warmem Wasser verdünnt. Einige Eßlöffel voll Sago, oder zwey Theelöffel voll Salapwurzel in einem Maaß, oder in nicht sehr gesalzener Fleischbrühe gekocht und als Suppe gegessen. — Oder man löſ't Arabisches Gummi oder Tragacant Gummi in warmem Wasser, je dicker, je besser, auf, und giebt davon. Oder man kocht einige Händevoll erweichende Kräuter No. 23., in hinreichend viel, halb Milch, halb Wasser, und giebt oft davon. — Im Nothfall läßt man auch nur warmes Wasser in reichlicher Maaße trinken.

No. 40.

Alkalinische Lauge: Man läßt vier Eßlöffel voll guter frischer Holzasche in einem Rösel warmen Wasser auflösen, und seiht es durch. — Man kann auch zwey Eßlöffelvoll Pottasche in einem Rösel Wasser auflösen und durchseihen. Oder man löse ein Quentchen Weinsteinsalz, oder ein Loth weiße Seife, oder auch nur grüne oder schwarze Seife in einem Rösel Wasser auf. (Scherf's Rettungsmittel bey Leblosen. S. 11.)

Rettungs=Röhre (s. Beck).

Riem's Geretteter (s. Ungar).

Rodach's gemordete Wöchnerinn (s. Kiesewetter).

Rom's scheintodter Pestkranker (s. Zachias).

Rößlin's scheintodte Wöchnerinn kann kein Zeichen des Lebens von sich geben.

Der Oberamtmann Rößlin erwähnt einer Frau aus seiner eigenen Familie, die als Wöchnerinn alles um sich her hörte, und doch kein Lebenszeichen geben konnte.

Um sich von diesem Zustande einigermaßen einen Begriff zu machen, erinnert Hufeland an diejenige, nicht ganz seltene, Lähmung einzelner Glieder, wo man, einem solchen Gliede auch nicht die kleinste Bewegung zu geben, im Stande ist; und wo dem Willen gleichsam aller Einfluß darauf benommen, das Gefühl aber dennoch in größter Vollkommenheit gegenwärtig ist. Was hier einen einzelnen Theil trifft, ist dort der Zustand des ganzen Körpers.

Auch werden sich vielleicht Personen, die mit hysterischen Krämpfen behaftet sind, erinnern, bei gewissen Ohnmachten etwas Aehnliches empfunden zu haben. (Rößlin's lin's kritische Versuche über Recht und Unrecht. Tübingen 1791.)

Rostock's Scheintodte (s. Hansen).

Roussel wird nach siebentägigem Scheintode gerettet.

Die Gemahlinn des englischen Obersten Roussel wurde von jedermann für todt gehalten, und nur die Zärtlichkeit und Liebe ihres Gatten rettete sie vor dem Lebendigbegraben. Er wollte sie durchaus nicht eher verlassen, als bis die Fäulniß ihren Tod bekräftigen würde. Sieben Tage lang lag sie so im Todesschlummer, und erst dann hatte ihr unzertrennlicher Gefährte den Triumpf, sie wieder erwachen zu sehen, während daß in einer benachbarten Kirche die Glocken stark geläutet wurden. (Brinkmann's Beweis der Möglichkeit, daß Einige lebendig begraben werden. S. 117.)

S.

S..'s scheintodter Dorfrichter wird durch eine Feuersbrunst gerettet.

Im Dorfe S.. in B*rn begrub man den Richter des Ortes. Da der Mann Vermögen hinterließ, so dauerte die Begräbniß-Ceremonie lange. Man kam erst spät Abends mit der Leiche auf den Gottesacker. Das ganze Dorf begleitete sie. Auf einmal sieht man die Pfarrwohnung brennen. Man verläßt die Leiche und eilt, um dem Feuer Einhalt zu thun. Der Todtengräber setzt den Sarg in das Beinhaus des Kirchhofs, und eilt, um seine Habe zu retten. Gegen die Nacht nähern sich zwey Wanderer dem Orte. Als sie sehen, daß es noch im Dorfe brennt, beschließen sie, auf dem Gottesacker, bey dem sie eben vorbeygingen, zu übernachten. Sie lagern sich in der Nähe des Beinhauses in eine kleine Capelle.

Nach Verlauf einer Stunde hören sie ein Getöse, ein Stöhnen und Seufzen. Sie werden aufmerksam, sehen um sich, und es scheint ihnen, als bewege sich etwas im nahen Beinhause. Sie nähern sich dem Häuschen, und sinken vor Schrecken fast in die Kniee. Die in dem Beinhause aufgestellten Schädel und Knochen fallen im Augenblicke ihres Eintretens zusammen und eine weiße Gestalt arbeitet unter denselben, wimmernd und seufzend. Die Wanderer erholen sich, und erblicken einen Lebenden unter den Knochen, reden ihn an, und erfahren von ihm, daß er diesen Nachmittag als ein vermeintlich Todter hiehergebracht worden, nun erwacht und Willens gewesen sey, aus dem fürchterlichen Orte zu entfliehen. Im Dunkel wäre er auf die Schädel und Knochen gestiegen, die unter seinem Fußtritte wichen, und untereinander rollten. — Die Wanderer halfen dem Schwachen aus den Todtenknochen heraus, und warfen ihm einen Mantel um. Der eine von ihnen lief nach dem Dorfe, wo er die Begebenheit dem Pfarrer meldete. Man kam ungesäumt zur Abholung des erstandenen Richters und nahm ihn wieder unter die Lebenden auf. (Wiederauflebungs-Geschichten scheintodter Menschen.)

Sachsen's Greis arbeitet sich, nach gehobenem Scheintode, aus dem Sarge hinaus.

Der verstorbene Hofprediger Gronau, zu Berlin, reisete einst durch ein sächsisches Dorf, wo er im Wirthshause zu Mittag aß. Während das bestellte Essen zubereitet ward, schlummerten er und sein Reisegefährte ein wenig in der ihnen angewiesenen Gaststube. Plötzlich wurden sie durch ein Poltern in der angränzenden Kammer aufgeweckt. Da es aber bald wieder aufhörte, so bekümmerten sie sich nicht weiter darum. Bald darauf erneuerte sich das Poltern. Es war, als ob eine hölzerne Lade von einem Tische auf die Erde herabfiele; auch glaubten sie, das Stöhnen eines Betagten zu vernehmen. Sie wollten daher in die Kammer, um zu sehen, was da vorginge, fanden aber die Thür verschlossen. Sie horchten jetzt aufmerksamer, das Stöhnen nahm zu, und näherte sich der Kammerthür.

Die Reisenden wurden nun um so neugieriger, da ihnen diese wimmernden dumpfigen Töne in einer verschlossenen Kammer verdächtig vorkamen. Jetzt kam des Wirths Tochter, und brachte das bestellte Essen. Indem die Reisenden sie mit Erkundigungen nach dem vernommenen Poltern bestürmten, ließ sich dieses und das Stöhnen lauter als bisher vernehmen. Schaudernd fuhr die Jungfer Wirthinn zusammen, schrie laut auf, ließ vor Angst und Entsetzen die Schüssel auf die Erde fallen, und lief zur Stube hinaus.

Gleich darauf stürzten Wirth und Wirthinn, todtenblaß in die Stube herein und schlossen die Thür zur spukenden Kammer auf. Welch ein Anblick, da man sie eröffnete! —

Eine hagere Gestalt, mit der Farbe des Todes im Angesichte, stand in einem langen weißen Sterbekleide vor ihnen da, und hielt sich an die Wand, als ob ihr vor dem Umfallen bange wäre. Es war — der Großvater vom Hause, der vor drey Tagen den Scheintod gestorben, jetzt aus seinem ohnmächtigen Zustande wieder erwacht war, und nun seine Kinder bat, ihn doch wieder unter die Lebenden aufzunehmen. (Wagener's Gespenster Theil 1. S. 198.)

Sachsen's Scheintodte in der Gruft (s. v. F.).

Saint-André's scheintodter Edelmann erwacht über den Zank katholischer Priester.

Herr von Saint-André erzählt von einem sechszigjährigen Edelmanne, welcher krank gelegen, in eine starke Ohnmacht gefallen, und, dem Ansehen nach, gestorben sey. Alles war zu seiner Beerdigung bereit und schon zankten zwey katholische Priester neben seinem Sarge über die reichlich bezahlten dem Verstorbenen zu haltenden Seelenmessen. Sie machten dabey einen so anstößigen Lärm, daß ein Anverwandter des Leblosen in's Zimmer treten und sie auf das Aergerniß, das sie gaben, aufmerksam machen mußte. Indem dieser jetzt aus Neugier das Gesicht des Verstorbenen aufdeckte, um zu sehen, ob es sich im Tode sehr verändert habe, bemerkte er eine geringe Bewegung in den Gesichtsmuskeln. Dieß veranlaßte ihn, eine Lichtflamme vor die Nase zu halten und die Schläfe mit Aufmerksamkeit zu befühlen. Allein er konnte weder am Athmen noch am Pulsschlage das geringste Zeichen des zurückkehrenden Lebens entdecken. Fest überzeugt, daß er sich in seiner vermeintlichen Bemerkung einer Muskelbewegung geirrt haben müsse, wollte er eben fortgehen, als er die nämliche Bewegung noch Einmal zu bemerken glaubte. Er rieb ihm daher die Nase, die Schläfe und die Lippen mit Wein und wollte ihn schon abermals liegen lassen, als er wahrnahm, daß derselbe den Wein einschlürfte, er tröpfelte ihm nunmehr dergleichen in den Mund und als derselbe einige Tropfen davon verschluckt hatte, öffnete er die Augen. Nachdem der Scheintodte gänzlich zu sich selbst gekommen war, erzählte er alles, was, während seines vermeinten Todes, zwischen den Priestern vorgefallen und gesprochen worden war, denn der Gebrauch seines Gehörs war nie unterbrochen gewesen. (Reflexions sur la nature des remèdes, par St. André 1700.)

Sandau's Scheintodter (s. Gutke).

Sander erwacht am Abend vor der Beerdigung vom Scheintode.

Zu denen, welche der Gefahr, lebendig begraben zu werden, ganz nahe gewesen sind, gehört auch der im Jahre 1788 zum zweitenmale verstorbene Pastor Sander zu Barver, einem der Inspection Diepholz gehörigen Churhannöverischen Pfarrdorfe; der nämliche Sander, welcher bis zum Jahre 1763 der Schule des Churhannöverischen Städtchens Stolzenau, an der Weser, als Rector vorstand. — Dieser Mann ward als funfzehnjähriger Knabe im Hause seiner Eltern krank, rang mit dem Tode, und — starb. — Wenigstens ward dieß erblaßte Kind behandelt, wie jede andre wirkliche Leiche. Man legte es, völlig entkleidet, aus dem Bette auf Stroh, wusch dasselbe, drückte ihm die offenen Augen zu, zog ihm das Todtenhemde an und übergab es dem fertigen Sarge. Zufällig hatte die Mutter des Kindes am Abend vor dem Begräbnißtage neben der Todtenkammer noch Geschäfte. Zitternd an allen Gliedern eilte sie zu den Hausgenossen zurück und verkündigte, daß sie vom Sarge her mit Entsetzen ein Winseln vernommen habe. Man eilte auf die Todtenkammer. Deutlich hörte man jetzt aus der engen Behausung des Knaben Töne eines Lebendigen erschallen.

Voll banger Erwartung riß man augenblicklich den Deckel vom Sarge. Anstatt eine Leiche zu erblicken, streckte der sichtbar in's Leben zurückgekehrte Knabe flehend seine Hände aus. Ohne die Zögerung, welche dem Erstaunen sonst eigen ist, empfing die zärtliche Mutter ihre geliebte Scheinleiche.

So war nun auch dieser Scheintodte den Armen des wirklichen Todes noch für viele Jahre glücklich entrissen. Die Starrsucht war bald gänzlich gehoben. Der Kranke genas unter den pflegenden Händen der Seinigen, denen er nun zweifach lieb und werth geworden war. Er lebte, nach diesem Ereignisse, noch über dreißig Jahre, als ein nützliches Glied der menschlichen Gesellschaft.

Merkwürdig mögen Einige es nennen, daß die blasse Todtenfarbe, die man während der Starrsucht an dem Knaben bemerkte, ihn nachher nie wieder verließ. — Beherzigenswerther scheint folgender Umstand zu seyn:

Als der Scheintodte in Starrsucht fiel, und ein jeder ihn für wirklich todt hielt, wollte die Krankenwärterinn ihm das Kopfkissen unter dem Kopfe wegreissen. Es wurde ihr aber von den vernünftigen Eltern des Kindes auf das Strengste untersagt.

Leider mag dieser, eben so gemeine, als verwünschenswerthe, Gebrauch schon manchem Scheintodten das Genick gebrochen, oder wenigstens den Schlagfluß dadurch befördert, den wirklichen Tod ihm zugezogen haben. Möchten alle Sterbende ihr Haupt ruhig auf's Kissen legen, und, ungemißhandelt von der grausamen Hand der Unwissenheit und des Aberglaubens, in Frieden scheiden können! (Von Hrn. Rector Pott zu Stolzenau im Hannöverischen.)

Sargdeckel von Thon.

Das vielleicht gutgemeinte, vielleicht aber auch boshaft satyrische Schriftchen: Wie sich Lebendigbegrabene gar leicht wieder aus Sarg und Grab helfen und ganz bequem herausgehen können — thut in einem durchgehends undeutschen zum Theil sinnlosen Style, von Seite 45 an, den unreifen, ja läppischen Vorschlag: „Man mache statt der Gräber Keller, „sehr tiefe, aber viele Keller, nicht gar zu weit und nicht „gar zu groß, aber immer außerordentlich tief, damit „man vor den Ausdünstungen gesichert ist. — Wenige „Särge sind immer besser, damit auch die Ausdünstun„gen von vielen Todten in Särgen keine Unbequemlich„keit verursachen; so daß man nur nach langen Jahren „wieder ein Grab öffnen darf. Die Särge bekommen „Deckel von Thon, die nicht gar zu dick gemacht wer„den. Der Sarg muß so eingerichtet werden, daß man „den Deckel in Fugen hineinschieben kann, nach welchem „man diese Fugen verpichen oder mit einer sonstigen „Materie so vermachen kann, daß keine Ausdün„stung herauszugehen möglich ist. — Der zu sich

„kommende Mensch darf einen solchen Deckel nur durch„stoßen, welches er ja leicht im Stande ist. Um aber „zu einem solchen Durchstoßen ganz gerichtet zu seyn, so „wird künftig dem im Sarge liegenden Menschen ein „spitziger Hammer mitgegeben, und derselbe neben ihm „in den Sarg gethan. Lachen wir nicht darüber?" — (Ach nein, die Leser weinen vielmehr!) „Mit diesem „Hammer nun kann der wieder zu sich kommende Mensch „den thönernen Deckel durchschlagen, und sodann ganz „bequem aus dem Sarge aufstehen und herauskommen."

„Ganz natürlich müssen aus den Kellern Treppen „heraufgehen, die Thüren dazu nicht verschlossen und „Glasthüren seyn, damit der wieder zu sich Gekommene „die Thür nur aufmachen, oder, wenn er durch einen „Zufall die Thür nicht aufmachen kann, die Gläser durch„stoßen darf." — —

„Damit kein Frevel oder Ausgelassenheit an den Thü„ren, Fenstern, Särgen oder wol gar an den Körpern „selbst geschehe, so stelle man Wachen auf die „Kirchhöfe. — Neben denen auf einen solchen „Kirchhof bestellten Wachen muß noch jemand „seyn, der fleißig die Thüren besiehet, ob sie aufgehen; „dann im Winter, wenn es Schnee oder Eis giebt, selbi„ges von dem Keller, wo ein Sarg hineingekommen ist, „wegschafft, damit der zu sich Gekommene auch dadurch „nicht gehindert sey."

„Eine solche Einrichtung wird, wie jede dergleichen „Veranstaltungen, die auf das allgemeine Wohl gehet, „anfänglich mancherley Vorstellungen leiden müssen. Ein „treuer Vater des Vaterlandes wird aber diese der „Menschheit schuldigste Verfügung durchzusetzen nicht „verfehlen, und in wenig Wochen ist durch eine „gemessene, scharfe und unwiderstehliche Ver„ordnung die Sache eingerichtet, und mein „neu erfundener Kirchhof hergestellt!" —

Mögen die Leser mir nachsichtsvoll verzeihen, daß ich sie mit dieser Jämmerlichkeit bekannt gemacht habe!!

Schallgruber (s. Wien's Rettungsanstalt).

Scheintod, Mißbrauch dieses Worts.

Eigentlich ist es ein Mißbrauch des Wortes Scheintod, wenn man einen jeden Zustand der unterdrückten Bewegung und Empfindung, mit äußerlicher Kälte vergesellschaftet, so nennet. Nicht umsonst unterscheiden die Pathologen mehrere Grade der sinkenden oder suspendirten Lebenskräfte; nämlich Ecleipsis, Leipothymia, Leiposychia, Syncope, Asphynia und Apnoia. Diese verschiedenen Grade gehörig von einander zu unterscheiden, muß der Arzt sich sorgfältig bestreben. An den Kranken z. B., welche Harmant nach Verlauf mehrerer Stunden aus der Betäubung von Kohlendampf erweckte, bemerkte er, nebst Klarheit der Augen, eine krampfhaft geschlossene Kinnlade. Wo aber Krampf ist, da ist unfehlbar Leben. Ein Barbar und Ignorant war daher der amicus male officiosus, welcher Herrn P.. (siehe P.. in Ingolstadt) die krampfhaft aufstehende Kinnlade mit Gewalt zudrückte; denn mit ein wenig Vernunft und Ueberlegung hätte er auf den Gedanken kommen müssen, ein so heftiger Widerstand, wie der, welchen er fühlte, könne bei einem noch nicht ganz erstarrten Körper nicht statt finden. — Bey der Professor-Frau in Tübingen (s. Tübingen) bemerkte Camerarius beym Abnehmen der Blasenpflaster einen schwachen Zug des Mundes, der noch Empfindlichkeit, folglich wirkliches Leben verrieth. In allen diesen Fällen war also noch kein eigentlicher Scheintod, sondern höchstens nur Syncope oder wol gar nur Leiposychia zugegen; ein Zustand der sich so sehr leicht bey Nervenkrankheiten einfindet, daß man sicher darauf rechnen kann, unter zehen Geschichten von Scheintodten werden neun eine Syncope von Nervenkrämpfen betreffen. (Metzger über die Kennzeichen des Todes. Seite 14.)

Scheintod — wer demselben mehr oder weniger unterworfen ist.

Unter den Sterbenden sind dem Scheintode und der Gefahr, lebendig beerdigt zu werden, vorzüglich Folgende ausgesetzt:

Angstvolle — Betäubte — Blatternkranke — Convulsivische — Engbrüstige — Entathmete — Entkräftete (durch Ausleerungen) — Entzückte — Epileptische — Erboßte — Erdrosselte — Erdrückte (besonders Säuglinge) — Erfrorne — Erhenkte — Erhitzte (beym Tanze) — Ermattete — Erschrockene — Erschlagene (vom Luftstreifschusse und Blitze) — Ertrunkene — Erwürgte — Fallsüchtige — Frauenzimmer — Freudetrunkene — Gebährende — Gefallene (von Höhen herab) — Gestürzte (vom Pferde) — Hypochondrische — Hysterische — Keichhustende — Kraftlose (nach körperlicher Anstrengung) — Kummervolle — Leidenschaftliche — Milzsüchtige — Nervenkranke — Neugeborne — Ohnmächtige — Pestkranke — Phlegmatische — Plötzlichsterbende — Schlaftrunkene — Schlagflüssige — Schwindliche — Sechswöchnerinnen — Starrsüchtige — Stickflüssige — Todtgeborne — Trostlose — Ueberladene (durch Nahrungsmittel) — Ungeborne (in hoch schwangern sterbenden Müttern) — Verblutete — Vergiftete — Verkümmerte — Verunglückte (in voller Lebenskraft) — Verzweifelnde — Zerquetschte. —

Dem Scheintode weniger unterworfen sind: die Alten, bey zähen, vertrocknenden Säften und mit abgenütztem, zerrüttetem Körper — diejenigen, welche an schweren langwierigen Krankheiten sterben, z. B. Schwind-, Lungen-, Wassersüchtige — die Cholerischen und Sanguinischen und das männliche Geschlecht überhaupt.

Scheintod, dessen Dauer.

Ueber die Dauer des Scheintodes — sagt Hufeland — läßt sich nichts Bestimmtes und Allgemeines sagen. So viel wissen wir, daß die Verschiedenheit des Falls und die den Tod begleiteten Umstände auch hierin eine große Verschiedenheit bewirken; aber die äußersten Grenzen dieser Möglichkeit des Wiedererwachens zu bestimmen, dazu haben wir noch nicht Kenntniß der Naturkräfte, noch nicht Erfahrung genug.

Vorzüglich muß hierbey der Vorrath von Lebenskraft und die mehrere oder mindere Energie derselben einen großen Unterschied machen, und der von Natur Schwächliche oder durch Debauchen Erschöpfte wird natürlich eher erlöschen, als der, dem noch jene Kraft in ihrer ganzen Fülle beywohnt.

Ferner die Todesart. Wer den natürlichen, das heißt, den Tod des Alters, stirbt, der stirbt am gewissesten; denn hier ist der Tod das Resultat der Vertrocknung und Destruction, die jeder Körper durch eine gewisse Dauer des Lebens sich selbst zuzieht. Eben so der Tod von Krankheiten, sie mögen lang oder kurz seyn, die die Quelle der Lebenskraft oder die Organisation edler Theile zerstören, ist entscheidend und unheilbar.

Aber nun denke man sich Personen, die durch Gram und Kummer, durch langwierige Nervenkrankheiten in solchem Grade geschwächt werden, daß sie äußerlich zu leben aufhören. Hier können die Lebensorgane noch völlig unversehrt seyn; es ist nur Ohnmacht oder ein feiner Krampf, was die Lebenswirkungen unterbricht; und es braucht nur Zeit, so wird sich die Lebenskraft, die in diesem Falle dem Tode lange widerstehen kann, wieder erholen und in Thätigkeit setzen, wie die Erfahrung lehrt. Eben so wenig darf man denen trauen, die bey völlig gesundem Körper von einem gewaltsamen Tode, es mag nun Schlagfluß oder eine äußere Verletzung, Ersaufen,

Ersticken u. s. w. seyn, sterben. Auch hier ist nur die Flamme des Lebens gehemmt, der Funke kann noch lange unter der Asche fortglimmen. Auch von Personen, die sich verblutet haben, hat man merkwürdige Beyspiele eines lange dauernden verborgenen Lebens.

So viel ist gewiß, daß das weibliche Geschlecht dem Scheintode mehr ausgesetzt ist, als das männliche, und daß daher die meisten und interessantesten Fälle dieser Art Frauenzimmer betrafen. Am leichtesten können die, die mit der hysterischen Nervenschwäche, mit häufigen Ohnmachten, Krämpfen, Abwesenheit behaftet sind, hineingerathen und vielleicht am längsten darin aushalten, und hier muß man äusserst auf seiner Huth seyn, weil das schon an dergleichen Pausen gewöhnte Leben unglaublich lange darin verharren, und doch durch die unbedeutendsten Veranlassungen wieder erwachen kann. Ja, was noch gefährlicher ist, der Scheintod kann hier zuweilen eine periodische Krankheit seyn, die mehrere Tage den Körper gegen alle Reizungs- und Erweckungsmittel gefühllos macht, und sich dennoch nach geendigter Periode von selbst wieder auflöset. Auch der erste Anfang des Lebens ist einer langen Dauer des Scheintodes fähig, und man kann nicht dringend genug warnen, neugebohrne Kinder nicht zu bald für todt zu halten. Ich weiß selbst einen Fall, wo ein geschickter Geburtshelfer, nachdem er sich mehrere Stunden vergebens mit einem todtgebohrnen Kinde beschäftigt hatte, eben wieder abreisen wollte. Ein bloßer Zufall verhinderte ihn, und mehr aus langer Weile als aus Hoffnung nahm er das kleine Geschöpf noch einmal vor, blies ihm einige Zeit ununterbrochen Athem in den Mund, und ward nicht wenig überrascht, als er denselben endlich sich wiedergeben und das Leben des Kindes völlig zurückkehren fühlte.

Endlich veranlaßt auch die Behandlung der Todten gewiß einen beträchtlichen Unterschied in der längern oder kürzern Dauer des noch übrigen Lebens. Man behandle den Todten auf die gewöhnliche Art, reiße ihn, bald nachdem er zu athmen aufgehört hat, aus dem Bette, lege ihn im Winter in die Kälte oder gar in eine eingeschloßne, verdorbene Luft, zwänge die wichtigsten Theile in enge Binden u. s. w. und man kann versichert seyn, daß der Tod, wenn er noch nicht vollkommen ist, es dadurch bald werden kann; dahingegen, wenn man den Verstorbenen noch in seiner natürlichen Bettwärme läßt, für beständige Erneuerung der umgebenden Luft und für eine ungezwungene, etwas erhöhete Lage sorgt, das gebundene Leben noch immer eine feine Nahrung erhalten kann, und die edelsten Organe längere Zeit brauchbar und biegsam, also lebensfähig bleiben werden. Wendet man nun noch überdieß einige Reizungsmittel an, so ist's ausgemacht, daß bey Vielen, die außerdem todt geblieben wären, das Leben wieder erweckt werden kann Selbst die Art des Begräbnisses ist hier von wichtigem Einflusse, und es ist mehr als wahrscheinlich, daß (wie im T. Merkur 1786. behauptet wird) der Duft der frischen Erde sehr oft das Erweckungsmittel gewesen ist, was unsre Todten wieder, aber leider zu spät, in's Leben gerufen hat.

Hieraus erhellt, wie ungleich die Dauer des heilbaren Scheintodes seyn muß, und wie unmöglich es ist, einen allgemeinen Termin festzusetzen, nach dessen Verlauf man Einen Todten wie den andern mit Sicherheit begraben kann.

Scheintodten = Anstalten (s. Leichenhaus. Talmud. Wien. Würzburg).

Scheintodten = Behandlung vieler Völker (s. Leichenbehandlung).

Scherf, Dr. Joh. Chr. Fr., schrieb:

„Anzeige der Rettungsmittel bey Leblosen und in plötzliche Lebensgefahr Gerathenen. Nach Hensler's Plane bearbeitet." Neue Auflage. (Leipzig 1788. 8 gr.) Ein sehr zweckmäßiges Noth= und Hülfsbuch, das namentlich in den Händen aller Dorf-Pastoren seyn sollte, die ihren Gemeinden gern mit Rath und That an die Hand gehen. Seite 49 bis 154 enthält den Unterricht zur Wiederbelebung der Scheintodten aller Art. Der zweyte Abschnitt von Seite 155 bis 238 belehrt zu Gunsten der plötzlich in Lebensgefahr Gerathenen.

Schlafsüchtige — wie sie im Scheintode zu retten sind.

Bleibt Jemand nach der fallenden Sucht, der Starrsucht oder den Schlafkrankheiten sehr lange wie betäubt und leblos liegen; so suche man den Kranken zuförderst wieder in die natürliche Lage zu bringen, und reibe ihn mit wollenen Tüchern (s. Rettungsmittel No. 1.), spritze ihm Wasser in's Gesicht, und reibe und wasche ihm die Schläfe, das Gesicht, die Gelenke, und hinter den Ohren mit Weinessig oder den Essigen No. 24.

Man öffne ihm, wenn er blutreichen Temperament's, das Gesicht aufgetrieben und braun und blau ist, eine Ader am Halse (No. 7.) oder doch am Arme (No. 6.). — Auch muß man ihn in ein lauwarmes Bad bringen, dem man Essig oder Wein beymischen kann (No. 4.). Wenigstens muß man die Füße in lauwarmes Wasser setzen. — Auch kann man Tücher, die in warme Milch oder in warmes Oel, vorzüglich Kampheröl (No. 31.), getunkt sind, über die Brust schlagen, und erweichende Klystire (No. 34.) setzen. Endlich blase man ihm noch Luft in die Lungen (No. 8. und 9.), und versuche Erweckungsmittel (No. 15.).

Wenn der Kranke wieder zu sich gekommen ist und wieder schlucken kann, so giebt man ihm labende Theearten (No. 20.) und läßt den Arzt Mittel gegen die Rückfälle verordnen (Vergl. Starrsüchtige.). (Scherf's Rettungsmittel bey Leblosen. Seite 143.)

Schlaftrunk bewirkt Scheintod (s. H — u.)

Schmatzen, das, der Leichen.

In der Breslauer Sammlung merkwürdiger Geschichten und zwar im 18ten Stücke (1755.) wird gehandelt: „Von dem Schmatzen und Selbstverzehren der Todten." — Es ist auch nicht zu leugnen, daß die Todten zuweilen mit dem Munde schmatzen; so wie man zuweilen auch bemerkt hat, daß sie ein ausgestrecktes Bein plötzlich krümmen und mit außerordentlicher Schnelligkeit an den Leib heranziehen. Man würde aber irren, wenn man daraus schließen wollte, daß diejenigen Leichen, welche das eine oder das andre thun, Scheintodte seyn müßten. Dieß kann vielmehr geschehen und geschieht gewiß in den meisten dieser Fälle, wenn der Verstorbene ein wahrer Todter ist. Die Sehnen eines Sterbenden sind oft krampfhaft zusammen gezogen und bleiben es, so daß die Leiche nicht ausgestreckt, sondern mit krummen Knieen daliegt. Die Leichenweiber wollen diese Lage nicht gut heißen, und finden es anständiger, wenn die Leiche lang ausgestreckt im Sarge liegt. Zu dem Ende drücken sie das erhabene Knie mit außerordentlicher Anstrengung nieder, dehnen dadurch die Sehnen gewaltsam aus, und legen eine Last auf das Knie, damit es in dieser ausgestreckten Lage erkalte, und dann auch nach Hinwegnehmung des Gewichtes so ausgestreckt liegen bleibe. Dieß geschiehet denn auch in der Regel; aber zuweilen nur eine Zeitlang, und, ehe man es denkt, springt das Knie durch die abermalige Zusammenziehung der elastisch ausgedehnten Sehnen wieder in die Höhe.

Ungefähr eben so verhält es sich mit den Sehnen und Bändern der Kinnlade. In der Regel sinkt beym Sterben eines Menschen der untere Kinnbacken herab. Die Todtenweiber haben gar viel wieder diese wohlthätige Einrichtung der Natur (welche der Schöpfer vielleicht in der Absicht traf, damit der Scheintodte sich um so leichter erholen möchte, indem der freye Zugang der Luft dadurch erleichtert wird). Daher pressen sie mit Gewalt den herabgesunkenen untern Kinnladen an den obern hinan, und legen eine Zeitlang ein Buch oder andre Sachen zur Unterstützung des Kinnes unter. Wird nachher dieß Buch hinweggenommen, so springt der Mund zuweilen plötzlich wieder auf, wodurch das oben erwähnte Schmatzen entsteht. (Verglichen mit dem Artikel: Witte.)

Schnorr's Begrabene pochen hörbar und werden nicht gerettet.

Einst starben, nach der Erzählung des Prediger Schnorr im Hannöverschen, Mann und Frau fast zu gleicher Zeit. Sie wurden, wie gewöhnlich, bey einander begraben, und man hörte schon des Nachmittags, nicht lange nach der Beerdigung, ein dumpfes Klopfen, welches aus der neuen Gruft zu kommen schien, und bis an den Abend dauerte. Vieles Volk hatte sich um den Grabhügel versammelt; aber da war auch nicht Einer, dem es eingefallen wäre, der wahren Ursache des Pochens nachzuspüren. Die Leute standen unthätig da und horchten, und erklärten sich das Gerőse unter der Erde auf die sonderbarste Art: „Die Eheleute haben sehr unzufrieden mit einander gelebt, sie können nun auch im Grabe sich nicht vertragen. — Lasset uns diesen Ort meiden, es geht hier nicht richtig zu!“ So sprach man und verließ die Grabstelle. Kein Mensch kam auf den Gedanken: „Vielleicht mag einer von diesen Todten nur scheintodt „gewesen und jetzt erwacht seyn.“ — Und doch — wer kann pochen, ohne wirkliches Leben, ohne Bewußtseyn, ohne Bewegung, ohne Gefühl! — Entsetzlich für die Unglücklichen! — (Hannöverisches Magazin vom Jahre 1792.)

Schocke's Frau zu Marburg erwacht nach dreytägigem Scheintode.

Das Eheweib des hessenschen Invaliden Schocke zu Marburg war gestorben, und, wie gewöhnlich, auf Stroh gelegt worden. Hier hatte sie schon einige Tage gelegen, als der Hauswirth den Invaliden fragte, ob er denn noch immer nicht an die Beerdigung seiner seligen Frau dächte.

„Ich habe wol daran gedacht," meinte er; „aber es ist noch zu früh, sie in die Erde zu vergraben."

„Nun — erwiderte der Wirth — will Er denn das Begräbniß anstehen lassen, bis sie in Gestank übergeht, und die Lebenden aus dem Hause hinaustreibt?" —

„Das wol nicht — gab der zärtliche Gatte zum Bescheide — aber, bis sie nach dem wirklichen Tode riecht, will ich doch warten. Ich wäre ja nicht werth, das gute Weib besessen zu haben, wenn ich es früher einscharren lassen wollte."

„Glaubt Er denn — fragte spöttelnd der Wirth — daß seine verstorbene Frau, wie Jungfer Jairus zu Kapernaum, einstweilen nur einmal ausschläft?" —

„Nun, es schlief schon eher ein Todter, und erwachte wieder" war die Antwort.

Dem Hausherrn waren dies unverständliche Worte; aber der Invalide erklärte sich ihm folgendermaßen deutlicher: „Ich bin zu Gemünden, einem Flecken auf dem Hundsrück, geboren, und erinnere mich noch sehr wohl, daß dort in meiner Jugendzeit ein Todter einstweilen auch nur einmal ausschlief. Gerade als man den Sarg, in welchen man ihn gelegt hatte, fest vernageln wollte, um ihn einzuscharren, hatte er ausgeschlafen, und erwachte vom Scheintode zum neuen Leben. Und von dergleichen bekannten Dingen hätte Er, Herr Wirth, noch nie etwas gehört? — Er ist wol nie aus Marburg gewandert." —

Der Hausherr schämte sich nicht, sondern fuhr fort, des alten Mannes zu spotten, der sein Eheweib so gern in's in's Leben hätte wiederkehren sehen. Indessen rechtfertigte diesen Wunsch der merkwürdige Umstand, daß die Verstorbene, ungeachtet der nicht kalten Jahreszeit, selbst am vierten Tage nach dem Tode, noch nicht im geringsten roch. Wirklich hatte der vorsichtige Alte endlich die unbeschreibliche Freude, sein gutes Weib zu ihm zurückkehren zu sehen. Es erwachte jetzt vom Scheintode, und verlebte mit ihm noch vier vergnügte Jahre.

Schottland's Ertrunkener (s. Harris).

Schwager, Joh. Mor., schrieb:

„Daß man durch zu frühes Begraben lebende Menschen, die man für todt hielt, auf die schrecklichste Weise tödten könne." Berlin 1792. Diese auf Verlangen der Minden-Ravensbergischen Kriegs- und Domainen-Kammer gedruckte Predigt kann mit Recht als das Muster eines gemeinnützlichen und ganz zweckmäßigen Kanzelvortrages über den Scheintod, und die Pflichten der Ueberlebenden, empfohlen werden.

Schwalbe, die, im Scheintode.

Zu mehrerer Aufklärung des Scheintodes bey dem Menschen, setzte Leidenfrost eine Schwalbe in einen gläsernen Kolben, wovon er den Hals ins Wasser setzte, um die Gemeinschaft der äußern Luft mit derjenigen, die im Kolben enthalten war, aufzuheben. Die Schwalbe lebte in der abgeschlossenen Luft 83 Minuten. Darauf bekam sie am ganzen Körper Zuckungen, fiel auf den Rücken und schien völlig todt zu seyn, indem sie ganz steif und kalt geworden war, als er sie aus dem Kolben herausnahm. Da dieselbe nun eine Viertelstunde so vollkommen todt geschienen hatte, versuchte Leidenfrost, ob er derselben nicht vielleicht das Leben wieder geben könnte. Er nahm sie in seine Hand, um durch den so vermehrten Grad der Wärme die Bewegung wieder herzustellen; er blies ihr durch den Schnabel Luft ein, und es gelang ihm auf solche Weise, die Lungen dieses Thieres wieder in Bewegung zu setzen. Die Schwalbe fing an, den Schnabel zu bewegen, Athem zu holen und zuletzt vollkommen wieder aufzuleben und in der Stube umherzufliegen.

Den folgenden Tag mußte sie wiederum dieselbe Probe ausstehen. Sie wurde aufs neue in ihren gläsernen Kerker eingesperrt, und lebte eben so lange als beym ersten Versuche, nehmlich bis zur 84sten Minute. Allein Leidenfrost konnte dießmal keine Luft in die Lungen bringen, und sie also auch nicht wieder beleben. Sie wurde daher zu einer anatomischen Untersuchung bestimmt. Er rupfte diesem vollkommen todtscheinenden Vogel alle Federn aus, welche die Brust und den Unterleib beschützen, er schnitt das dicke Fleisch, welches die Brust bedeckt, durch und hob das Brustbein dieses Vogels auf. Bey allen diesen sonst nothwendiger Weise sehr empfindlichen Verletzungen gab dennoch der Vogel nicht den allermindesten Schein des Lebens, oder einiger Bewegung. Auch zeigte sich nicht der geringste Tropfen Bluts aus den häufig verletzten Gefäßen. Allein, wie sehr ward Leidenfrost überrascht, als er jetzt wahrnahm, daß das entblößte Herz auf das Lebhafteste seine Bewegungen fortsetzte. Die Lungen waren dermaßen zusammengezogen, daß sie nicht hinderten, die Bewegungen des Herzens und seiner Gefäße gut zu beobachten. Er konnte deutlich unterscheiden, daß die Sinus der zwey großen Blutadern mit Blut erfüllt wurden, und dasselbe nachher wieder forttrieben; gleich darauf zogen sich die beyden Ohrläpplein des Herzens zusammen, und den Augenblick darauf die Herzkammern selbst. Die große heruntersteigende Pulsader wurde wechselsweise mit Blut angefüllet und zusammengezogen. Dagegen verhielten sich die Lungen in einer vollkommenen Ruhe; es waren selbige ganz zusammengezogen, blaß und an den Rücken fest angedrückt. Aus einer kleinen in die

Lunge gemachten Oeffnung floß zwar ein Tropfen Bluts, allein nicht mit dem Sprunge, womit das Blut aus einer verletzten Pulsader zu fließen pflegt. In der Leber und dem Gekröse war der Umlauf des Bluts auch sehr merklich. Als Leidenfrost die große Pulsader nahe bey der Leber öffnete, sprang das Blut aus der Verlezzung hervor, so oft sich das Herz zusammenzog. Aus der zerschnittenen Leber floß gleichfalls ganz frisches, hellrothes Blut. Da nun aus den vielfältigen Verletzungen Blut in ziemlicher Menge sich ergossen hatte, war es eine nöthige Folge, daß das Herz in seinen Bewegungen abnehmen mußte. Die Ohrläpplein zogen sich noch zusammen, als die Herzkammern schon selten mehr schlugen. Er öffnete darauf das Herz, das Blut floß aus der Oeffnung so oft, als sich das Herz zusammenzog. Doch war nicht die mindeste Erscheinung einer convulsivischen Bewegung zu bemerken, welches doch bey diesen verschiedenen Verletzungen sehr zu bewundern ist. Das Thierchen blieb in seinem tiefen Schlafe liegen, bis nach dem Ausflusse alles Bluts aus den Adern auch seine Eingeweide aufhörten, zu leben. Leidenfrost hat diese Versuche nachher öfter, und jederzeit mit demselben Erfolge, wiederholet. (Exercit. Academ. de Lethargo Hirundinis Praes. J. G Leidenfrost M. D. Duisb. 1758.)

Schwangere, scheintodte (s. v. Armfeld. Harnisch. v. K.—r. Kiesewetter. N.. Rößlin. Tübingen).

Schwenk zu Wittenberg ist in Gefahr, im Scheintode begraben zu werden.

Im achtzehnten Jahrhunderte lebte zu Wittenberg ein Glasermeister, Namens August Schwenk, der in seinem vierten Lebensjahre in großer Gefahr war, lebendig begraben zu werden. Er fiel nähmlich nach einer kurzen Krankheit in eine Art von Betäubung, so, daß man ihn für todt hielt, entkleidete und in eine kalte Stube setzte. — Schon war die zu seiner Beerdigung anberaumte Stunde da, als zu seinem großen Glücke ein Zimmermann von ungefähr in das Leichenzimmer trat. Er hörte eine schwache Menschenstimme, die einen Trunk verlangte. Er blickte umher, sah überall nirgends einen Lebendigen, trat erschrocken zum verdeckten Sarge und horchte. Da er aber jetzt weiter keine Lebenszeichen vernahm, so kehrte er, in der Meinung, sich getäuscht zu haben, wieder nach der Thür zurück, um sich zu entfernen

Indem er die Thür hinter sich zuschließen wollte, hörte er die vorige Stimme noch einmal. Jetzt glaubte er überzeugt zu seyn, daß sie von der vermeintlichen Leiche käme. Er öffnete den Sarg, nahm den Knaben heraus, und brachte ihn zu seinem Vater. Obgleich man keine deutliche Spur des Lebens an dem Kinde bemerkte, so wurden doch ungesäumt Versuche zur Wiederbelebung desselben angestellt; und bald erfreute der kleine Scheintodte die Umstehenden mit einem Lebensblicke, öffnete die Augen, regte die Hände und Füße, kam wieder zu sich, und ward, mit Beyhülfe eines geschickten Arztes, in kurzer Zeit völlig hergestellt. (Belebungsgeschichten scheintodter Menschen. Wittenberg. 1798. Seite 184.)

v. Schwichelt's Hofmeister (s. Bünting).

Selbstverzehren, das, der Scheintodten.

Man hat Beyspiele von Todten, welche im Sarge sich selbst zu verzehren angefangen haben sollen. In der That fand man dergleichen Leichen bey zufälliger Eröffnung des Sarges mit zernagten Händen und Aermen, oder mit zerrissenem Gesichte, und dabey gewöhnlich auf dem Bauche liegend, oder doch in einer Lage, die von derjenigen, in welcher sie zu ihrer Ruhestätte gebracht worden waren, gänzlich abwich. — Dieß alles kann nichts anders als eine Wirkung der Verzweifelung jener unglücklichen Scheintodten seyn, welche bey neuerwachter Lebenskraft und rückkehrender Besinnung in der Angst ihres Herzens nirgends anders, als im unwillkürlichen Selbstmorde, Erlösung aus ihrer entsetzlichen Lage finden konnten. (Siehe: Leichentuch und auch die Abhandlung: Vom Schmatzen und Selbstverzehren der Todten im 18ten Stücke der Breslauer Sammlung merkwürdiger Geschichten. 1755.)

Servien's Scheintodten-Ereignisse.

Im Jahre 1733. ertönte aus einem Dorfe in Servien an der türkischen Gränze eine unerhörte Wundergeschichte, die zu ihrer Zeit ganz Deutschland beunruhigte. In diesem Dorfe sollten sogenannte Vampyre — Blutsauger — des Nachts aus den Gräbern hervorgekommen, und die Mörder ihrer zurückgelassenen Verwandten geworden seyn Das Gerücht hiervon verbreitete sich durch die Zeitungen überall. Eine eigne vom Kaiser ernannte Commission untersuchte an Ort und Stelle diese schreckenvolle Begebenheit, ließ die Leichen ausgraben, einer jeden einen Pfahl durchs Herz schlagen, und sie durch Zigeuner köpfen und verbrennen. Die von Regiments-Chirurgen und Offizieren unterschriebene aktenmäßige Relation ward dem Prinzen von Würtemberg, als damaligem Gouverneur des Bannats, und durch ihn dem Kaiser Karl dem VI. nach Wien geschickt, ward von Bänkelsängern und Zeitungsschreibern überall abgesungen, in akademischen Disputationen ventilirt und von Predigern zu Buß- und Leichen-Ermahnungen fleißig angewandt. Der Kaiser selbst bezeigte viel Neugierde, zu wissen, was es mit diesen Wunderzeichen für eine Bewandtniß habe, und verlangte vom Dr. Beyer, einem berühmten Naturforscher, ein schriftliches Gutachten hierüber. Dieses ist aber, so sehr das Publicum auch darauf wartete, niemals öffentlich bekannt gemacht und wahrscheinlich durch den Kaiserlichen Beichtvater, nach dessen Sinne es nicht ausgefallen seyn mochte, unterdrückt worden. — Daß es mit diesen häßlichen Blutaussaugern ganz natürlich zugegangen seyn muß, versteht sich von selbst. Es kann hier nur darauf ankommen, welche von den möglichen natürlichen Erklärungsarten die wahrscheinlichste und glaubwürdigste ist. Ohne als solche die meinige, sagt Ranft, den Lesern aufdringen zu wollen, will ich sie hier folgen lassen.

Das unleugbare Factum ist: „Es standen in jenem „verrufenen Dorfe einige Servier, welche die „Gemeinde als Todte zu ihrer Ruhestätte ge„bracht hatte, wieder auf und tödteten ihre „Angehörigen." Unstreitig waren diese Auferstandenen nicht wirkliche Todte, sondern Scheinleichen, deren Scheintod vielleicht eine in besondern Umständen und lokalen allgemeinen Krankheits-Ursachen begründete Veranlassung hatte. Daher denn die an und für sich höchst seltene, fast unerhörte Erscheinung, daß vielleicht kurz hintereinander zwey oder gar mehrere Scheintodten-Auferstehungen unter ganz eigenen Umständen sich ereigneten. Vielleicht kehrten diese Scheintodten in's Leben zurück, als sie eben erst in das Grab gesenkt und noch nicht mit Erde verschüttet worden waren. — Vielleicht waren Scheintodte in eine Todtengruft beigesetzt worden, aus welcher die Wiedererwachten sich selbst retten und ohne fremde Beyhülfe zu den Ihrigen unter den Lebenden zurückkehren konnten. Angenommen, was höchst wahrscheinlich ist, die Einwohner jenes Dorfes wußten damals (im Jahre 1733) noch nichts von der Möglichkeit des Wiedererwachens der Lebenskraft beygesetzter Scheintodten — und gesetzt, ein solcher Auferstandener, oder gar mehrere derselben, kehrten im Leichen-Gewande zu den Ihrigen zurück, als diese sämmtlich noch im Trauerhause beysammen waren, und vielleicht den Nachlaß des Verstorbenen eben unter Zank und Streit theilten; gesetzt, sag' ich, sie traten in diesem Augenblicke plötzlich, auf eine Allen unbegreifliche Art, mitten in die Versammlung — sollte diese nicht, von Furcht und Entsezzen ergriffen, vor Schrecken und Verwirrung auf der Stelle des Todes seyn können? —

Und wenn nun dieser erwachte Scheintodte ein zärtlicher Haus- und Familien Vater ist wenn er nur mit höchster Anstrengung seiner kaum wiedergekehrten Lebenskraft der Gruft entging, und kaum bis zu den Seinigen auf schwachen Füßen hinzuschwanken im Stande war — wenn dieser Ohnmächtige nun wahrnimmt, wie seine urplötzliche Rückkehr aus dem Gebiete der Gräber nichts als Entsetzen, Tod und Verderben unter den geliebten Seinigen verursacht: wird er nicht theilnehmend selbst wieder dahinsinken und so hülfsbedürftig und verlassen und hülflos, wie er ist, vor Schmerz und Trauer auf der Stelle ebenfalls eine Beute des Todes seyn, dem er als Scheinleiche nur zu seinem und der Seinigen Verderben auf kurze Zeit entgangen war? — —

Wenn nun die entsetzlichen Wirkungen einer oder zweyer solcher empörenden Schreckens-Scenen den übrigen Dorf-Einwohnern zu Gesichte kamen — wenn sie mitten unter den plötzlich todthingesunkenen Familien-Gliedern auch den vor Kurzem öffentlich Beerdigten Hausvater, jetzt wirklich todt, und doch von selbst aus der Todtengruft hierher zurückgekehrt, vorfanden: was anders konnte daraus entstehen, als das unsinnige Geschwätz des abergläubischen Pöbels: „die aus der Gruft „zurückgekehrte Leiche habe blutaussaugend die Familien„glieder gemordet?" — — (M. Mich. Ranft: von dem Kauen und Schmatzen der Todten, nebst Anzeige von den Ungarischen Blutsaugern. 1734.)

Siegmund kehrt aus dem Todesschlummer in's Leben zurück.

Am Sonntage nach Pfingsten des Jahres 1778 —

schreibt der Prediger Menzel — wurde ich zu einer gefährlich kranken Hausfrau in Neidhardt, einem bey Prinkenau in Schlesien gelegenen Dorfe, gerufen. Die Kranke, Anne Rosine, verehlichte Siegmund, damals sechsundvierzig Jahr alt, wünschte, bevor sie stürbe, noch das heilige Abendmahl zu empfangen. Ich fand sie äußerst schwach und, bey stark unterbrochenem Pulse, dem Tode nahe. Uebrigens war sie bey gutem Verstande, und in einer christlichen Fassung. Nach geendigter Abendmahlshandlung nahm sie von der Welt Abschied, verlangte aus dem Bette auf eine Streu auf die Erde gelegt zu werden, und begann mit Sonnen-Untergange den Todesschlummer. Wenigstens lag sie ohne Bewegung und ohne Pulsschlag da, und man behandelte sie wie eine Todte, deckte sie bloß mit einem Tuche zu, und machte Anstalt zu ihrem Begräbnisse. Den Morgen darauf kommt's ihrem Manne vor, als ob das Tuch fast unmerklich sich bewege; er ruft seine Tochter, die lange vergeblich sich bemühet, diese Erscheinung wahrzunehmen. Ich selbst fand sie am Montage wie eine Leiche, mit fest verschlossenem Munde, tief eingefallenen Augen, mit Todtenblässe überzogen, pulslos, starr und kalt. „Sie kann nicht sterben,“ sagte die Tochter; „sie hat ein schweres Sterben,“ der Mann; und ich: sie ist ja todt! — „Sie ist nicht todt,“ fingen beide an, „nehmen Sie sich nur die Zeit, und geben Sie genau auf das Tuch Achtung. Sie werden endlich eine fast unmerkliche Bewegung desselben wahrnehmen, die oft erst in einer Stunde sichtbar wird.“ — Das ist nicht nöthig, fing ich an: haltet ihr eine leichte Feder vor die Nase! Sie thaten es, aber diese bewegte sich nicht. — „Legt ihr einen Spiegel über das Gesicht!“ Auch das geschah, aber der Spiegel lief nicht an. Andre Versuche waren mir damals noch unbekannt. Ich blieb dabey, sie wäre todt; aber ganz unerwartet bemerkte auch ich jetzt eine äusserst geringe Bewegung des über sie gebreiteten Betttuches. Nun mußte ich einstimmen: sie lebt noch! Doch hörte sie nichts.

Nach 24 Stunden richtet sie sich mit einemmale auf ihrer Streu auf, sieht sich um, weiß von Allem nichts, erzählt, wie unaussprechlich wohl ihr die Zeit über gewesen sey; spricht: nun sterb' ich nicht, fordert Speise, und — wird gesund. Sie hat nach dieser Zeit noch zehn Jahr gelebt, und starb den 30sten November 1788 an der Auszehrung, in einem Alter von 56 Jahren. (Schlesische Provinzial-Blätter 1797. Seite 155.)

Sintenis Starrsüchtiger erwacht von den Nadelstichen, womit man den Leichenputz an seinen Körper heftet.

In N.. starb ein Tagelöhner, dessen hinterlassene Wittwe ihn, nach alter, grausamer Sitte, sogleich auf das Todtenbrett legte. — Ich nenne, sagt Sintenis, diesen Gebrauch grausam, weil alle Aerzte der Meinung sind, daß unter denen, welche auf diese Art als wirklich Verstorbene behandelt werden, immer Einzelne sind, welche im warmen Bette sich wol noch einmal erholt hätten, bey denen aber nunmehr die Rückkehr der Lebenskraft, wo nicht unmöglich gemacht, doch sehr erschwert wird. — Selbst die unter dem gemeinen Manne herrschende Sage:

„daß derjenigen Leiche, die auf dem Bette noch „einmal seufze, bald einer aus der Familie nach„folge,"

rechtfertigt die Besorgnisse dieser Menschenfreunde; denn nur die vom Wahne und Vorurtheile bethörte Einfalt kann glauben, daß eine wirkliche Leiche seufzen könne, oder daß eine seufzende Scheinleiche wirklich todt sey. Doch zur Sache zurück!

Die Frau des Verstorbenen war bettelarm; doch wollte sie ihrem Manne eine letzte Ehre erweisen. Sie kleidete ihn daher des andern Tages, ihren dürftigen Vermögensumständen gemäß, an. Um jedoch nicht ein Paar neue Strümpfe aufzuopfern, wickelte sie die Beine bloß in alte Lumpen, die sie längs der Wade, wo die Nath nicht in's Auge fiel, mit der Heftnadel zusammenheftete.

Am dritten Tage, als man ihn eben der fertigen Gruft anvertrauen wollte, erwachte der bis jetzt in bloßer Starrsucht gelegene Scheintodte plötzlich, und bekam mit einmal wieder Kraft, seine bisher völlig ungelenksamen und starren Glieder willkührlich zu bewegen. Das erste, was er jetzt vorzunehmen versuchte, war — eine Züchtigung seiner Ehehälfte!

„Du unvernünftiges Weib — rief der erzürnte Wiedererwachte — Du hast beim Annähen deiner Lumpen die Heftnadel wenigstens zehnmal durch meine Waden gestochen. Jeden Stich fühlte ich; ich hätte vor Schmerz laut aufschreien, und Dich gern gleich auf der Stelle hinter die Ohren schlagen mögen, wenn ich nur gekonnt hätte."

Zugleich versicherte er, daß er bei zugedrückten Augen alles gehört hätte, was um ihn her gesprochen wäre; und seiner Aufmerksamkeit sey nichts von dem entgangen, was mit ihm vorgenommen worden sey. Indessen sey er schlechterdings nicht im Stande gewesen, dieß im Geringsten zu erkennen zu geben. Im Schmerzgefühle der Wadenstiche aber habe er in Gedanken seiner Frau zugeschworen, dafür an ihr den ersten Wiedergebrauch von seinen Gliedern machen zu wollen.

Die Aerzte, welche während seiner ganzen Krankheit nicht waren gerufen worden, nun aber, auf das Gerücht von diesem seltenen Vorgange, ungerufen hülfreich herzukamen, nannten diese Erscheinung — gehobene Starrsucht. (Sintenis Briefe über die wichtigsten Gegenstände der Menschheit. Zerbst 1796. Theil 3.)

Skuire's Scheintodte, durch Elektrizität belebt (s. Preenhill).

Spanien's allgemeiner Sarg.

Spanien ist zwar in vieler Hinsicht ein Land voll Unkultur und Wahnglauben; aber beym Beerdigen der Verstorbenen geht man dort, wenigstens in Hinsicht auf Holzersparung, vernünftiger und vorurtheilloser, als in Deutschland, zu Werke. Anstatt daß wir, der gegenwärtigen Theurung des Holzes und aller Bedürfnisse ungeachtet, jedem Verstorbenen, so fern er nur nicht bettelarm ist, ein eigenes, gewöhnlich 4 bis 8 Rthlr. werthes, bey Honoratioren oft 20 bis 30 Rthlr. kostendes Sarg mit in das Grab geben und unnützerweise verfaulen und verrosten lassen; hält jedes Kirchspiel in Spanien für alle verstorbene Erwachsene Einen öffentlichen Gemeinde-Sarg, der zu allen Begräbnissen der Erwachsenen dient. Eben so wird für denselben Zweck Ein gemeinschaftlicher kleinerer Sarg für alle verstorbene Kinder gehalten. Warum sollte auch der Todte nicht eben so gut in bloßer Erde verfaulen können? — Ist's nicht eine der unsinnigsten Holzverschwendungen, die man denken kann, mit jedem erwachsenen Sterbenden ungefähr 36 Fuß Bretter zu vernichten? — Ist der Verstorbene wirklich todt, so kann es den vorurtheillosen Ueberlebenden nicht schrecklich, nicht schauderhaft seyn, ihn unmittelbar wieder mit der mütterlichen Erde zu vereinigen; und ist der Verstorbene nur scheintodt, so werden seine Mörder es unstreitig schwerer vor Gott und ihrem Gewissen zu verantworten haben, wenn sie ihn nicht auf der Stelle, durch unmittelbare Ueberschüttung der Scheinleiche mit Erde, ermorden, sondern ihm einen Sarg mitgeben, worin der aus dem Scheintode Erwachende noch eine Zeitlang — wär' es auch nur noch ein Viertelstündchen — die scheußlichste und qualvollste aller Todesarten stirbt.

Spanien's Selbstmörder in der Gruft.

In Spanien stürzte eine alte Kirche ein. Bey Wegräumung des Schuttes kam man an ein Gewölbe, worin sich noch verschiedene zinnerne Särge befanden. Nur Ein hölzerner war darunter; nicht weit von demselben lag der Deckel zertrümmert, und nebenbey ein schon halb zu Staub gewordenes Menschengerippe. Das Gewölbe hatte ein kleines Fenster, das sehr hoch war, und nach einer menschenleeren Gegend zuging. Der Anblick des offenen Sarges, und des nicht weit davon liegenden Gerippes, führte auf die Vermuthung, daß ein Scheintodter hier beygesetzt worden, und eines höchst jammervollen Todes gestorben seyn dürfte. Bey näherer Untersuchung stieg diese Vermuthung zur Gewißheit; man las nämlich auf einem der zinnernen Särge folgende Geschichte, von dem Unglücklichen selbst in den Tagen seines Dahinsterbens, mit dem metallenen Crucifixe, das man ihm mitgegeben hatte, in das Zinn gegraben:

„In starrer Sinnlosigkeit begrub man mich. Mein zinnerner Sarg war noch nicht fertig; man legte mich einstweilen in einen hölzernen, um erst nach der Hand diesen in jenen zu schieben. So hörte ich diejenigen sprechen, die mein Begräbniß besorgten, ohne daß ich ein sichtbares Zeichen des in mir schlummernden Lebens geben konnte. Man begrub mich, verschloß das Gewölbe, und entfernte sich. Bey meinem Erwachen, oder vielmehr bey der Wiederkehr meiner Bewegungskraft, stieß ich mit Gewalt den Deckel vom Sarge, und suchte Rettung. Nur ein schwaches Licht fiel durch das Fenster auf die um mich stehenden Särge herab. Die Höhe des Fensters machte es mir unmöglich, zu demselben zu kommen. Die Thür war fest verschlossen. Ich schrie aus allen Kräften, aber ich wußte, daß man mich nicht hören konnte, wußte, daß nicht eher Menschen in das Gewölbe kommen würden, als bis der zinnerne Sarg verfertiget seyn werde. Dieser Gedanke war noch mein einziger, schwacher Trost. Von meiner Krankheit noch nicht hergestellt, durch die Anstrengung meiner Kräfte ermattet, und ohne die geringste Nahrung, konnte ich nichts anders, als das schrecklichste Ende erwarten. Mit jedem Athemzuge athmete ich pestilenzialische Luft, mit jeder Minute fühlte ich mich schwächer. Die Lunge versagt mir den Dienst; meine Zunge lechzet nur. Ich trank meinen Harn und aß meinen Unrath. Mein Speichel wird immer schärfer, schneidende Schmerzen empfinde ich im Unterleibe. Auf Vieren krieche ich nun zu diesem Sarge, und schreibe meine Geschichte mit dem metallenen Bilde des Gekreuzigten, der mir gewiß vergeben wird, wenn ich meine unaussprechlichen Leiden durch eigene Handanlegung ende. Ja, Erbarmer dort oben, sieh' auf mich Elenden verzeihend und gnädig herab! Mit diesem Leichentuche will ich mich erwürgen; die leidende Kraft in mir ist erschöpft; das Maaß ist voll; — ich ende."

Dieß las man auf dem Sarge. — Das Leichentuch hing noch zusammengeschürzt um den Hals des Gerippes (Wiederauflebungs-Geschichten scheintodter Menschen. S. 53.)

Spanier, der empfindungslose, durch den Geruch erweckte.

Metzger erwähnt der Geschichte eines in Ohnmacht gesunkenen Spanier's, welcher durch kein anderes Mittel erweckt werden konnte, als durch den Geruch des Menschenkoths, der so kräftig auf seine Geruchsnerven wirkte, daß er sogleich ganz entzückt aufrief: „Aria di Madrida!" — Aber vielleicht ist diese Erzählung nichts, als die Erfindung eines Satyrikers, der seinen Afterwitz an einem der Menschheit weniger wichtigen Gegenstande hätte üben sollen.

Spener, Dr., schrieb:

„Concilia theologica." Pars III. Epist. XLI. p. 119.

erzählt mehrere Beyspiele von wiedererwachten Scheintodten, namentlich vom Klopfen in den Särgen.

Spener's Urtheil über den Scheintod.

Man weiß, wie unverantwortlich man ehemals mit dem Begraben der Todten eilte. In der erneuerten Kursächsischen Kirchen-Ordnung galt es für ein weises Polizeygesetz des Kurfürsten August, „daß man die Todten wenigstens 12 Stunden im Hause behalten sollte." Man vergesse hierbei nicht, die vormals so oft wiederkehrende Pest in Anschlag zu bringen, wo der Scheintod so häufig, und der Irrthum, Lebende als Todte zu begraben, so leicht begangen ist; und man wird sich nicht wundern, daß das Poltern in den Gräbern ein eigner Artikel in dem damals so herrschenden Gespensterglauben wurde.

Oft suchte man, wenn sich ein bedeutendes Geräusch in einem Grabe hatte hören lassen, im Befragen berühmter Gottesgelehrten einen Aufschluß. Und was antwortete der einsichtsvolle Dr. Spener zu Frankfurt am Main im Jahre 1676, einem seiner Correspondenten, der ihn wegen des öftern Klopfens im Grabe, das seit einem Jahre an seinem Orte gehört wurde, um Rath gefragt hatte?

„Darinnen bin ich mit Euch vollkommen einverstan„den, daß bei dem geringsten Geräusche, die Särger und „Gräber sogleich geöffnet werden müssen. Ich berufe „mich auf das Zeugniß meiner Freunde, die dies sehr „oft aus meinem Munde gehört haben müssen, wie sehr „ich schon lange davon überzeugt gewesen bin, daß weit „mehr lebendig begraben werden, als man gewöhnlich „glaubt. Darum sollten die Aerzte mit größerm Eifer „die Kennzeichen des Scheintodes studiren, und die Krank„heiten unterscheiden lernen, die diesem Zufalle am mei„sten ausgesetzt sind. So habe ich immer geglaubt, daß „Weiber, die von hysterischen Zufällen litten, nicht mit

„Sicherheit vor dem fünften Tage beerdigt werden könn„ten. Ich darf mich hier nur auf das Beyspiel einer „Frau berufen, die in Köln wieder lebendig wurde, „und einer andern, der eben dieß im Brandenburgischen „widerfuhr."

Hier folgen nun im Spener'schen Gutachten noch einige andre Beyspiele, und eine sehr feine Beobachtung über die narkotische Kraft gewisser Krankheiten, die alle Empfindung betäube, und nun schließt er:

„Da hieraus deutlich erhellt, daß manche auch noch „im Sarge leben können, so bin ich der Meinung, daß „die Oeffnung der Gräber nicht allein erlaubt sey, „sondern auch geschehen müsse, wo nur der geringste „Verdacht einer Wiederauflebung Statt findet, welcher „doch, bei einem gehörten Geräusche, schon sehr stark „da ist. Menschenmord wäre es unter diesen Umstän„den, das Grab nicht sogleich zu eröffnen. Ich kenne „die frommen Bedenklichkeiten, die man gegen das Wie„deraufleben vorschützt, und verachte sie. Wie könnte „Gott solches Spielwerk zulassen. Soll es ein Anzei„chen seyn, nun so muß es um so genauer untersucht „werden, damit nicht etwas sehr Natürliches dahin ge„rechnet werde. Wo das Leben eines Menschen auf „dem Spiele stehet, da hat der Aberglaube keine Stim„me. Und sollte nicht selbst in dem an vielen Oertern „gebräuchlichen nochmaligen Eröffnen des Sarges, ehe „er an's Grab gebracht oder versenkt wird, ein Finger„zeig für uns liegen, daß man glauben müsse, der Tod„te, der gewöhnlich kurz nach dem Verscheiden in den „Sarg verschlossen wird, könne beym plötzlichen Anwe„hen der frischen Luft vielleicht ein kleines Kennzeichen „des in ihm noch verborgnen Lebens von sich geben, „und so noch gerettet werden?"

So vernünftig beurtheilte diese Sache schon vor 130 Jahren der wackere Spener in den nach seinem Tode herausgegebenen Consiliis Theologicis Latinis, P. III. ep XLI. p. 119.

Stådterinn, die scheintodte, erwacht im Grabe und stirbt daselbst.

Zu Stadt am Hof, einem an der Donau gelegenen Städtchen, Regensburg gegenüber, fiel im Jahre 1785 ein junges, blühendes Mädchen, wahrscheinlich vom Schlage gerührt, plötzlich vor ihrem Kleiderschranke zu Boden. Da auf die in der Eile angebrachten Mittel kein Zeichen des Lebens erfolgte, so wurde die Verstorbene als wirklich todt betrachtet, und Tages nachher auf dem Domkirchhofe beerdiget.

In der Nacht darauf hörte der Todtengräber, der eben beschäftigt war, ein in der Eile bestelltes Grab zu machen, ein unterirdisches, dumpfes Getöse Dieß räthselhafte Geräusch schien ihm aus der Gruft des zuletzt beerdigten Mädchens zu kommen. Den Mann ergriff darüber ein ihm sonst fremdes Grausen und Entsetzen, und er flüchtete so geschwind als möglich in seine Wohnung.

Indessen ging er bald darauf, in Gesellschaft eines andern, beherzten Mannes, auf's Neue an seine Arbeit. Man horchte im Vorbeigehen bei dem Grabhügel der Unglücklichen, weil sein Gefährte sich nicht hatte überzeugen können, daß er wirklich jene Schreckenstöne von daher vernommen habe. Wie sehr entsetzten sich beyde, als sie auch jetzt noch, wiewol schwächer, das unterirdische Geräusch vernahmen. Jetzt erst kamen sie auf den Gedanken, ob es nicht gar möglich sey, daß die gestern Begrabene nur scheintodt gewesen, und wieder zu sich gekommen sey.

Sie zeigten die Sache höhern Orts an, und bekamen Befehl, das Grab zu öffnen. Es geschah; das unglückliche Mädchen lag auf der Brust, hatte die Finger blutig gekratzt, das Gesicht zerfleischt, den Mund voll Blut,

und

und war nun, da die Hülfe zu spät kam, unter tausend Höllenqualen, wirklich verschieden. (V. Dr. Knigge.)

Stannerdorf's Handwerker fällt vom Thurme in's Wasser, und wird aus dem Scheintode in's Leben zurückgebracht.

Im Sommer 1771 stürzte zu Stannerdorf im Oestreichischen ein Handwerksmann von dem Schloßthurme, 206 Schuhe hoch, herunter. Er fiel auf das Schloßdach, und von da in den unten befindlichen Fischteich, worin er bald zu Boden ging. Eine Viertelstunde nachher zog man ihn heraus, aber es zeigte sich nicht das mindeste Zeichen des Lebens an ihm. Man behandelte ihn indessen wie einen Scheintodten. Es floß ein wenig Wasser aus dem Munde, als man seinen Kopf in eine herabhängende Lage brachte. Seine Erwärmung geschah in der damals heftigen Sonnenhitze. Wie ihm die Halsbinde, womit der Hals zusammengezogen war, aufgelöset wurde, hub er an, entsetzlich zu brüllen, und aus allen Kräften Athem zu schöpfen. Man zog ihm das nasse Gewand aus, legte ihn in ein Bett, und brachte es durch fortgesetzte chirurgische Behandlung dahin, daß er in kurzer Zeit vollkommen gesund ward. (De Hän über die Art des Todes der Ertrunkenen, Erhenkten und Erstickten, Wien 1772.)

Starrsüchtige und andre aus unbekannten Ursachen Scheintodte — wie sie zu retten sind.

Wenn sehr vollblütige, blühende Leute ein heftiges Fieber haben, so überfällt sie zuweilen plötzlich eine Starrsucht, die man an der übermäßigen Steifigkeit der Gelenke, und der äußerst heftigen Kälte des Körpers erkennen kann. Hier ist zuförderst eine Lüftung des Blutes (s. Rettungsmittel No 6.) nöthig; alsdann muß man den Kranken mit warmen Tüchern reiben (No. 1.), seine Füße in ein lauwarmes Bad setzen, und die fernern Mittel dem Arzte überlassen.

Bey den Personen, die einen P o l y p e n — ein Fleischgewächs — am Herzen, oder in den großen Adern, oder die einen P u l s a d e r g e s c h w u l s t oder ein G e s c h w ü r im L e i b e haben, wird oft der Umlauf des Blutes gehemmt, und der Kranke sinkt plötzlich in eine dem Tode ähnliche Ohnmacht. Wenn daher jemand oft Beängstigungen, Herzklopfen, einen aussetzenden Puls und Ohnmachten hat, und jetzt plötzlich todt dahinstürzt; so muß man m i t d e r B e e r d i g u n g n i c h t e i l e n; sondern erst versuchen, was ein A d e r l a ß a m H a l s e (No. 7.), das R e i b e n d e r B r u s t, des Unterleibes und der Glieder (No. 1.), das Einblasen der Luft in die Lungen (No. 8. und 9.), für sein Leben thun können. — Man muß auch noch erweichende und krampfstillende Klystire (No. 34.), auch hernach, wenn diese nicht helfen wollen, reizende (No. 11.) und selbst Tobacksklystire (No. 12.), versuchen. — Erholt sich der Kranke, so giebt man ihm labenden Thee (No. 26.).

Weder durch den völligen Mangel des Athemholens, des Pulses, und der Bewegung, noch durch die Steifigkeit der Gelenke, die Kälte des ganzen Körpers, die mit Schleim überzogenen oder gebrochenen Augen, den aufstehenden Mund, die herunterhangenden Kinnbacken, sollte man sich zu dem gefährlichen Schlusse verführen lassen, als sey der Körper vollkommen todt. Denn, bey aller dieser Aehnlichkeit mit einer wirklichen Leiche, kann das Herz doch noch das Vermögen behalten haben sich wieder zusammenzuziehen, und noch läßt es sich nicht mit Gewißheit bestimmen, w i e l a n g e dieser unvollkommene Tod anhalten kann. W e n n m a n d a h e r e i n e n d e m A n s c h e i n e n a c h t o d t e n M e n s c h e n f i n d e t, und derselbe auch durch das Vorhalten flüchtiger Geiste (No. 25.), bey dem Stechen in die Spitzen der Finger und Zehen ꝛc. kein Lebenszeichen von sich geben sollte, er aber doch, bey guter Gesundheit, zufällig und plötzlich in diesen Zustand gerathen wäre, oder wenn man noch keinen Leichengeruch und keine Spuren der Fäulniß an ihm finden sollte — kurz, wenn auch nur der geringste Verdacht statt fände, daß ein solcher Mensch vielleicht nicht völlig todt sey, so darf man ihn (zumal, wenn derselbe ohnehin der Ohnmacht oder andern Zufällen unterworfen, oder entkräftet oder schwächlich gewesen wäre) nicht so bald begraben; sondern man muß, weil viele, die in eben dem leblosen Zustande lagen, zuweilen bald, zuweilen erst nach einigen Stunden, wieder in's Leben gebracht worden sind, sogleich einen Arzt oder Wundarzt rufen, und während der Zeit den scheintodten Menschen an einen luftigen Ort oder in ein geräumiges, nicht heißes, Zimmer bringen, ihm frische Luft zuwehen, und Wasser mit einiger Gewalt in das Gesicht spritzen.

Man muß ihn, wenn er bekleidet ist, eiligst entkleiden und den ganzen Leib mit rauhen, warmen Tüchern reiben, die Fußsohlen und hohlen Hände bürsten, den Unterleib drücken und streichen, ihm gelind in den Rücken klopfen und die Gelenke sanft bewegen. Auch kann man die Nerven der Nase reizen und ein Niesen zu erwecken suchen (No. 14.), die Schläfe und hinter den Ohren mit Essig (No. 24.), oder flüchtigen Geisten (No. 25.) reiben. — Man muß ihm Schlund und Hals mit einem in Oehl getunkten Federbarte reizen (No. 13) und vorzüglich ihm anhaltend Luft in die Lungen blasen (No. 8. und 9.).

Auch scharfe, reizende Klystire (No. 11.) oder Tobacksrauchklystire (No. 12.) sind nöthig. Während dieser Handleistungen können des Körpers niederhangende Beine in ein warmes Fußbad gesetzt werden. Zugleich kann man auch Ermunterungsmittel (No. 15.) versuchen, den Körper auch von außen erwärmen (No. 5.), Blasenpflaster (No. 21.) legen und große Schröpfköpfe (No 22.) auf den Nabel und an die Fußsohlen setzen. — Sollte der Scheintodte nach Stundenlang fortgesetzten Hülfsleistungen noch kein Lebenszeichen geben, so könnte man ihn in ein warmes Bad (No. 4.) bringen, oder ihn in ein Aschenbett (No 3.) legen.

Sollte der Kranke wieder zu sich kommen: so giebt man ihm labende Theearten (No. 20.) und Stärkungen (No. 19.) oder, wenn er zu schwach ist, Erweckungsmittel (No 18.), bis der Arzt das Weitere verordnet.

Wenn aber auch die Wiedererweckung durch die Kunst nicht erfolgen sollte; so muß man eine solche Person dennoch nicht zu früh beerdigen; sondern sie in ein luftiges, geräumiges Zimmer, durchaus nicht in eine dumpfigte, kalte Kammer bringen, noch weniger in verschlossene Särge legen. Man muß ferner das Zimmer mit Essig besprengen, und den Leichnam in erwärmte Tücher hüllen, die immer abgewechselt und frisch gewärmt und mit Salmiakgeist bespritzt werden. Niemals aber darf der Körper eher begraben werden, als bis sich der wahre, fauligte Todtengeruch äußert, der Leichnam aufläuft und schwarzblaue, faulende Todtenflecken bekommt. (S. auch Schlafsüchtige — Pestkranke.) (Scherf's Rettungsmittel bey Leblosen. S. 148.)

Struve, Dr. Chr. Aug., schrieb:

a) Rettungs-Tabellen. (Der edle Franz Anth. Graf v. Magnis ließ sie in's Böhmische übersetzen und bloß in Böhmen 26,000 Abdrücke davon vertheilen.)

b) Galvanodesmus, ein besonderer, in Krankheiten nützlicher, leicht transportabler und unverzüglich anwendbarer, galvanischer Apparat. 1804.

c) Lebensprüfer oder Anwendung des von ihm erfundenen Galvanodesmus, zur Bestimmung des wahren von dem Scheintode, (des wahren Todes und des Scheintodes,) um das Lebendigbegraben zu verhüten. Mit einem Kupfer. Hannover 1805 (Eine Erfindung, die dem menschlichen Geiste alle Ehre macht und für die Menschheit äußerst wohlthätig ist. Aber eben darum sollte der leicht nachzuahmende Apparat, der, unter den Augen des Erfinders zu Görlitz verfertiget, Funfzehen RThaler kostet, für diejenigen wohlfeiler nachgeahmet werden, welche diese Ausgabe nicht bestreiten können und der Menschheit doch gern nützlich werden möchten; z. B. für Pfarrer auf dem Lande.)

d) Eine Empfehlung der Hufeland'schen Leichenhäuser, zu deren Errichtung auf den Dörfern steht in Collenbusch's Rathgeber für alle Stände. Band 1. Seite 64.

Struve's Galvanodesmus.

Um den Galvanismus zur Unterscheidung des wahren Todes vom Scheintode, und zur Verhütung des Lebendigbegrabens anzuwenden, bedarf man eines bequemen Apparats. Die Voltaische Säule, wie sie gewöhnlich zusammengesetzt wird, ist nicht bequem genug zu diesem Zwecke, läßt sich auch nicht gut transportiren. (So sinnreich auch der vom Dr. Heidmann angegebene Apparat ist, dessen er sich bisher zu unserm Zwecke bediente; so hat er doch den Fehler, daß er wegen der Größe des Volumens, die er einnehmen muß, nicht bequem bey sich zu führen ist.) Außerdem erfordert das jedesmahlige Aufbauen der Säule zu viele Zeit; überdies kann man mit einem solchen Platten-Apparate nicht bequem agiren. Durch den von Dr. Struve erfundenen, und nachher im Apparate verbesserten, Galvanodesmus sind diese Schwierigkeiten beseitigt. Seit der ersten Bekanntmachung dieses Apparats in dem Buche „Galvanodesmus, ein besonderer, in Krankheiten „nützlicher, leicht transportabler und unverzüglich an-

„wendbarer galvanischer Apparat, von Chr. August „Struve, M. Dr. 1804." — hat der Erfinder seinen Galvanodesmus beträchtlich verbessert, so daß ihn jeder Kenner, der Versuche damit anstellen sah, vollkommen brauchbar fand.

Dieser Apparat besteht aus Konen, deren zwey, der eine von Kupfer, der andere von Zink, an ihren Flächen zusammen legirt sind. An beiden Enden haben sie Oehre, an welchen sie mittelst Bindfaden Stück vor Stück an einander gereihet werden; und zwar so, daß das Zink-Ende jederzeit dem Kupfer-Ende entgegengesetzt ist. Da sowohl die Masse als die Breite der sich berührenden Flächen der Metalle im Verhältnisse zu dem Stärkegrade des Galvanismus steht, so haben diese Konen anderthalb bis zwey Zoll im Durchmesser.

Zur Befestigung einer solchen Kette dient ein hölzerner Schraubestock, welcher sie trägt, und bequem an einen Tisch oder Stuhl angeschraubt werden kann. An dem obern Theile desselben ist eine hölzerne Stange von 12 Zoll Länge angebracht, welche herausgenommen werden kann. An dem obern Ende dieser Stange ist ein Loch befindlich, durch welches ein Metallstab, von gehöriger Stärke, ungefähr 4 bis 5 Zoll lang, gesteckt wird; dieser macht die Verbindung zwischen zwey parallel laufenden Ketten. Dieser Metallstab hat an seinen beiden Enden kleine Löcher, in welchen die Kette hängt und an dem untern der Kette sind zwey Leiter von gewöhnlicher Form. Will man die galvanische Leitung z. B. vom Munde zum Auge anbringen, so wird der Eine Leiter mit seinem Ende bis an den Gaumen gebracht, um noch eine größere Fläche zu armiren. Dieser Leiter hat an seinem Ende ein kleines Stück Metall, welches man in den Mund bringt, damit eine größere Fläche des innern Mundes armirt wird. Der andre Leiter, für das Auge, hat an der Spitze einen kleinen Knopf.

Wenn man entfernte Muskeln, die man mit den beyden Enden der Kette nicht erreichen kann, in die galvanische Kette schließt, so bedient man sich metallener Leitungsdräthe von Kupfer.

Es ist ein beträchtlicher, bey der Anwendung selbst sehr zu statten kommender, Vorzug des Galvanodesmus, daß die Ketten selber die Leitung machen; daher man das Instrument selbst unmittelbar an den Körper anbringen kann.

Zur Zwischenleitung zwischen den Doppelkonen bedient man sich der Tuchfleckchen oder Läppchen von Leinwand. Weißes Tuch dient dazu am besten, nachdem es zuvor in Lauge ausgekocht worden ist; weil Farbe und Unreinigkeit der Wirkung hinderlich sind. Diese Fleckchen sind mit Rundschnüren und kleinen Knöpfchen versehen, damit man sie bequem und geschwind um die Konen binden kann; beym Gebrauche dieses Apparats werden die Fleckchen in eine Kochsalz- oder noch besser in eine Salmiak-Auflösung getaucht.

Der ganze Apparat ist in einem blechernen Kästchen von 12 Zoll Länge, 5 Zoll Tiefe und 6 oder 8 Zoll Breite befindlich. Dieses Kästchen ist, zur Verhinderung des Rostens, das die Wirkung schwächt, lackirt. Der übrige Raum im Kästchen wird mit Tuche ausgefüllt, um das Reiben des Metalls zu verhüten.

Noch ist zu merken, daß die beiden parallel laufenden Ketten einander entgegengestellt seyn müssen, so daß an der Einen Seite das Kupfer-Ende oben an dem metallenen Querbalken, so wie an der andern das Zink-Ende befindlich seyn muß. (Siehe Galva.)

v. Switen's Todtgeborner.

Die meisten sogenannten todtgebornen Kinder sind nur scheintodt, ob sie gleich mehrere Stunden in diesem Zustande seyn können. Van Switen erzählt, daß ein

Kind, mittelst des Kaiserschnitts, 48 Stunden nach dem Tode der Mutter lebendig zur Welt gebracht worden sey.

v. Switen's Verbluteter erwacht vom Scheintode.

Nicht auf alle starke Verletzungen der großen Pulsadern folget eine nothwendig tödtliche Verblutung. Gewöhnlich fällt ein solcher Verwundeter in eine tiefe Ohnmacht, wenn der größte Theil seines Bluts zur Wunde ausgeflossen ist. Das Herz treibt daher das wenige zurückgebliebene Blut nicht mehr nach der Wunde. Es bekommen also die verletzten Theile der Pulsader Zeit, sich zusammenzuziehen; zugleich gerinnet das Blut in der Oeffnung der Ader, bildet einen Pfropfen und bewirkt dadurch, daß nachher der Rest des Bluts aus der Wunde nicht ausfließen kann. Diese Ohnmacht ist zuweilen so stark, daß der Mensch vollkommen todt scheint, der doch ganz gewiß wieder genesen wird, wenn man nur nicht durch reizende Sachen sein Herz zu sehr zur Bewegung stimulirt. In diesem letzten, unglücklichen Falle aber wird die Bewegung des Herzens starker, als der zurückgebliebene Pfropfen ausstehen kann; und es muß dann nothwendig alles Blut weglaufen und der vollkommene Tod erfolgen.

Der berühmte kaiserliche Leibarzt, Freyherr van Switen, führt nach Boerhave folgendes merkwürdige Beyspiel von einem solchen Scheintodten an: Ein Bauer wurde im Wirthshause mit einem Messer unter der Achsel verwundet und die Achselpulsader zerschnitten. Da diese Pulsader nun ziemlich groß ist und dem Herzen nahe liegt, so mußte nothwendig das Blut mit einer erstaunlichen Geschwindigkeit herauslaufen. Der Verwundete fiel bald nachher zur Erde; man glaubte, er wäre vollkommen todt, und legte ihn auf Stroh. Am folgenden Tage sollte die gerichtliche Besichtigung seiner Wunde gehalten werden. Diejenigen, welche hierzu bestimmt waren, fanden noch einige Wärme in der Gegend des Herzens, sonst aber nicht das allermindeste Zeichen des übriggebliebenen Lebens. Sie verschoben daher die Oeffnung der vermeinten Leiche noch einige Stunden und sahen zu ihrer größten Verwunderung, daß der Verletzte nach und nach anfing, sich zu erholen, da sie ihn doch vorhin für vollkommen todt gehalten hatten. Er behielt einige Zeit ein fast nur unmerkliches Leben, wurde aber doch nach und nach vollkommen hergestellt; außer, daß der verwundete Arm ganz geschwunden und wie eine Mumie zusammengetrocknet war. Man sieht hieraus, wie viele Verletzte auf Schlachtfeldern begraben werden mögen, die wirklich noch leben und unter glücklichern Umständen mit geringer Mühe wieder hergestellt worden seyn würden. (Commentat. in Boerhavii Aphorism. Hildburghausen. Thl. 1. S. 235.)

Syncope (s. Scheintod).

T.

Talmudisten-Bekenntniß und Verordnung.

Die Talmudisten selbst fordern, nach Markus Herz,*) die jüdische Nation auf, die übereilten Beerdigungen einzustellen:

„Man bewache die Todten bis drey Tage; denn es
„geschah einst, daß ein solcher Bewachter aufstand
„und noch fünf und zwanzig Jahre lebte. So auch ein
„Anderer, der nachher noch fünf Kinder zeugte."

Täuschung der Kennzeichen des wirklichen Todes.

Man darf sich nicht verwundern, daß besonders im Mittelalter, wo man noch sehr unbekannt mit der Beschaffenheit des menschlichen Organismus war, und wo besonders viele bösartige Seuchen und Pesten die Tod-

*) Ueber die frühe Beerdigung der Juden. Seite 8.

ten an manchen Orten häuften, und diese daher bald begraben wurden, so viele Beyspiele Lebendigbegrabener vorhanden waren. Aber zuweilen ist auch der Scheintod so täuschend, daß selbst erfahrne Aerzte sehr ungewiß waren, oder einen wirklichen Tod vermutheten. Wie unzuverlässig sind vollends die meisten Kennzeichen des Todes an sich betrachtet! Beynahe alle die äußerlichen Veränderungen, welche wir an Leichen sehen, können sich an einem lebendigen Menschen ereignen, mit Ausnahme der wirklichen Fäulniß. Wie wenig zeigt das Außenbleiben des Athemholens an, da Ertrunkene über eine Viertelstunde lang unter dem Wasser liegen konnten, ohne zu athmen; da sehr oft bey Scheintodten, während einer zu ihrer Herstellung mehrere Stunden fortgesetzten Behandlung, keine Spur des Athemschöpfens war! Der Puls kann vollends ausbleiben, oder vielmehr so schwach gehen, daß man ihn nicht fühlt; zuweilen ist er kaum noch in der Gegend des Herzens, aber nicht im mindesten am Handgelenke fühlbar; und gewöhnlich begnügt man sich, ihn an der letztern Stelle zu untersuchen. Die Wärme kann gänzlich von der Oberfläche des Körpers verschwunden seyn, und die Gliedmaaßen sich wie ein kalter Marmor anfühlen lassen, wie bei Erfrornen oder beym Scheintode durch Krämpfe. Die Steifigkeit des Körpers und Unbiegsamkeit der Glieder kann eben so wohl von Krämpfen, als von einer wirklichen Todeserstarrung erfolgen. Der untere Kinnbacken kann herabhängen, oder geschlossen seyn; beydes ist von keiner Bedeutung. Blaue Flecken und Streifen an mehreren Theilen des Körpers bemerkt man zuweilen in skorbutischen und fauligten Krankheiten; und nur ein geübtes Auge kann sie von den sogenannten Todtenflecken unterscheiden. Die Gefühllosigkeit gegen Reize geht in manchen Nervenkrankheiten, z. B. in der Starrsucht, so weit, daß Nadelstiche, und selbst Brennen mit einem glühenden

Eisen nicht empfunden werden; noch weniger dürfte in diesem Zustande der höchsten Unempfindlichkeit der Scheintodte während der Handlung des Waschens und Ankleidens erwachen. Wurde doch, wie Winslaw erzählt, von der Akademie der Wissenschaften zu Paris ein Soldat untersucht, dem ein glühendes Eisen keine Empfindung des Schmerzens verursachte.

Der sogenannte Leichengeruch ist eben so wenig zuverlässig; man hat ihn bey fauligten Krankheiten sogar in der Periode der Genesung bemerkt (Siehe: Creve's Todtengeruch).

Teutscher Merkur.

„No. 5. des Jahres 1790 enthält einen Aufsatz „über die Ungewißheit des Todes," wodurch die Scheintodten-Angelegenheit sich ganz vorzüglich der allgemeinen Beherzigung in Deutschland empfahl.

Thiery — schrieb:

„La vie de l'homme respectée et défendue dans ses derniers momens; ou instruction sur les soins, qu'on doit aux morts, et à ceux, qui paroissent l'être." Es ward unter dem Titel „Ueber die Beerdigung der Todten" — aus der französischen Urschrift in's Deutsche übersetzt. (8. Hannover 1788.)

Thiery's Leichenhaus (s. Leichenhaus).

Tibet's Scheintodten (s. Leichenbehandlung).

Titius und Hebenstreit über die Furcht, nach dem Begraben im Sarge wieder aufzuleben.

Der Dr. S. C. Titius nennt im Neuen Wittenbergischen Wochenblatte (1793 Seite 28) die Furcht vor dem Scheintode, und namentlich vor dem Erwachen vom Scheintode in dem schon in die Gruft gebrachten Sarge, eine eitle Furcht. Er giebt sich die Miene, als ob er ruhig und vorurtheilslos über diesen für die Menschheit so interessanten Gegenstand der Untersuchung nachgedacht und nach wissenschaftlichen Grundsätzen durchaus beruhigende Resultate gefunden habe. Wir wollen aus seinem weitschweifigen Aufsatze unter dem Zeichen A. einen treuen Auszug liefern — uns nur hier und da eine eingeschaltete Hinweisung auf des Herrn Doctors Inconsequenzen, Irrthümer und Trugschlüsse erlauben; nächstdem aber unter dem Zeichen B. die Widerlegung oder Berichtigung des Dr. und Professor's Hebenstreit nachfolgen lassen.

A.

Der Doctor Titius behauptet:

1) „Im Allgemeinen ist zwar die Möglichkeit nicht abzuleugnen, daß in scheintodten Personen bedingungsweise die Erneuerung des Lebens erfolgen könne; aber etwas ganz Anders ist's, ob auch ein Scheintodter, der bereits im Sarge in der Gruft liegt, wieder erwachen, dort in einen verzweiflungsvollen Zustand gerathen, und ein schmerzenvolles Ende haben könne."

2) „Das Schreckbild des Lebendigbegrabens ist ein Popanz der Unwissenden."

3) „Es ist zwar rühmlich, daß Polizeyen auch durch Befehle das zu frühe Begraben zu verhüthen suchen, damit Menschen, die noch nicht wirklich todt sind, der menschlichen Gesellschaft nicht entrissen werden mögen; wenn man aber diesen Verordnungen die Absicht angedichtet, als solle dadurch verhüthet werden, daß niemand im Grabe wieder auflebe, so streitet dieses wider alle Theorie des Lebens."

4) „Es ist eine Unmöglichkeit, daß das Leben einer bereits beerdigten Scheinleiche sich sollte erneuern können."

5) „Das thierische Leben besteht in der Kraft, sich zu bewegen und zu empfinden, welches durch den Kreislauf des Blutes und durch das Athmen unterhalten wird.

Der Eine dieser Zustände kann ohne den andern nicht gedacht werden; scheintodt ist folglich ein jeder, in welchem zwar noch ein Lebensprincip, aber nur ein so schwaches, vorhanden ist, daß sich keine sinnliche Aeußerungen des Lebens mehr zeigen können, indem der Scheintodte des Bewußtseyns, des Empfindungs- und Bewegungs Vermögens beraubt worden ist."

6) „Zu den vorzüglichsten Rettungsmitteln gehört die Bewirkung der Respiration. Wenn aber doch dieses Mittel so oft vergeblich angewandt wird, so, daß das Leben ganz verlöschet, und der Scheintod in den wirklichen Tod übergeht: wie soll dann wol das Aufleben solcher Personen zu hoffen seyn, bey denen diese wirksamsten Mittel nicht einmal angewandt werden konnten, und deren Schicksal bloß von der zufällig wieder erwachenden innern Lebensfähigkeit abhing?" —

7) „Zum Athmen wird eine reine Luft erfordert, welche die unreinen aus der Lunge ausgestoßenen Theile auffangen kann, und welche diejenigen Theile enthält, welche durch diese Lunge so vorzüglich auf die Erneuerung der Lebenskraft wirken. In der atmosphärischen Luft ist kaum der vierte Theil rein; die übrigen drey Theile sind verdorben, und zur Erhaltung des thierischen Lebens unfähig. Wie geschwind wird also jener vierte Theil durchs Einathmen untauglich werden, wie bald wird in einer solchen Atmosphäre für Scheinleichen sogar alle Möglichkeit des Wiedererwachens hinwegfallen!"

8) „Es ist zwar eine nicht ganz zu verwerfende Gewohnheit, vor dem Einsenken des Sarges in die Gruft, den Sargdeckel noch einmal abzunehmen, um einige Nebendinge zu besorgen, vielleicht einem Aberglauben nachzuhandeln;" (also darum?? —) „indessen ist doch auch diese erneuerte Luft

nicht hinlänglich, das Leben wieder wirksam zu machen. Dieser Augenblick, in welchem die den Scheintodten umgebende, schon verdorbene, Luft wieder verbessert wird, ist der letzte, wo an ein Aufleben noch zu denken seyn möchte.

Allein ist die Decke wieder geschlossen, so findet kein Luftwechsel mehr Statt, und die inwendige wird in kurzer Zeit so verändert, daß sie nicht einmal mehr zum Einathmen, viel weniger zur Erweckung des Lebens geschickt ist. Zwar kann ein Scheintodter durch sein Aus- und Einathmen der ihn umgebenden Luft diese nicht verderben, eben weil er nicht athmet; aber seine Haut dünstet doch aus; und es finden sich sogar Beyspiele von Scheintodten, an welchen diese Ausdünstung durch den Geruch sich verrieth. Es ist also auch hier die Hautausdünstung unreiner Stoffe bewiesen."

9) „Es ist wahrscheinlich, daß der Anfang der Fäulniß kurz nach dem Verscharren eintritt. Sie wird besonders durch die in der Erde befindliche, natürliche Wärme verursachet. Denn die Erfahrung hat gezeigt, daß der Erdboden in einer sehr geringen Tiefe durchaus eine gemäßigte Temperatur hat. Kein Frost dringt bey uns tiefer, als drey bis vier Fuß in die Erde, und selbst in Island fand man es nur vier Fuß gefroren. In einer größern Tiefe fängt die gemäßigte Temperatur von 10 bis 12 Grad Reaumür, oder 55 bis 59 Grad Fahrenheit an. Diese mittlere Temperatur ist völlig geschickt, sogar in den weichern Theilen des Körpers, eine Bewegung der flüssigen Theile zu erregen, die aus der Gährung bald in Fäulniß übergeht. Zwar wird zur Gährung, außer der Wärme und der gehörigen Flüssigkeit, auch der Zutritt der freyen Luft erfordert, welche gewisse Theile, die aus den

gährenden Körpern entwickelt werden, aufnehmen kann; aber es ist ja auch Etwas Luft im Sarge enthalten. Bey dem ersten Schritte der Fäulniß aber fällt doch wol alle Möglichkeit des Wiedererwachens weg! Es wird also in kurzer Zeit, besonders unter Begünstigung der eingeschlossenen Luft, der Wärme der Erde, und des Mangels des Blutumlaufs, die Fäulniß sich einstellen und den organischen Bau vernichten." (Hr. Titius streuet hier den Lesern Sand in die Augen. Nur bey wirklichen Leichen wird die Wärme der Erde die Fäulniß — bey Scheintodten hingegen wird sie vielmehr die Rückkehr der Lebenskraft befördern. So lange die Lebenskraft in der Scheinleiche noch in gebundenem Zustande ist, kann der Körper nicht in Fäulniß übergehen. Folglich gilt Das, was Hr. T. von geförderter Fäulniß schwatzt, nur von wahren Leichen, von denen hier die Rede gar nicht seyn kann.)

10) „Selbst wenn der Scheintod von einem innerlichen starken Krampfe herrührt, so daß die Scheinleiche zwar keinesweges das Bewußtseyn, aber doch das Bewegungsvermögen verliert, ist zwar die Aufhebung des Krampfes durch ein innerliches Sammeln der Kräfte herzuleiten, aber die äußere, reine Luft muß dennoch Alles thun. Die umgebende Luft im Sarge ist ja nicht einmal zur Unterhaltung des Lebens, geschweige denn zur Wiedererweckung geschickt." (Der Herr Doctor geben hier den Beweis eines schwachen Gedächtnisses. Dieselben wollten beweisen: ein Scheintodter könne im Grabe kein schaudervolles Ende nehmen, und haben ja so eben selbst gesagt: der durch einen Krampf Scheintodte sey sich des schrecklichen Schicksals bewußt, daß man ihn lebendig unter die Erde bringe! — Auch bedarf es für

dergleichen Wachende nicht des in Rede stehenden Wiedererwachens im Grabe, um ein scheußliches Ende nehmen zu können.

11) „Wenn auch die wenige reine Luft im Grabe in die Lungen käme, so ist sie doch nicht einmal hinlänglich, mehrere Athemzüge zu bewirken. Jurin und Hales haben durch Versuche gefunden, daß wir bey jedem Athemzuge 40 Cubikzoll Luft schöpfen. In einem gewöhnlichen Sarge beträgt der Raum kaum 10,000 Cubikzoll. Wäre diese Luft frey und offen, so könnten etwa 2,000 Cubikzoll zum Einathmen brauchbare Luft darunter seyn; aber nun wird sie in wenigen Minuten, ja in noch kürzerer Zeit, dergestalt verdorben, daß sie nicht allein kaum den zehnten Theil (200 Cubikzoll) reiner Lebensluft enthält, sondern auch ihre Elasticität gänzlich verliert, folglich zum Einathmen untauglich wird."

12) „Es ist wider alle Theorie der Fortpflanzung des Schalles, wenn man über der Erde das Pochen der aufgewachten Scheintodten im Sarge will gehöret haben. Der Schall erfordert freye Luft und einen luftvollen Raum, vorzüglich an dem Orte, wo derselbe entstanden ist, wenn er sich unsern Ohren über der Erde soll mittheilen können. Bedenkt man nun noch die Tiefe der Erde — an drey Ellen tief — wie soll da durch fest und derb zusammengedrückte Erde der Schall bis zur äußern Atmosphäre durchdringen?" (Die Entfernung des Sargdeckels bis zur geraden Oberfläche des Beerdigungsplatzes beträgt in der Regel nicht drey Ellen sondern drey Fuß. Auch wird die Erde lokker auf den Sarg geworfen; kein Mensch drückt sie fest und derb zusammen.

13) „Bey Leichen, welche in Todtengewölbe beygesetzt und nicht mit Erde bedeckt werden, wäre eher die Fort-

Fortpflanzung des Schalles aus dem Sarge möglich. Aber auch dieß kann nicht der Fall seyn, da die Särge meistens geschlossen sind, und also die Möglichkeit, zu respiriren, benommen wird."

14) „Ein verdächtiger Umstand ist auch die Zeit, in welcher man das Pochen in den Gräbern bemerkt haben will. Meistentheils soll es zur Abendzeit geschehen seyn, wo die Finsterniß ohnehin zu Schreckbildern und abentheuerlichen Gedanken einladet. Es sind also gewiß schon mehrere Stunden nach dem Zuschütten des Grabes verflossen. Gar keine Erwähnung verdient es vollends, wenn erst nach 24 Stunden dergleichen Geräusch im Grabe soll gehört worden seyn. Dieß sind Mährchen, die wider alle gute physische Grundsätze streiten." (Wo ist es erwiesen, daß die Lebenskraft eines Scheintodten nicht auch selbst in der Gruft noch 24 Stunden fortschlummern könne?)

15) „Ich gebe gern zu, was Unzer in seinem Arzte sagt, daß überhaupt mehr Menschen lebendig begraben werden, als sich vorsetzlicher Weise um's Leben bringen; aber lebendig begraben werden, und im Grabe wieder aufwachen können, sind zwey ganz verschiedene Begebenheiten. Das Erste ist für die Polizey wichtig, und möglichst zu verhüthen; das Letzte für die Physik des Lebens unmöglich, und nicht zu erhalten. Der Lebendig-Begrabene bleibt im Todtenschlummer und kommt niemals wieder zu sich."

B.

Der Doctor und Professor Hebenstreit zu Leipzig fügte dem Aufsatze des Doctor Titius, woraus das Vorstehende ein Auszug ist, folgende Erinnerungen und Widerlegungen bey:

„Ich muß gestehen, daß ich mit dem Herrn Verfassers nicht übereinstimmen kann. Denn erstens glaube ich, daß der Satz, das Wiederaufleben der Scheintodten könne ohne äußerlichen Trieb nicht erfolgen, beträchtlicher Einschränkungen bedarf. Man hat Beyspiele genug, daß Personen, welche man für todt hielt, und in dieser Absicht auf die Baare, oder in den Sarg legte, auch nach hergebrachter Gewohnheit über das Gesicht mit nassen Tüchern bedeckte, wodurch natürlich das Eindringen der äußern Luft abgehalten wurde, mehrere Stunden, nachdem sie so ganz ruhig gelegen hatten, ja ganze Tage nach dem scheinbaren Tode, ohne alle bemerkbare äußerliche Veranlassung wieder aufgelebt sind. Noch lebt, in einer mir nicht gleich beyfallenden Sächsischen Stadt, die Frau, oder Wittwe eines Arztes, mit welcher sich dieser Fall vor mehr als 40 Jahren ereignet hat. Will man sagen, daß in dergleichen Fällen doch ein äußerlicher Antrieb statt finden müsse; so will ich dieses nicht bestreiten, behaupte aber nur, daß er, als uns unmerkbar für unsre Erkenntniß, als nicht existirend, zu betrachten sey. Wir kennen das minimum des Reizes, welches in gewissen Fällen zur Wiederherstellung des gehemmten thierischen Lebens hinreichend ist, noch nicht; können also auch, den Fall der schon eingetretenen Verwesung ausgenommen, über die Unmöglichkeit der Wiederbelebung bey natürlichen, nicht durch gewaltsame Verletzung verursachten Fällen der Leblosigkeit (die ich, als bloßen Mangel der Aeußerungen des Lebens, vom völligen Tode unterscheide) nicht absprechen.

Zweytens erkenne ich zwar die Wahrheit der vom Herrn Verfasser aufgestellten Grundsätze über die Luft, ihre Verderbniß, ihr Verhältniß, und ihren Einfluß auf Athemholen und thierisches Leben; aber in der Anwendung derselben auf gegenwärtigen Fall bin ich nicht ganz einig mit ihm. Wahr ist es, in einer durchaus mephitischen Luft können die Aeußerungen des Lebens nicht bestehen, in einer solchen kann das Leben nicht wieder hergestellt werden, und das Vermögen des Lebendigen, fortzuleben, des Leblosen, wieder aufzuleben, nimmt in dem Verhältnisse ab, wie die Verderbniß der Luft zunimmt. Aber ist denn nun mit dem Verschließen des Sarges die inwendige Luft gleich so durchaus verdorben, daß bey dem Scheintodten gar keine, auch nur Minuten lange, Wiederkehr des Lebens statt finden könne? Ich zweifle. Bey meiner Beantwortung setze ich als entschieden voraus, daß wir, außer der eintretenden Fäulniß, kein gewisses Kennzeichen des wirklichen Todes haben. Nun ist der Fall doppelt. Entweder der Leichnam ist wirklich todt, schon verwesend. In diesem Falle ist freylich die Luft, die ihn im Sarge umgiebt, durch seine faule Ausdünstung, fast augenblicklich verdorben; dann ist aber auch die Wiederbelebung nicht bloß wegen dieser Luftverderbniß, sondern wegen Vernichtung des Lebens-Princips und Zerstörung der Organisation, unmöglich. Oder er ist noch nicht wirklich todt, es ist noch Lebenskraft in ihm, (welches immer in gewöhnlichen Fällen noch als möglich angenommen werden kann, so lange keine Fäulniß da ist,) und dann kann auch, so lange dieses Lebens-Princip noch vorhanden, aber nur gehemmt ist, durch des Körpers Ausdünstung, selbst im Sarge, die Luft nicht so schnell verdorben werden. Denn im leblosen Körper und im scheintodten Körper ist nur die unorganische Ausdünstung möglich, nicht die organische, welche Fortdauer des Kreislaufes voraussetzt. Durch die unorganische Ausdünstung aber kann nur alsdann die Luft phlogistisirt und mephitisch werden, wenn jene während des phlogistischen Processes der Fäulniß geschieht. Diese fällt aber bey dem noch nicht verwesenden Scheintodten weg. Was dieser, als solcher, ausdünstet, das kann nur wässrige Feuchtigkeit seyn, welche von der umgebenden Luft aufgelöset wird, und sie noch nicht irrespirabel macht. Organische Ausdünstung aber, welche von dem phlogistischen Processe des Kreislaufes abhängt, und als solche auch die Luft phlogistisirt, findet in dem Scheintodten nicht statt; denn in ihm ist der Kreislauf gehemmt. Kann also der scheinbare Todte weder durch Fäulniß, die bey ihm noch nicht eingetreten ist, noch durch organische Ausdünstung, die bey ihm unterbrochen ist, die Luft phlogistisiren: so ist keine andre Weise denkbar, wie er dieses thun könnte. Thiere, welche im Winter schlafen, sind den Scheintodten gleich; auch bey ihnen vermißt man jede Aeußerung des Lebens, Athemhohlen, Kreislauf, Ausleerungen u. s. w. Die Lebenskraft scheint in ihnen gerade nur hinreichend, die Fäulniß abzuhalten. Viele von ihnen begraben sich bey Winters Eintritt ziemlich tief in die Erde. Da müßten sie, wenn des Herrn Dr. Titius Theorie ganz gegründet wäre, den Winter hindurch die Luft durchaus so phlogistisiren, daß dadurch ihr Wiederaufleben unmöglich würde. Gleichwohl gehen sie im Frühlinge wieder frisch hervor; zum Beweise, daß sie selbst in der sie umgebenen kleinen Luftmasse wieder aufleben, dieselbe folglich nicht phlogistisirt haben konnten.

Hr. T. scheint daher den Gesichtspunkt, von welchem er ausging, verlassen zu haben, wenn er erst von dem Falle der Beerdigung eines Scheinleichnams (in welchem also, in so fern er dieses nur ist, und es bleibt, keine Fäulniß statt findet) redet, und alsdann doch eben daselbst sagt, die anfangende Fäulniß desselben (welche aber erst in dem wirklichen Todten eintritt) müsse die Luft im Sarge verderben, und so das Wiederaufleben unmöglich machen.

Er scheint mir auch aus Jurin's und Hale's Berechnung zu viel gefolgert zu haben. Denn einmal ist die Quantität von 40 Kubikzollen Luft diejenige, die wir nur beym tiefen Athemhohlen auf Einmal einziehen;

bey dem gewöhnlichen, ruhigen, und noch mehr bey dem schwachen Athemhohlen wird jedesmal viel weniger Luft eingezogen. Zweytens wird auch nicht die ganze, jedesmal eingezogene Luftmasse auf einmal mephitisirt. Man kann dieselben 30—40 Kubikzolle wol 4 bis 5 mahl hinter einander einziehen, bevor sie ganz untauglich wird. Folglich kann, nach dem Vorhergedachten, die mit einem Scheintodten im Sarge eingeschlossene zu 10,000 Kubikzollen angeschlagne, Luftmasse bey dessen Wiedererwachen immer noch, selbst wenn man jeden Athemzug zu 40 Kubikzoll, und auf jede Minute 25 Athemzüge rechnet, zu 1,000 Athemzügen dienen, und das Leben 40 Minuten lang erhalten; eine Zeit, die dem Geängsteten in seiner hülflosen Lage eine martervolle Ewigkeit dünken müßte. Man rechne auch, daß, wenn zumal der Sarg in eine Gruft beygesetzt ist, durch die sehr oft in ihm befindlichen Sprünge und Spalten atmosphärische Luft hier eindringen und die leichtere, phlogistische verdrängen kann.

Drittens rechnet Herr T. zu viel darauf, daß bey Abwesenheit, oder Schwäche der äußern Lebenserscheinungen keine Empfindung und kein Bewußtseyn möglich sey, folglich der wiedererwachende Scheintodte seinen Zustand nicht fühlen werde. Daß sich dieses nicht überall so verhalte, beweisen die Beyspiele der catalepsis.

Hr. T. bezweifelt viertens die Wahrheit der Geschichten, welche man vom Wiederaufleben begrabener Personen im Sarge erzählt. Er erklärt sie sogar zum Theil für Unsinn. Ich glaube, man kann allerdings viele von diesen Geschichten bezweifeln; — ich meyne, vermuthen, daß sie vielleicht eher falsch, als wahr seyn möchten: aber Herr T. thut mehr als das, er verwirft sie ganz, und es ist daher nöthig, die Gründe, welche er für dieses nicht Zweifeln, sondern Leugnen, hat, zu prüfen. Er schließt, wie auch ich thun will diejenigen Fälle von der Streitfrage ganz aus, wo Scheintodte vor der Beerdigung durch eine äußerliche Ursache, oder nach der Beerdigung bey zufälliger Wiedereröffnung des Sarges zum Leben zurückgebracht worden sind; er leugnet bloß die Wahrheit solcher Erzählungen, nach welchen Menschen im Grabe von selbst wieder erwacht seyn sollen;

A. weil es den Zeugen, die dieses erfahren haben wollen, an Glaubwürdigkeit mangle, mithin jenen Geschichten äußere Wahrscheinlichkeit fehle. Wir sprechen dem, der für eine Begebenheit zeugt, Glaubwürdigkeit ab, wenn wir wissen und überzeugt sind, a) daß er nicht den Willen habe, die Wahrheit zu sagen; oder b) daß es ihm an körperlicher oder geistiger Fähigkeit, der Wahrheit gemäß zu beobachten, mangelte; oder c) daß bey ihm eine physische Unmöglichkeit, die Sache zu beobachten, z. B. Entfernung von derselben in der Zeit oder im Orte, statt fand.

Herr T. hat jene Zeugen für das Wiedererwachen im Grabe verworfen, weil er ihnen 1) den Willen, Wahrheit zu berichten, 2) die Fähigkeit, 3) die Möglichkeit, sie zu erkennen, abspricht. Ich vermisse den Beweis für dieses strenge Urtheil in Ansehung der ersten beyden Punkte; was den dritten anbelangt, so werde ich gleich nachher (B) darauf zurückkommen. Sollte es in der That erweislich seyn, daß alle die, welche dergleichen Geschichten bezeugt haben (ich meyne die angeblichen Augenzeugen), entweder bösen Willen, Unwahrheiten auszusprengen, gehabt; oder durch Mangel an Verstande, durch Aberglauben oder verirrte Einbildungskraft, unfähig gewesen seyen, das Wahre vom Falschen zu unterscheiden? Ich wünschte sehr, daß der Hr. Verf. dieses wenigstens durch genaue Zergliederung einiger von jenen Geschichten dargethan hätte; denn bis jetzt finde ich nur noch einigermaßen einen bestimmten Grund für seine Vermuthung in dem Stande der angeblichen Augenzeugen. Dieser kann wol zum Zweifel an der Glaubwürdigkeit des Zeugnisses, aber noch nicht zu gänzlicher Verwerfung desselben, berechtigen. Dennoch würde man die Zeugnisse ganz verwerfen müssen, wenn

B. die Umstände der Begebenheiten, für welche sie sprechen, einen Widerspruch enthielten und folglich hieraus eine innere Unmöglichkeit der Sache hervorleuchtete. Dieses glaubt Herr T., weil es den Zeugen unmöglich gewesen sey, sinnlich zu erkennen, und insbesondre durch gehörtes Winseln, Pochen ꝛc. unter der Erde sich zu überzeugen, daß ein Mensch im Grabe wieder aufgelebt sey, indem der Schall zu seiner Fortpflanzung freye Luft und einen luftvollen Raum erfordere und durch die Erde hindurch nicht gehört werden könne. Hierauf antworte ich:

1) Der Schall pflanzt sich auch fort, wenn er in einem andern Medium, als Luft, erregt wird. Man kann das Aneinanderschlagen zweyer soliden Kugeln hören, welche in ziemlicher Tiefe, unter dem Wasser schwebend, aufgehängt sind.

2) Der Schall pflanzt sich nach Maaßgabe seiner ursprünglichen Stärke, selbst durch große Massen von Erde fort, welche die schallenden Körper ringsherum, ohne Zutritt der äußern Luft, umgeben. Man hört sehr deutlich unterirdische Explosionen und das Rauschen unterirdischer Ströme, selbst aus großen Tiefen. Man hört den Schall durch dicke steinerne, luftdichte Mauern stärker und schwächer, im Verhältnisse seiner ursprünglichen Stärke und der Dicke, Dichtheit und Festigkeit der Mauern.

3) Es ist also auch keinesweges unmöglich, daß das Pochen eines Menschen unter der Erde im Sarge oben gehört werde, zumal da der Sarg immer mehr oder weniger Luft enthält, und auch die Erde über demselben bey einem frischgemachten Grabe nicht fest zusammengedrückt zu seyn pflegt. Ja, es verdiente auch noch Untersuchung, ob nicht die meisten von

denjenigen Menschen, deren Geräusch man nach der Beerdigung gehört haben will, solche waren, die man in offene Grüfte beygesetzt, oder deren Särge man nur mit wenig Erde bedeckt hatte." (S. Warmholz).

Tobacks = Klystir = Maschine für Scheintodte.

Auch die Tobacks = Klystir=Maschine gehört unter die Erfindungen zur Herstellung des Athemholens der Scheinleichen. Der Nutzen derselben ist indessen noch nicht hinlänglich erwiesen, und deswegen sollte man sie erst nach erfolgtem Wiederaufleben und zwar nur alsdann anwenden, wenn der Arzt eine schnelle Ausleerung nöthig findet. Diese Maschine besteht aus einer messingenen Büchse, die mittelst einer Röhre mit einem Blasebalge zusammenhängt und an deren anderm Ende die Röhre sich befindet, die dem Verunglückten in den Mastdarm gebracht wird. Die Büchse wird mit Toback gefüllt, den man anzündet. Setzt man den Blasebalg in Bewegung, so geht der Tobacksdampf in den Körper des Verunglückten. (Poppe's allg. Rettungsbuch. S. 502.)

Todtenblicke sind oft Lebensblicke erwachender Scheintodten.

Gefahrvoller und barbarischer ist wol kein Aberglaube, als jener mörderischen Wahn, zu welchem in den Jahrhunderten der Unwissenheit die Scheintodtbeerdigten Veranlassung gaben. O, wie Mancher von diesen Unglücklichen mag die Zeichen seiner Rückkehr aus dem tiefen Schlummer des Scheintodes gegeben haben, ohne daß seine Brüder, von denen sie aus der Zahl der Lebenden waren ausgestoßen worden, seiner unverstandenen Anforderung an die Menschheit achten konnten! — Leider vertraute man von jeher das wichtige Geschäft der Behandlung unserer eben erst sterbenden Angehörigen der dummsten und vorurtheilsvollsten Menschenklasse — den Todtenweibern, den Leichenfrauen, die kaum ei=

nen Begriff davon haben, daß Scheintodte in's Leben zurückkehren können; und die der feinen Lebensspuren, welche sie nicht selten an ihren Leichen wahrnehmen, nicht achten und ihnen die albernste Deutung geben. — Hufeland versichert, einen Fall zu wissen, wo eine solche Person einige Zeit nach der Beerdigung eines Mannes, den sie als vermeinte Leiche anzukleiden hatte, geäußert hat, „es würde bald noch ein Glied dieser Familie sterbend nachfolgen, denn der Beerdigte habe im „Sarge die Augen aufgethan; sie habe diese Erscheinung „schon oft, und immer als eine Vorbedeutung wahrgenommen." (Ueber die Ungewißheit des Todes Seite 21.) Eine so wichtige Erscheinung ist also den Ignoranten dieser Art nichts, als die Nahrung eines mörderischen Aberglaubens! — Ja, sie geben diesem bedeutungsvollen Phänomen sogar einen eigenen Namen: den Todtenblick; woraus man sieht, daß es gar nicht selten vorkommen muß, und daß es durch diesen Kunstnamen zu einem nichtsbedeutenden, zum Tode gehörigen, Ereigniß gleichsam gestempelt worden ist. Zwar kann dieß Aufthun des Auges zuweilen mechanisch erfolgen: aber es kann auch das erste Kennzeichen des wiederkehrenden Lebens, ein wahrer Lebensblick, seyn; und wie oft mag dieser Lebensblick unter solchen Händen schon verkannt, und das arme Leben, das diesen schwachen Schimmer von sich gab, vollends vernichtet worden seyn! Aber nicht genug, daß die Todtenweiber nicht sehen wollen und an alles in der Welt eher denken, als an die Möglichkeit einer Wiederbelebung; es scheint sogar aus folgendem Beyspiele, daß es einige für unerlaubt, und für einen sträflichen Eingriff in die Ordnung der Dinge halten, wenn sich's ein Scheintodter einfallen läßt, wieder lebendig zu werden. Für dieß oder für ein Blendwerk des Teufels muß es jene alte Leichenfrau wenigstens genommen haben, die, wie man von glaubwürdigen Zeugen weiß, sich rühmte, es habe einst eine Leiche, bey der sie wachte, des Nachts sich aufgerichtet, aber sie habe sie mit den Worten wieder niedergedrückt: „Ey, was willst du unter den Lebendigen? Nieder mit dir! du gehörst nicht mehr zu uns;" und die Leiche habe sich nicht weiter geregt. — Hat man sich wol einen solchen Grad von Aberglauben möglich gedacht, und dürfen wir mit gutem Gewissen unsre Leichen in solchen Händen lassen? —

Wahrhaftig, jener Franzose hatte nicht Unrecht, der, als er nach gehöriger priesterlicher Einsegnung in den Sarg gelegt worden war, und darin wieder erwachte, dem Todtengräber sogleich auftrug, ihn bey dem katholischen Geistlichen bestens zu entschuldigen, daß er sich die Freyheit genommen habe, wieder lebendig zu werden. (Journal des Sçavans.)

Todtengeruch (s. Creve).

Todtgeborne, wie sie im Scheintode zu retten sind.

Wenn gegen die Zeit der Geburt die Schwangere mit Fiebern, oder andern Krankheiten befallen; durch Nervenzufälle oder starke Leidenschaften erschüttert; durch Fall oder Stoß verletzt oder durch eine Blutstürzung entkräftet wird; oder wenn das Kind unrecht liegt, die Geburt schwer, oder der Durchgang zu enge ist; oder die Nachgeburt nahe am Muttermunde sitzt; oder wenn das Kind einen Druck, oder die Mutter Gewalt erlitten hat; die Nabelschnur gedrückt, oder abgerissen ist; oder sich sonst Verletzungen zugetragen haben: so kommt das Kind oft schwach und zuweilen ohne Zeichen des Lebens zur Welt. Aber nichts sollte uns abhalten, auf Rettung des oft nur scheinbar todten Kindes zu denken; selbst wenn schon vor der Entbindung einige Zeit keine Bewegung der Frucht verspürt worden, und das Kind in dem gesenkten Unterleibe hin und hergefallen wäre; — wenn auch die Augen geschlossen, die Lippen bleich und alles todtenblaß oder braun, blau und leblos ist; — wenn das Herz und der Nabelstrang nicht schlagen, der Kopf schlottert, der untre Kinnbacken hängig ist, und nach dem Aufrichten wieder niederfällt. — Nur dann ist der Versuch zur Rettung mißlich, wenn sich ein dumpfer, moderichter Geruch äußert, der Nabelstrang welk, bräunlich und vom Moder morsch ist; wenn die Oberhaut am Körper sich bey mäßiger Bemühung ablöset und sich an den Augen und dem Bauche Zeichen der Fäulung finden.

Kommt das Kind zur Welt, und athmet und schreyet nicht sogleich: so fährt man mit einem in Oehl getunkten Finger tief in den Mund, um den Schleim herauszubringen und die Theile zu reizen; drückt auch zugleich gelinde die Brust von unten nach oben, und haucht warmen Odem ein. — Erfolgt nicht sogleich ein merkliches Athmen: so säume man keinen Augenblick, das Kind von der Mutter zu entbinden, und den Nabelstrang vier Zoll über des Kindes Nabel abzuschneiden. Die Wehmutter giebt das Kind einer Hülfsfrau, läßt sogleich Tücher wärmen, entbindet die Gebährerinn, wenn es nicht sogleich mit geschehen ist, vollends von der Nachgeburt, besorgt sie wieder zum Bett, und schickt sich nun zur weiteren Rettung des Kindes an. — In jedem Falle ist es unnütz und schädlich, das Kind am Nabelstrange mit der Nachgeburt zusammenhängen zu lassen. Das Einblasen der Luft, um das Odemholen zu bewirken, muß, als die Hauptsache, ungesäumt geschehen. Die Hebamme legt das Kind auf den Schooß einer Hülfsfrau, damit sie beyde Hände zu ihrem Gebrauche frey behalte; bedeckt es mit warmem Flanelle oder Frieslappen so locker, daß sie darunter ihre Handanlegung frey verrichten kann, und bläset Mund auf Mund dem Kinde Odem ein; reibt zu gleicher Zeit die

Brust und preßt sie bey jedem Einblasen von unten nach oben, worauf sie mit dem Drucke plötzlich nachläßt. Dann bläs't sie wieder ein, drückt nach oben, läßt plötzlich nach und setzt dieß wechselsweise fort, während dessen die Hülfsfrau die Nase zuhält. — Oder sie bläset Odem in die Nase, mit dem Munde oder durch eine Röhre, wälgert und reibt die Brust eben so, indeß die Hülfsfrau den Mund zuhält.

Oft ist das Einblasen fruchtlos, weil ein zäher Schleim im Munde den Weg des Odemholens verstopft Die Hebamme fährt also nochmals im Munde umher, und bemerkt sie an ihrem Finger dergleichen: so kann sie ein wenig lauwarmes Wasser (darinn verdünnt und zergeht dieser Schleim am besten) mit Theelöffeln einflößen oder in den Mund nehmen und einspritzen; es auch sodann mit dem Finger im Munde, und gegen die Zungenwurzel hin, zu verbreiten suchen; das Kind auf die Seite wenden, daß es wieder abfließe, und sodann das Einblasen fortsetzen. Ist dieß Anfangs auch vergeblich; so muß man es doch von Zeit zu Zeit erneuern, in den Zwischenzeiten das Wälgern der Brust fortsetzen und besonders die Fußsohlen, auch die innere hohle Hand, fleißig und stark bürsten; auch ein Klystir aus warmem Wasser, mit Küchensalz, oder aus Seifenwasser, mit ein paar Gran Brechweinstein geschärft, setzen, um das Kinderpech auszuführen und die Därme zu reizen. Nachdem es gesetzt worden ist, hält die Hebamme den After ein wenig zu, und reibt indessen mit der andern Hand den Unterleib.

Das Einblasen der Luft und das Wälgern der Brust und des Unterleibes wird immer noch fortgesetzt und mit obigen Mitteln abgewechselt. Die Decken werden dabey immer von neuem gewärmt. Auch kann man die Hand, die man zum Reiben braucht, mit Branntwein, Ungarischem Wasser oder Lavendelgeist benetzen.

Hat das Kind aber während einer schweren Geburt Gewalt erlitten; ist es im Gesichte roth oder rothbraun: so ist das Blutlassen nothwendig, und man muß ungesäumt aus dem frischabgeschnittenen Nabelstrange zwey bis drey Eßlöffel Blut laufen lassen. Will das Blut nicht sogleich fließen, so wird's durch Ziehen und Melken am Nabelstrange befördert. Läuft das Blut noch nicht; so verbinde man den Strang nicht; sondern wende erst die andern Hülfsmittel an, während derselben das Blut oft anfängt, zu springen. Aber eben darum muß von Zeit zu Zeit darnach gesehen werden.

Nach der ersten Belebung kann man zwar den Nabelstrang verbinden und versehen. Man muß ihm aber doch noch so viel Lauge lassen, daß man nöthigenfalls noch Einmal Blut lassen, und er dann noch Einmal abgebunden werden kann. — Es ist nicht immer, aber oft, nöthig, dem stockenden Blute auf diese Art Luft zu schaffen. Immer aber ist es schädlich, das Blut aus dem Nabelstrange in des Kindes Leib zurückzustreichen, welches oft Nabelgeschwüre veranlaßt.

Man kann auch andre Reizungen zu Hülfe nehmen. Man spritzt Wein oder Essig, auch andre geistige Mittel und vornehmlich kaltes Wasser, mit einiger Gewalt auf die Brust, in die Herzgrube und längs dem Rückgrade mit einer kleinen Spritze oder mit dem Munde. Man reizt die Zunge und den Schlund mit dem Finger oder dem Rauhen einer Feder, die mit Oehl benetzt worden ist. — Man reizt die Nase mit dem Rauhen einer Feder, mit durchschnittenen Zwiebeln, mit flüchtigen Geisten (s. Rettungsmittel No. 25.), kann auch einen und den andern Tropfen auf die Zunge bringen. Den Rückgrad reibt man mit Flanelle, der mit Branntwein oder Kampfergeist besprengt worden ist, No. 26., und legt ein wohlgewärmtes und mit geistigen Sachen besprengtes Stück Flanell an die Schaamtheile, zwischen die Schenkel.

An den Zitzen der Brüste kann man saugen lassen; auch blinde Schröpfköpfe an der Brust anbringen, vorzüglich muß man aber das Tobacksklystir No. 12. versuchen, wenn die Haupthülfe nicht fruchten will. — Man kann auch, wenn alles Vorige nicht anschlägt, die Wirkung eines lauwarmen mit Wein oder Branntwein kräftig gemachten Bades (No. 4.) versuchen. Man nimmt dazu einen kleinen Backtrog. Das Bad muß gelinde warm seyn, und den ganzen Leib des Kindes, selbst den Hintertheil des Kopfes, bedecken. Man muß immer warmes Wasser vorräthig haben, damit man durch dessen Nachguß das erkaltende Bad wieder erwärmen und immer Milchwärme erhalten könne. In diesem Bade muß man die Erweckungsmittel fortsetzen, so viel deren angebracht werden können.

Wenn das Kind anfängt, belebt zu werden, und die Augen zuweilen aufzuschlagen: so setzt man zwar das Reiben, Wälgern, und Einhauchen fort; aber mit Zwischenräumen. Man hält auch die flüchtigen Geiste No. 25. vor, reibt die Gliedmaaßen und wärmt die Schaamtheile. In der Folge öffnen sich die Augen öfter und aus dem Seufzer wird ein schwaches, ächzendes Gewimmer. — Nun fährt man blos mit gelindem Reiben der Brust und des Unterleibes fort, und hört nur nach und nach damit auf. Man wäscht das Kind mit warmem Wein, setzt die äußeren Erwärmungen No. 5. fort, und giebt die Labungen No. 19. 20., vornehmlich ein wenig süßen Wein.

Sollte das Athemholen sich schwer und nur stoßweise einstellen, so untersuche man nochmals mit dem Finger, ob sich auch Schleim im Munde findet oder die Zunge an den Gaumen klebt. Man kann dann einen Reiz zum Brechen durch einen Theelöffel Brechwasser erregen, welches man aus einem Gran Brechweinstein und einer halben Tasse Wasser verfertigt. — Zuletzt hebt sich die ganze Brust, aus dem Gewimmer wird das völlige Kindergeschrey und die Kinnbacken sinken nicht mehr herab. Jetzt kann man noch einige Labungen geben. Die beste aber ist Ruhe in gewärmten Betten und Darreichung der Muttermilch.

Oft scheinen die Kinder bey ihrer Geburt nicht todt, und werden leicht zur Welt gebracht, aber sie sind, besonders die frühzeitigen, schwach und wimmern nur, haben auch oft kleine Zuckungen. Diesen Kindern dienen die milchwarmen Bäder mit etwas Wein und Branntwein, der Riechspiritus No. 28., ein gelindes Reiben und die sanften Reizungen. Nachher lege man sie in ein gewärmtes Bett, gebe ihnen Zimmetwasser mit ein paar Tropfen vom Hofmannischen Liquor oder von gutem Sekt, man setze ihnen ein Zäpfchen von Seife, oder ein Klystir von Kamillenblumen und Münze, in halb Wein, halb Wasser gekocht, welches man, wenn der Kinderpech nicht abgehen will, auch wol mit zwey Gran Brechweinstein schärfen kann.

Man gebe auch das Brechwasser nach und nach zu einem Theelöffel voll, wenn, wegen des vielen, nicht mit dem bloßen Finger wegzubringenden Schleims, ein Erbrechen nöthig seyn möchte.

Zu Zeiten erfolgt bey einem völlig gesunden neugebohrnen Kinde, gleich nach dem Abbinden des Nabelstrangs, ein zu starker Rückfluß des Geblüts in die Hirngefäße, das Kind verliert schnell und unvermuthet Puls und Bewegung, und bekommt eine braunblaue Farbe im Gesicht. Da muß man schnell das Band des Nabelstrangs lösen und Blut laufen lassen, dem Kinde Odem einblasen, es reiben, und ihm die geistigen Mittel No. 25., oder Weinessig unter die Nase halten. Das Blutlassen muß wiederholt werden, wenn nicht bald Odem und

Belebung wieder erfolgt. Den Nabelstrang muß man, wenn das Blut nicht sogleich spritzt, von neuem abschneiden. Denn oft sind die Blutgefäße schon so zusammengepreßt, daß darüber das Blut nicht laufen will. Auch sind die Erweckungsmittel nöthigenfalls anzuwenden.

Zuweilen wird das Kind mehr oder weniger belebt, aber es dauert nicht fort. Es beginnt nach dem Schreyen wieder ein Gewimmer und Aechzen, und es pflegt eine fieberhafte Hitze zu entstehn. Hier muß man sein Hauptwerk wieder anfangen; besonders die Reizungen, das Klystir mit Brechweinstein und die stärkenden Bäder versuchen: ist aber das Gesicht aufgetrieben und das Athemholen ängstlich: so muß man aus dem wieder aufgelös'ten Nabelstrange, oder auch am Arme, Blut lassen oder Igel an die Schläfe oder im Nacken anbringen.

Heimlich geborne und weggelegte Kinder, die man todt findet, werden gemeiniglich vernachlässiget; man glaubt genug gethan zu haben, wenn man das Entdeckte der Obrigkeit anzeiget. Man sollte sie aber eiligst zu beleben suchen, und die Reizungen aller Art anwenden. Ist es Winter, so bedecke man sie eiligst mit Schnee, und wende nachher die Erweckungsmittel an.

Zuweilen sterben schwangere Frauen in den letzten Monathen ihrer Schwangerschaft. Man läßt dann oft die Frucht mit der Mutter umkommen. Es ist ein grausames Mitleiden, aus welchem man Bedenken trägt, den Unterleib der Mutter zu öffnen. Es ist falsch, daß das Kind jedesmal derselben Krankheit, derselben Gewalt, demselben Blutverluste ausgesetzt sey, der die Mutter befallen hat. Es ist ein unzeitiges Mitleiden, wenn man hier säumt, und eine von der Zaghaftigkeit erfundene Spitzfindigkeit, wenn man vorwendet, daß das Kind vermuthlich todt sey, daß die Mutter zuletzt keine Bewegung

wegung

wegung gespürt habe und dergleichen. Immerhin mag von zehen Leichnamen in neunen die Leibesfrucht wirklich todt seyn (wiewohl dieß nicht der Fall ist), so ist es dennoch Pflicht und Recht, zehn Leichname zu öffnen, um Einen Menschen am Leben zu erhalten. Wo ein Wundarzt nahe ist, kann man ihn die Operation eiligst verrichten lassen. Ist das aber nicht, so kann jede Hebamme oder menschenliebende Hülfsfrau mit einem scharfen Messer den Unterleib in der Mitte oder an einer Seite in der Länge herunter öffnen, nachher die Gebährmutter aufschneiden, das Kind herausnehmen, entbinden und nach obigen Vorschriften erquicken.

Nicht selten kommt ein Kind mit der Haut, oder einem Stücke von den Häuten zur Welt, die das Kind im Mutterleibe, wie eine Schaale das Ey, umgeben. Anstatt, daß der weibliche Aberglaube dieses natürliche Ereigniß als ein Wunder anstaunt, und das Kind darin sterben lässet, muß man die Häute sogleich mit einer Schere behutsam öffnen, das Kind herausnehmen und das Leben dieses „Wechselbalges," wie die Dummheit es nennet, retten. (Scherf's Rettungsmittel bey Leblosen. S. 49.)

Tragbahre für muthmaßliche Scheintodte.

Zu den Maschinen und Erfindungen zum Wiederbeleben der Scheintodten gehört auch die Tragbahre. Denn beym Hinbringen eines solchen Körpers nach dem Orte, wo die Versuche zur Wiederherstellung desselben gemacht werden können, muß oft die Erschütterung und immer eine widernatürliche Lage des Verunglückten sorgfältig vermieden werden. Deswegen erfand man eine Art Tragbahre von Korkreisern geflochten, die an der hintern Seite erhöhet ist, um dem Kopfe eine angemessene Lage zu verschaffen.

Trautmannsdorf's Scheintodte (s. Kark).

Trüglichkeit der Kennzeichen des Todes.

Die physische Lebenskraft unsers Körpers hat eine uns noch völlig unbekannte Quelle, woraus sie unterhalten wird. So lange diese Quelle nicht verletzt wird, kann der Mensch, wenn anders seine Organe gut geblieben sind, noch lange das Vermögen, wiederaufzuleben, behalten. Daher kommt es auch, daß bey einigen Menschen wenige Minuten nach ihrem Tode schon, alle Hoffnung zu ihrer Rückkehr in's Leben verloren ist, während daß Andere eine lange Zeit nachher noch durch Zufall oder Kunst aus dem Scheintode in's Leben zurückgerufen worden sind. Um keinen Scheintodten, dessen Lebenskraft nur unterdrückt ist und noch aus dem Schlummer erweckt werden kann, zu vernachlässigen, müssen wir nachfolgende Kennzeichen, welche uns einerseits von der Wirklichkeit des Todes und andrerseits von dem Stattfinden eines bloßen Scheintodes überzeugen, genau kennen zu lernen suchen:

1.

Es ist betrüglich und thöricht, zu behaupten: „wenn „das Herz und die Pulsadern nicht mehr schlagen, dann „könne der Scheintod nicht mehr statt finden — dann „sey es aus mit dem Leben eines Menschen." — So viel ist gewiß, daß das Herz der erste und auch der letzte klopfende Punkt ist. Seine Kraft beruhet auf dem hohen Grade seiner Reizbarkeit, und die Wirkung davon ist der Umlauf des Bluts, dessen Stärke oder Schwäche der Puls andeutet. —

Mit dem Tode hört also die Verrichtung des Herzens auf, und es ist wol unbezweifelt, daß da, wo das Herz, wegen völlig erloschener Reizbarkeit, gänzlich still steht, der wirkliche Tod zugegen sey. Allein dieser Zustand ist schwer von dem zu unterscheiden, wo alle Kraft des Herzens nur deswegen völlig still zu stehen scheint, weil ihre Wirkungen zu schwach sind, als daß unsre stumpfen

Sinne sie bemerken könnten. Dieser Fall ereignet sich hauptsächlich bey solchen Todesursachen, welche eine Betäubung des Nervensystems voraussetzen; z. B. bey heftigen Ohnmachten und hysterischen Erstickungen, die viele Stunden lang dauern, wobey der Herz- und Pulsschlag gänzlich verschwindet. In den Abhandlungen der Akademie der Wissenschaften zu Paris vom Jahre 1748 wird eine Frau aus Beriat beschrieben, an deren ganzem Körper zu keiner Zeit, selbst nicht bey vollkommener Gesundheit und starker Bewegung — der geringste Puls zu fühlen war.

„Ich selbst — schreibt der Dr. Zarda zu Prag — kenne hier einen Menschen, der periodisch melancholisch ist. So oft diese Krankheitsperiode eintritt, ist sein Puls am rechten Arme ordentlich zu fühlen; ist aber der Krankheitsanfall vorüber, so setzt der Puls nicht nur stark aus, sondern wird dann und wann auch ganz unmerkbar. — Auch fand ich einen Kranken, der ein rheumatisches Schleimfieber hatte, an beyden Armen völlig pulslos. Ich suchte den Puls nun an den Schlafbeinen, worauf der Kranke mich versicherte, daß Aerzte und Wundärzte schon seit einigen Jahren mit Verwunderung den Mangel des Pulsschlages an seinen Armen vermißt hätten.“ — Man sieht hieraus, daß die Bewegung des Herzens und der Pulsadern unserm stumpfen Gefühle gänzlich entwischen kann, ohne daß darum der Blutumlauf unterbrochen ist. Noch viel weniger ist die Abwesenheit des bemerkbaren Herzschlages überhaupt ein sicheres Kennzeichen des Todes; und wenn sich die Lebenskraft eines Scheintodten bis in die innere Werkstätte des Herzens zurückgezogen hat, und unsern Sinnen durchaus entschwindet: so muß es eine höchst unzuverlässige Erprüfung der Lebensüberreste seyn, wenn die Juden eine Untertasse mit Wasser auf die Brust einer vermeinten Leiche setzen und die Unmöglichkeit des Scheintodes daraus folgern, wenn die Wasserfläche durch den vielleicht nur zu schwachen Herzschlag nicht bemerkbar erschüttert wird.

2.

Noch viel trüglicher ist es, wenn man einen Menschen bloß aus dem Grunde, weil er nicht mehr athmet, für wirklich gestorben erklärt. Freylich kann das Leben nicht sehr lange ohne das Athmen bestehen, wie wir dieß an den Erhenkten, Erwürgten, und an solchen Ertrunkenen sehen, bey denen das Athmen unmittelbar unterbrochen wird; denn in der Regel geschiehet hier der Uebergang aus dem Zustande des Scheintodes in den wirklichen Tod schnell. Indessen muß doch auch selbst in solchen Fällen eine Zeitlang noch einige Thätigkeit in den Lungenbläschen übrig seyn, die wir nur nicht bemerken; denn sonst würden wir nicht so manche Beyspiele aufweisen können, wo auch Verunglückte dieser Art aus dem Scheintode in's Leben zurückgerufen und völlig gerettet wurden. Also auch die mit dem Schlage des Herzens in Harmonie stehende Function des Athmens kann scheinbar auf Stunden, und unter gewissen Umständen selbst Tagelang, so ganz stille stehen, daß eine dem Munde vorgehaltene Pflaumfeder nicht die geringste Bewegung verräth, und dennoch erwacht der unmerkliche Lebensfunke zuweilen wieder, wie die Erfahrung gelehrt hat. Die jüdischen Erprüfungen des Lebensüberrestes mittelst der Pflaumfeder, oder eines vor Mund und Nase gehaltenen kalten Spiegels und polirten Stahles, die beym unterbrochenen Athmen der Scheinleiche doch nicht anlaufen können — sind daher höchst dürftige Prüfungsmittel; und wenn Pappenheimer in seiner Schrift über die frühscheinende Beerdigung der Juden (Breslau 1794 Seite 46) dennoch keck behauptet: „Die jüdischen Todeszeichen wären ein für allemal die

„berichtigtsten, um das Beerdigen der Scheinleichen zu „verhüthen," so mag ihm der Himmel diese mörderische Ignoranz verzeihen! Warum mag dieser Israelit und jeder seines Gelichters, es nicht beherzigen wollen, daß die Talmudisten selbst unter andern verordnen: „die „Todten drey Tage lang fleißig zu besuchen, um wahr„zunehmen, ob sie nicht etwa noch leben — und daß sie „anderswo das Zudrücken der Augen eines Sterbenden „sogar für eine Mordthat erklären?" —

3.

Man sagt ferner: „wo alles Gefühl und jede „willkührliche Bewegung aufhört, da ist der „Tod gewiß erfolgt;" — allein unter allen Kennzeichen des wirklichen Todes ist keines unsicherer, als dieses. Die völlige Abwesenheit aller sinnlichen Gefühle, Empfindungen und aller willkührlichen Bewegung ist zwar eine nothwendige Folge des wirklichen Todes; aber — sie begleitet auch den Scheintod. Keine der zum Leben beytragenden Kräfte kann, ohne Verlust des Lebens, so lange in ihren Wirkungen aufgehoben bleiben, als die Nervenkraft, ohne welche keine Empfindung, keine Reizbarkeit, möglich ist. Wirklich bieten uns die glaubwürdigsten Geschichten von wiederbelebten Scheintodten mehrentheils Nervenkrankheiten und Betäubungen des Nervensystems dar. Man würde z. B. einem vom Nervenschlage getroffenen Menschen einen Zahn nach dem andern ausreißen — ja sogar ihm den Schenkel abnehmen können, ohne daß er es im geringsten empfände. Auch ein Fallsüchtiger leidet von keinem äußern Reize; und selbst das glühende Eisen bleibt ohne Wirkung auf ihn. Ja, die Lebenskraft kann so gebunden seyn, daß ihr jede Aeußerung, jeder Einfluß auf die Organe fehlt, und sie folglich für unsre Sinne gar keine Existenz hat. Vielleicht — dieß ist die Vermuthung des großen Haller's — bleibt auch selbst dann im Herzen noch eine

Spur von Reizbarkeit übrig; aber man kann sich davon nicht ohne Verletzung überzeugen, die den Tod, wenn er noch nicht da ist, gewiß bewirken müßte. Und was das in Rede stehende Kennzeichen des wirklichen Todes noch trüglicher macht ist der Umstand, daß zuweilen in einzelnen Theilen eines Leichnams noch Reizbarkeit gegenwärtig und der Tod dennoch schon vollkommen seyn kann; und hingegen gewisse Scheintodte eine Zeitlang gar keine Spur von Reizbarkeit zeigen und dennoch, nach geendigter Periode des Todeskampfes, ihre freywillige Rückkehr erfolgt. (S. die Artikel: Russel — P. in Ingolstadt — Tübingen.)

4.

Man hält ferner die völlige Erstarrung und Kälte eines Verstorbenen für eine Anzeige, daß hier kein Scheintod statt finden könne. Allein, auch auf die Lebenswärme kann man sich nicht verlassen, obgleich sie bey warmblütigen Thieren mit der Reizbarkeit innig verbunden ist und mit ihr steigt und fällt. Zwar erlöscht in der Regel die Wärme eines todten Menschen gänzlich, und in dem Maaße, wie sie verschwindet, wird der Körper blaß und nimmt die Todtenfarbe an. Allein Eines Theils kann die Wärme den äußerlichen Umfang des Körpers ganz verlassen haben, und dann hält sie sich nur noch im Innern auf — (ein Fall der beym Scheintode sich jederzeit einzufinden pflegt); andern Theils kann bey einem wirklichen Todten noch Wärme zugegen seyn, oder durch schnelle Fäulniß und Gährung der flüssigen Theile erzeugt werden. Bey dem von einem tödtlichen Schlage getroffenen Menschen z. B. ist diese nach dem wirklichen Tode noch anhaltende Wärme nichts Seltenes. Franke führt in seinem Archive (Band 4. S. 64) einen Kapuziner-Guardian zu Montpellier an, der nach einem schnellen Tode lange noch warm blieb, und daher lange nicht beerdiget wurde. Dagegen aber hat man auch gesehen, daß eine Menge Leute sich wieder erholten, welche (z. B. von der Winterkälte) völlig erstarrt waren. Manches hysterische Frauenzimmer in einer heftigen, mehrere Tage anhaltenden Ohnmacht läßt sich eiskalt, wie ein marmornes Bild anfühlen, ohne deswegen unwiderruflich todt zu seyn. So wie es daher kein Zeichen des noch vorhandenen Lebens ist, wenn gährende Flüssigkeiten einen wirklichen Leichnam erwärmen; so ist es auch kein sicheres Kennzeichen des wirklichen Todes, wenn ein Scheintodter kalt ist.

5.

Der Schluß von der Biegsamkeit der Gelenke eines Verstorbenen auf dessen Scheintod ist eben so betrüglich, als der entgegengesetzte, von der Steifigkeit der Gliedmaaßen eines Verstorbenen auf dessen wirklichen Tod. Und doch haben selbst Aerzte an die Untrüglichkeit dieses Kennzeichens des wahren Todes geglaubt. So behauptet Louis, ein französischer Arzt, in seiner Schrift: Sur la certitude des signes de la mort, p. 132. „So lange die Steifigkeit und Unbiegsamkeit „der Gelenke nicht eintrete, so lange sey ein Erblaßter „als eine Scheinleiche zu betrachten; so bald aber diese „sich eingefunden habe, sey an dem wirklichen Tode nicht „mehr zu zweifeln." — Indessen bemerkt er selbst, daß diese Unbiegsamkeit der Gelenke genau von Krämpfen unterschieden werden müsse. Es giebt aber auch Fälle, wo die Gelenke wirklicher Todten noch biegsam bleiben. — Frank schreibt im 4. Bande seines Archiv's Seite 617: „Ich bekam einst einen vor 36 Stunden „verstorbenen Jüngling von 22 Jahren zur öffentlichen „Zergliederung. Sein Tod war auf eine Lungensucht „erfolgt. Alle seine Gliedmaaßen waren völlig so bieg„sam, wie die eines Lebenden; und doch war die Wirk„lichkeit seines Todes auch nicht dem geringsten Zweifel

„unterworfen; da die Fäulniß bereits die Decken des „Schmeerbauchs und der linken Brusthöhle gänzlich er„griffen hatte." — Auch Cammerer nahm bey einem einjährigen Kinde, welches am Keichhusten starb, selbst 44 Stunden nach dem Tode noch, die Biegsamkeit aller Gliedmaaßen wahr.

6.

Das sechste Kennzeichen des wirklichen Todes finden Einige darin, wenn aus geöffneten Adern kein Blut mehr fließt. Die Unzuverlässigkeit dieses Kennzeichens ergiebt sich schon daraus, weil man schon sehr oft aus den Gefäßen solcher Leichen, deren Tod auch nicht dem allergeringsten Zweifel unterworfen ist, beym Zerschneiden Blut fließen sah.

7.

Lange hielten Viele, selbst einige Aerzte, den im Tode gewöhnlich erweiterten Augenstern, den Mangel des im Leben uns natürlichen Augenglanzes, das Zusammenfallen der Hornhaut, das Erschlaffen der Augenhäute — kurz, die Dunkelheit und das Gebrochenseyn der Augen — für ein zuverlässiges Kennzeichen des wirklich erfolgten Todes. Allein einerseits hatten ja auch diejenigen Ertrunkenen, welche nachher vom Scheintode wiedererweckt wurden, in der Regel das Feuer ihrer Augen verloren, und auch ihre sonst durchsichtige Hornhaut war mit einem zähen Schleime überzogen; und andrerseits sind die Augen derer, welche eines sehr schnellen Todes starben (z. B. der im Kohlendampfe Erstickten), oft noch am dritten Tage nach der Erstickung helle, und selbst heller noch, als sie im Leben waren. Auch fand Frank (Repertorium für die Arzneywissenschaft, Bd. 3. S. 135) die Hornhaut einer verstorbenen Gebährenden mehrere Stunden nach ihrem Tode noch so durchsichtig hell, daß er sich kaum getrauete, sich der Zergliederung dieses Leichnams zu unterziehen. Und selbst wenn wir auch annehmen wollten, daß jene klaren Augen der durch Kohlendampf Erstickten uns vielmehr verpflichten sollten, bis zur eintretenden Fäulniß einer solchen Leiche mit den Versuchen zu ihrer Wiederbelebung nicht zu ermüden: so erhellet doch aus dem Allen, daß es keinesweges erwiesen ist, daß mit den Augen jedes Todten, und zwar nur eines wirklichen Todten, jedesmal eine Veränderung vorgehe, welche den Scheintod vom wirklichen Tode mit Zuverlässigkeit unterscheiden lehre.

8.

Das Kennzeichen des Todes, welches von der Erschlaffung der Muskeln und Sehnen eines Gestorbenen hergenommen wird, ist ebenfalls trüglich. „Wenn die untre Kinnlade von freyen Stücken herab„sinkt, und verschiedene Schließmuskeln, besonders die, „des Afters, nachlassen; so sagt man der Tod sey gewiß. „Wenn man hingegen die untre Kinnlade nach der „Brust herabzieht und dann bemerkt, daß sie im gering„sten von selbst wieder in die Höhe gehet, so sagt man, „es sey noch ein verborgenes Leben vorhanden." — Diese Behauptungen werden aber durch die Erfahrungen widerlegt, daß viele Menschen mit verschlossener, andere dagegen mit offener Kinnlade wirklich sterben — daß aber auch bey den Scheintodten der Kinnladen bald krampfhaft geschlossen ist, bald offen steht. (Man sehe die merkwürdige Geschichte „P.. in Ingolstadt.") Eben so wenig Zuverlässigkeit ist in der Erscheinung der erschlafften Muskeln und besonders der Schließmuskel des Afters. Man weiß ja, daß in vielen leichten Ohnmachten bey manchen Menschen der Harn und der Unrath, so wie bey manchem Epileptischen sogar der Saamen, unwillkührlich abfließt.

9.

Eins der trüglichsten bisher angewandten Mittel, das

Beerdigen der Scheinleichen zu verhindern, ist die in einigen großen Städten angeordnete Todtenbeschau. Man stellt gewöhnlich Chirurgen, Leichenfrauen, Hebammen und Todtengräber dazu an und ist auch ein sachverständiger Arzt an der Spitze dieses Ignoranten-Collegiums: so müßte er doch ein höchst gewissenhafter, unermüdetthätiger Mann seyn um seinem Todtenschau-Amte sich ganz und allein zu widmen. Nun aber wird der Präsident der Todtenbeschau sich in den mehresten Fällen auf seinen Chirurgus und dieser wieder oft auf den Bericht der untergeordneten Mitglieder des Collegiums verlassen — und so ist denn die arme Scheinleiche — verlassen. Sie wird hülflos sterben, oder sie müßte das seltene Glück des scheintodten Fabrikanten in Wien haben, der vom ganzen Leichenbeschau-Amte für unwiderbringlich todt erklärt worden war, und nachher doch wieder in's Leben zurückkehrte, weil er das höchst zufällige Glück hatte, daß ein Todtengräber eben in der Nähe der Todtenkammer arbeitete, worin er mit mehreren andern Leichen zur Beerdigung abgesetzt worden war. (S. Wien's Fabrikant.)

10.

Ein gewisses Kennzeichen, den wahren von dem Scheintode zu unterscheiden, hat man in der Elektrizität zu finden geglaubt, und vorgegeben: „So lange in den Muskeln des Herzens noch das geringste Leben ist, werden sie sich zusammenziehen, so bald der elektrische Strom hindurchgeht. Wenn aber in den Gliedern keine Bewegung mehr wahrzunehmen ist, so sind alle andere Versuche zur Wiederbelebung vergeblich." — Es ist glaublich, daß die Elektrizität vielleicht das beste Prüfungsmittel des Todes, und auch das beste Reizmittel zur Wiederbelebung seyn könne. Man hat auch schon mehrere Scheintodte damit in's Leben gerufen: aber es ist auch glaublich, daß wir damit noch nicht so weit sind, um in allen Fällen den gehörigen Grad für die jedesmaligen Umstände, auf die schicklichste Weise, anzuwenden. Ueberdieß sind nicht an allen Orten Elektrisir-Maschinen, auch weiß nicht jeder Arzt damit umzugehen. —

11.

Der Doctor und Professor Creve zu Mainz hat in seiner Schrift: „Vom Metallreize" ein neuentdecktes untrügliches Prüfungsmittel des wahren Todes 1796 bekannt gemacht. Dem zufolge wird am Arme, Fuße, oder an der Brust der Leiche ein Einschnitt gemacht und der Muskel entblößt, alsdann wird ein von zwey verschiedenen Metallen (z. B. von Gold oder Silber mit Zink) verfertigtes Instrument, welches aus zwey polirten und durch einen Bogen miteinander verbundnen Platten besteht, auf den entblößten Muskel gesetzt. Wenn nun in dem todtscheinenden Menschen noch die geringste Reizbarkeit — noch eine Lebensspur — vorhanden ist, so werden sich die Muskelfibern zusammenziehen und dann kann und muß man zweckmäßige Mittel anwenden, den Menschen, wo möglich, wieder zu beleben. Lassen sich aber durch den Metallreiz keine Muskeln in Bewegung setzen, so ist der Mensch nach Creve's Versicherung — wirklich todt; und an eine Wiederbelebung nicht mehr zu denken. Indessen ist die Sache dieses voreilig ganz unfehlbar und zuverlässig genannten Prüfungsmittels keinesweges schon ganz auf's Reine gebracht; denn mehrere Aerzte haben es in Fällen, wo sie es anwenden wollten, ganz oder doch größtentheils unwirksam und unzuverlässig gefunden. (S. Zarda's patriotischen Wunsch. S. 51.)

12.

Sicherer, als alle bisher angeführten Zeichen des wirklichen Todes und als alle Erprüfungen des Scheintodes, ist das gänzliche Hinschwinden alles Nervenreizes, sofern dasselbe mittelst des vom Dr. Struve erfundenen galvanischen Apparat's (der in diesem Wörterbuche unter der Rubrik: „Struve's Galvanodesmus" ausführlich beschrieben ist) bey jeder Leiche mit immer gleichem Erfolge erprüfet werden kann. Wenn aber auch diese Maschine noch nicht allgemein im Gebrauche ist und seyn kann: so hat doch der Schöpfer ein ganz unfehlbares Prüfungsmittel zur Unterscheidung des Scheintodes vom wahren Tode uns allen nahe gelegt, nämlich:

13.

die allgemeine Fäulniß einer Leiche. Diese Fäulniß allein ist im Stande, uns die völlige Gewißheit zu geben, daß nun nicht allein alle Verbindung der Lebenskraft mit der Maschine aufgehoben, sondern auch die Organisation selbst zerstört und der Wiederbelebung in dieser Gestalt unfähig geworden ist. Aber auch hier muß man wohl merken, daß sie nicht particulär (denn einzelne Theile können auch bey lebendigem Leibe faulen), sondern allgemein, nicht bloß durch trügliche Anzeichen (z. B. durch den sogenannten Leichengeruch), sondern vollkommen und nach allen Kennzeichen bemerkbar seyn muß.

„Alsdann erst, wenn der ganze Körper einen besondern, eignen, sehr widrigen, faulichten Geruch „von sich giebt, der die bevorstehende Verwesung „ankündigt, die Oberfläche des Körpers aufgedunsen, die muskulösen Theile eine weiche, breyartige „Beschaffenheit haben, die Haut mit Flecken, welche „in's Braune, Blaue und Grüne spielen, größtentheils bedeckt ist, und das dünne Oberhäutchen „desselben, wenn man es etwas derbe angreift, abgestreift werden kann; der Unterleib stark aufschwillt, und nußfarbig wird, aus Mund und Nase „eine übelstinkende Feuchtigkeit herausfließt, und „die vorhin angeführten unsichern Kennzeichen des „Todes, denen nun die Fäulniß Gewißheit giebt,

„auch gegenwärtig sind, dann erst kann man ohne „Bedenken sagen: Der Mensch ist wirklich „todt! Der Tod ist vollkommen, und das unbe= „greifliche Band, welches diese Masse von Kräften „und Organen so wunderbar vereinte, ist gelöset."

Die erwiesene Möglichkeit eines lange dauernden, durch nichts zu erkennenden Lebens macht es uns nun zur dringendsten und heiligsten Pflicht, auf Mittel zu denken, uns und andere vor dem schrecklichen Schicksale des Le= bendigbegrabens zu sichern. Die gewöhnlichen Mittel erreichen diesen Zweck nicht. Die Zeit allein ist der competente Richter über Tod und Leben. Wo nicht das einzige, doch das natürlichste Mittel: sich aus der Ungewißheit zu reißen, ist daher dieses: den Leichnam so lange liegen zu lassen, bis sich die beschriebenen Spuren der Fäulniß zei= gen. Wir erreichen dadurch einen zwiefachen Vortheil, einmal werden wir das Lebendigbegraben gewiß ver= meiden, und zweytens, im Falle des unvollkommenen To= des, das göttliche Vergnügen genießen, den Schlafen= den sich und den Seinigen wieder geschenkt zu haben, — ein Vortheil den man bey der Gewohnheit, durch Oeff= nung des Körpers oder durch eine Wunde des Herzens sich des Todes zu versichern, nothwendig verlieren muß. Nichts läßt sich gegen diesen Vorschlag einwenden, als etwa die Besorgniß, „die faulen Dünste des Leichnams möchten die Luft verderben und der allgemeinen Gesund= heit nachtheilig werden, für welche die medicinische Po= lizey zu wachen verbunden sey." Aber erlaubt uns die zu ängstliche Sorge für die Lebendigen, ungerecht gegen die Todten zu seyn? — Und ist nicht die ganze Besorg= niß eingebildet und übertrieben? — Was ist die Aus= dünstung von einem Paar Leichen für's Ganze, gegen die Menge animalischer Ueberreste, unter denen wir be= ständig leben, und die um und neben uns faulen, ohne daß wir einigen Nachtheil für unsre Gesundheit davon bemerken? — Ist nicht die ganze Natur ein offenes Grab, worin jeden Augenblick Millionen Wesen sterben und verwesen? Wir haben Gottesäcker, Anatomieen, mitten in den Städten, wo die Leichen nicht Tage, sondern Monathe lang liegen; und wir wollten den Todten diesen kurzen Aufenthalt über der Erde verweigern? — Ja, wir wissen, daß vielleicht das schönste und gesundeste Land in der Welt, Otaheite, gerade das ist, wo man die Todten in der freyen Luft verfaulen läßt. Weder Niedersachsen, das seine Todten länger und anständiger aufbewahrt, noch Holland, wo es verboten ist, sie vor dem fünften Tage zu begraben, und wo sie oft acht, ja vierzehn Tage stehen — wissen einigen Nachtheil von dieser Gewohnheit. Ueberdieß sollen ja auch die Todten nicht Wochen- sondern nur Tagelang, nicht bis zur höchsten Fäulniß, sondern nur bis zum Anfange der allgemeinen Fäulniß, die gewöhnlich bald nach dem Tode sichtbar wird, und wo die Ausdünstungen noch höchst unbedeutend sind, aufbewahrt werden.

Wenn es nun mit einem Kranken so weit gekommen ist, daß er aufhört zu athmen, und die Umstehenden in der Meinung stehen, daß er gestorben sey, so lasse man ihn noch 48, wenigstens 24 Stunden (nach Maaßgabe der Krankheit, an welcher er gestorben ist), in seinem Bette mit dem Kopfe etwas erhöht liegen, und sorge für beständige Erneurung der ihn umgebenden Luft! Denn, ist der Verblichene wirklich todt, so wird die Bettwärme nicht hindern, daß sich die Kennzeichen des Todes nach und nach einstellen. Ist er nur scheintodt, so wird das gebundne Leben noch immer eine feine Nahrung erhalten, und die edlern Werkzeuge des Lebens werden längere Zeit brauchbar und biegsam, und also lebensfähig bleiben, und man erhält dadurch Zeit und Gelegenheit, weitere Maaßregeln zu nehmen. — Man muß ihm ferner weder Mund noch Augen zudrücken, sondern beyde auflassen. Denn wenn die aufstehende Kinnlade mit Gewalt zugedrückt werden muß, so widersteht ein Krampf, und wo Krampf ist, da ist auch Leben, und der Mensch gewiß nicht todt, und ist er nicht todt, so verursacht man ihm Schmerzen. Ueberdieß wird durch das Zudrücken des Mundes das so wohlthätige Eindringen frischer Luft in die Lungen verhindert, und ein großes Hülfsmittel zur Wiederbelebung entzogen. — Unsinnig und grausam ist daher die gewöhnliche Behandlungsart der Verblichenen. Sobald die Umstehenden glauben, der Kranke werde nun bald sterben, nimmt man ihm das Kopfkissen weg, in der Meinung, ihm das Sterben zu erleichtern; aber dadurch erschwert man es ihm vielmehr; man hemmet dadurch das Athmen, ohne den wirklichen Tod herbeyzuführen. — Engbrüstige besonders müssen im Bette mehr sitzen, als liegen, wenn sie Athem holen wollen; wenn sich nun Sterbende im höchsten Grade der Engbrüstigkeit befinden: so ist ihnen eine erhöhte Lage vorzüglich nöthig; denn wenn man seinen Kopf nach hinten zu niedersenkt, die Luftröhre dadurch enger macht und die Lunge preßt, dann muß der Athem wol auf immer ausbleiben, und man wird — Mörder am Leben seiner Mitmenschen. — Ferner: so bald man glaubt, daß der Kranke verschieden sey, pflegt man ihm die Augen zuzudrücken, bindet den Mund zu, bedeckt das Gesicht mit einem Tuche, belegt auch wol gar die Brust mit Rasen und beschwert den Unterleib mit allerhand schweren Sachen u. s. w. Dann wird er aus dem warmen Bette genommen, in eine kühle oder kalte Kammer im Hemde, also so gut als entblößt, gebracht, auf ein kaltes Brett oder Stroh gelegt, und überhaupt wie ein Stück Holz behandelt. — Wie unsinnig dieß Verfahren sey, kann Jeder bey wenigem Nachdenken von selbst einsehn. Denn kann nicht noch ein Funke des Lebens in ihm glimmen, der sich wieder erholen und, wie es eine Menge Beyspiele beweisen, zur Lebensflamme anfachen kann? Wenn der Körper aber aus der Wärme, besonders im Winter, in die Kälte gebracht wird, dann muß nothwendig die wenige Lebenswärme und Lebenskraft, die in ihm ist, völlig verlöschen. Nehmt einen Kranken aus der wohlthätigen Bettwärme, legt ihn im bloßen Hemde in eine kalte Kammer auf Stroh, und seht, ob ihr ihn Morgen noch am Leben finden werdet! Ja, bringt einen völlig gesunden Menschen aus dem warmen Bette entblößt zur Winterszeit, in ein kaltes Gemach, und laßt ihn da einen Tag liegen; gewiß er müßte eine starke Gesundheit besitzen, wenn er nicht eine gefährliche Krankheit davon tragen sollte. Und das, was einem Kranken, ja selbst einem Gesunden schädlich und tödtlich werden kann, sollte Einem, der in der tiefsten Ohnmacht liegt, unschädlich seyn? — — In einer Nachricht aus Paris vom 24ten Januar 1805. heißt es: daß die Gesundheitsbeamten selbst sich über die Zeichen des Todes irren können, wurde dieser Tage dem National-Institute angezeigt. Sie hatten einen jungen Mann von 17 Jahren für todt erklärt; da aber die Mutter desselben die Sache bezweifelte und ihn noch nicht begraben lassen wollte, kam der junge Mensch nach drey Tagen wieder zu sich, und ward gesund.

Truppach's Scheintodter (s. Zimmermann).

Tübingen's Professor-Frau im sechstägigen Scheintode.

Die hysterische Gattinn eines Professor's zu Tübingen erschrak im sechsten Monathe ihrer Schwangerschaft so sehr, daß sie die heftigsten Convulsionen bekam, und — nach vier Stunden todt war. Wenigstens erklärten sie dafür zwey berühmte Aerzte, Camerer und Mauchart, und noch drey andre. Da war auch nicht die mindeste Bewegung, und keine Spur vom Pulsschlage oder

oder vom Athemholen. Die stärksten Erweckungsmittel, die mamanwendete, blieben ohne allen Eindruck — Nachdem man fünf Stunden mit vergeblichen Versuchen zugebracht hatte, wollten die Aerzte sie, als unwiederbringlich verloren, verlassen. Jetzt hatte Camerer noch den Einfall, die Blasenpflaster, die man Tages zuvor auf beyde Fußsohlen gelegt hatte, abzunehmen, und zugleich die Gesichtszüge auf das genaueste zu beobachten; und siehe, als man die Oberhaut vom großen Zehen abzog, bemerkte man einen Zug des Mundes, der so schwach war, daß er nur diesen aufmerksamen Männern nicht entgehen konnte. Für sie war er ein hinreichender Grund, diese Person nicht begraben zu lassen, sondern ihre Versuche zur Wiederbelebung derselben zu erneuern. Man fing an, die empfindlichsten Theile zu reizen; man gebrauchte die eindringendsten Mittel, selbst das glühende Eisen, und es war fast kein Theil, dem man nicht durch Stechen, Brennen und andre Reizungen auf's stärkste zugesetzt hätte. Alles umsonst, sie blieb todt, und doch durfte man, in Hinsicht auf die obige kleine Lebensspur, es nicht wagen, sie zu begraben.

Sie lag ganze sechs Tage lang mit allen Zeichen des Todes, eine kleine Wärme in der Gegend des Herzens ausgenommen. — Nun schlug sie plötzlich die Augen auf, und fing an, wieder zu leben, wußte aber von alle dem, was in der Zeit mit ihr vorgegangen war, nichts. Nachdem sie sich mit einiger Nahrung erquickt hatte, wurde sie von einem todten Kinde entbunden, und erholte sich bald darauf völlig wieder.

Hier waren also ein kleiner Zug des Mundes und ein Ueberrest von Wärme in der Herzgrube hinlängliche Beweise des noch vorhandenen Lebens. Wie wichtig sollte uns also der kleinste Umstand bey einer Leiche, und wie sorgfältig ihre Beobachtung seyn! Aber was thun wir? Wir überlassen dieses ganze, so wichtige Geschäft der dummsten, vorurtheilsvollsten Menschenklasse, den Todtenweibern, die weder Sinn für solche Bemerkungen noch einen Begriff von der Möglichkeit des Wiedererwachens haben, die also, selbst wenn sie keine Lebensspuren bemerken, sie nicht achten, und schief auslegen (Vom Dr. Camerer, in Hufeland's: Ungewißheit des Todes S. 19.)

Der scheintodte Zustand dieser vor Schrecken sinnlos gewordenen Frau hat einige Aehnlichkeit mit dem Zustande jener Personen des Hexenzeitalters, welche in dem Augenblicke, wo sie ersäuft, oder der Wasserprobe übergeben werden sollten, vor Entsetzen in Ohnmacht fielen, und nun, ohne zu ertrinken, Viertelstunden lang im Wasser zubrachten; dafür aber auch, eben weil sie auf eine der Unwissenheit unbegreifliche Art im Wasser am Leben blieben, als Hexen dem Scheiterhaufen übergeben wurden, wo keine Ohnmacht vor dem Meuchelmorde der Dummheit und des Aberglaubens sie ferner schützen konnte.

Tyana's Scheintodten-Erwecker (s. Apollonius — Asklopiades).

U.

Ungar wird scheintodt aus dem Wasser gezogen und zum neuen Leben erweckt.

Zu Dresden fiel am 12ten August 1804 ein Mann Nahmens Ungar, als er sich eben die Schuhe abwaschen wollte, in den von der Gerbergasse nach der Zwingerallee verdeckt fließenden Mühlbach. Der Unglückliche war seit sieben Jahren durch einen Schlagfluß auf der einen Seite gelähmt; das Wasser war tief und schnell, und Niemand hatte ihn hineinfallen sehen. So ward er unaufhaltsam unter dem Gewölbe der Häuser weggetrieben; und als er wieder in's Freye kam, hatte er bereits alle Besinnung verloren. Nur noch einigemale konnte er hier röcheln. Dieß Röcheln hörte, wunderbarer Weise, zwey Treppen hoch, die Tochter des Commissionsrathes Riem, Luise. Sie sah zum Fenster hinaus und schrie um Hülfe. Ihr Vater und der eben anwesende Chirurgus Bucher eilten hinab und zogen den Verunglückten, mit Beyhülfe mehrerer herzugerufenen Menschen, aus dem Wasser; allein, er war bereits erstarrt und ohne alle Lebenszeichen. Indessen wandte Bucher mit dem beharrlichsten Eifer seine chirurgischen Kenntnisse an, und erweckte schon nach einer halben Stunde einige Zeichen des Lebens. In der Folge vermehrten sich diese; aber erst am andern Tage kehrte die Besinnung völlig zurück. Bucher theilte die Freude, einen Menschen errettet zu haben, mit der Entdeckerinn des Unfalls.

„Unterricht vom Scheintode
und dem sichersten Mittel, das Lebendigbegraben zu verhüthen, für Unbelehrte." (8. Breslau, Hirschberg, Lissa, 1768.)

Untersuchung, kritische,
der Geschichten des A. und N. Testaments von der Erweckung einiger Verstorbenen zum Leben.

Diese Schrift, veranlaßt durch das Chursächs. Mandat vom 11. Febr. 1792, betreffend die Behandlung der Leichen und die zu beobachtende Vorsicht, daß kein bloß scheintodter Mensch begraben werde (Leipzig 1793), giebt Beyspiele von wiedererweckten Scheintodten; prüft ob die biblischen Auferweckten Scheintodte oder wirklich Verstorbene waren; bemerkt mit Recht: daß man, als die biblischen Bücher verfaßt wurden, noch keine bestimmte Begriffe vom Unterschiede zwischen dem wahren und dem anscheinenden Tode gehabt habe; und daß die hierhergehörigen biblischen Erzählungen — unbeschadet der Würde und des Ansehens der Bibel — eben der Untersuchung fähig sind, die uns bey allen physischen Ge-

genständen zur Wahrheit leiten muß. — In der Geschichte des Knaben zu Sarepta und zu Sunem, des in Elisa Grab geworfenen Israeliten, des Jünglings zu Troas und der Tochter des Jairus findet er Spuren genug welche ihm die Vermuthung wahrscheinlich machen, daß diese Menschen nur scheintodt waren.

Unzer's Scheintodte (s. Grenoble).

B.

v. B — t kehrt aus dem Sarge zum Gatten zurück.

„Bruder! hörst du nichts? Um Gotteswillen, erwache!" so weckte Herr von B — t seinen Bruder, der neben ihm schlief, und zu ihm gereiset war, um ihm den Verlust einer geliebten Gattinn tragen zu helfen, die im ersten Frühlinge ihres Lebens fiel. Vor der verschlossenen Kammerthüre aber wimmerte der Verstorbenen klagende Stimme, als flehete sie ängstlich, eingelassen zu werden. Dem Diener ward geklingelt. Er kam, stürzte aber mit lautem Geschrey über die selige Hausfrau wieder zurück und die klagende Stimme jammerte fort. Endlich ermannte sich der Bruder, schob den Riegel von der Thür und herein trat, eine Kerze in der zitternden Hand, die Abgeschiedene in ihrem ganzen Sargornate.

Am folgenden Morgen harrte ihrer das offene Grab — Zu ihrem Glücke spielte diese Scene im Winter, und als des Zeitalters Sitte noch eine Leichenwache bey ihren Todten den Hinterbliebenen abforderte. Dieserwegen war das Zimmer geheizt, in welchem sie ruhete. Die Wärme hauchte die Lebenskraft der jungen Frau, die eine Starrsucht nur gelähmt hatte, an: die Leichenwärterinn entfloh, als die Todte seufzte und sich gar emporhob. Mit dem zurückgebliebenen Lichte fand sie zu ihres Mannes Kammer. (Dr. E. F. Münter's merkwürdige Visionen und Erscheinungen nach dem Tode. Hannover 1805 Seite 123.)

Valerius Maximus

erzählt in seinem Werke Lib. I. Cap VIII. mehrere Geschichten von Scheinleichen, die in's Leben zurückgekehrt sind.

Vampyr (s. Servien).

Verblutung zur Verhinderung des Erwachens aus dem Scheintode.

Um der Qual, nach der Beerdigung aus dem Scheintode hülflos wieder zu erwachen, zu entgehen, haben Einige vorgeschlagen, einem jeden Todten, kurz vor dessen Beerdigung, eine oder mehrere Pulsadern zu öffnen, damit die Verblutung einen unfehlbaren sanften Tod zur Folge haben möge. Aber welch ein gewaltsames und verzweiflungsvolles Hülfsmittel für eine Verlegenheit, welche so manche menschenfreundlichere und nicht minder unfehlbare Vorkehrung glücklich von uns abwenden kann! Warum nicht gar jenes närrische Völkchen nachahmen, das sich — auf dem Kopfe stehend — beerdigen läßt, nicht eben, beym Wiedererwachen im Grabe sogleich sanft vom Schlage gerührt zu werden — aber doch, um bey der allgemeinen Auferstehung der Todten, wenn dann die Erde sich umschlägt, desto geschwinder auf die Füße zu kommen!

So machte einst auch ein sehr geachteter Gelehrter, ein Gesellschaftsmann, der mit allerley Classen von Menschen zu thun hat, seinen versammelten Freunden in vollem Ernste bekannt er habe seinen nächsten Verwandten den Befehl gegeben, daß sie ihm, sobald er gestorben sey, den Hals durchschnitten, damit er nicht in den schrecklichen Fall kommen möge, im Grabe zu erwachen. (Reichs-Anzeiger. Jun. 1804 S. 2001.) (Man vergleiche den Artikel Genua.)

„Versuche, galvanische und elektrische, an Menschen und Thieren; angestellt durch die medizinische Gesellschaft zu Mainz 1803."

„Vertheidigung der frühen Beerdigung der Juden von H. W. A. bey A. J. in H. geschrieben an seinen Freund S. S. D. in K." (Hamburg 1788.)

Leitet den Gebrauch der frühen Beerdigung von der großen Empfindlichkeit gegen die Todten und auf Sanchopanßische Manier von dem weisen Sprichworte her: „was die Erde bedecket, muß das Herz vergessen."

Vesal secirt einen Scheintodten (s. Espinosa).

Vilbel's Scheintodter (s. Zahn).

Vogel — schrieb:

„Diatribe de causis, quare tot submersi in vitam non revocentur." (1790.)

Vogel's Scheintodter mit erschlafften Schließmuskeln erwacht.

Man hatte bisher geglaubt, daß, bey aller Trüglichkeit der Zeichen, die uns die geheimen Ueberreste des Lebens bey einem Leichname entdecken können, die Erschlaffung der Schließmuskeln mit Gewißheit auf die Gegenwart des wirklichen Todes schließen lasse; allein der Professor Vogel führt einen ertrunkenen Scheintodten an, der in's Leben zurückgebracht ward, ungeachtet seine Schließmuskeln völlig erschlafft waren. Von der Abwesenheit dieser Erschlaffung darf man daher wol auf das noch übrige Leben — aber keinesweges von der Gegenwart derselben auf den gewissen Tod schließen. (Diatribe de causis, quare tot submersi in vitam non revocentur 1790.)

Voigt und Lichtenberg gaben heraus:

„Magazin für den neuesten Zustand der Physik." (Jena 1797.) Es enthält einige hierher gehörige Aufsätze.

W.

W. in Duderstadt stirbt als ein Rasender den Scheintod, und erwacht mit Vernunft zum neuen Leben.

Um das Jahr 1770 ging W.., ein junger Maler aus Duderstadt, auf Reisen, um sich in seiner Kunst zu vervollkommnen. Wenige Meilen von der Vaterstadt, fiel er Werbern in die Hände, die ihn zum Rekruten machten. Der junge Mensch, den das unüberlegt gegebene Wort schon nach dem ersten Ausschlafen bitter gereuete, entsprang, ward aber von den Werbern eingeholt, und — weil er sich zur Wehr setzte, gemißhandelt. Einige Schläge, die er in der Hitze des Zweykampfes über den Kopf bekommen hatte, waren in ihren Folgen von so übler Wirkung, daß er den Verstand verlor.

Im Rathe der Vorsehung war seine Besserung beschlossen. Von seinem Wahnsinne blieb nur ein scheues Wesen noch übrig. Seiner Nachbarinn, einem bildschönen, aber gefallenen, armen Mädchen, glückte es, ihn durch eine menschenfreundliche Behandlung auch davon nach und nach zu befreyen. Es konnte nicht fehlen, ihr liebreiches Betragen hatte in der Seele des Jünglings das Pflichtgefühl der Dankbarkeit und — Liebe rege gemacht. Sie wurden ein glückliches Paar und seine Geschicklichkeit und rastlose Thätigkeit ernährte sie und ihre sich jährlich vermehrende Familie. Unvermuthet erlebte er ein großes Unglück, wodurch er plötzlich außer Stand gesetzt ward, den zahlreichen Seinigen Brodt zu schaffen wie bisher. Der schreckliche Gedanke, seiner geliebten Gattinn und seinen vielen Kindern nicht ferner Vater seyn zu können, brachte ihn auf der Stelle abermals um den Verstand. Er ward wahnsinniger, als er je war. Weib und Kinder waren bey ihm des Lebens nicht mehr sicher. Die verzweifelnde Frau meldete ihr Unglück der Obrigkeit, und bat, den Rasenden in Verwahrsam zu nehmen. Er wüthete so heftig, daß man ihn an Ketten anschließen mußte. In diesem erbarmenswürdigen Zustande sahen die brodtlosen Seinigen den bisherigen Ernährer drey lange Jahre hindurch.

In dem kalten Winter des Jahres 1789 bewohnte der Wüthende ein Zimmer, welches nicht geheizt werden konnte. Bey dem heftigen Grade der Kälte fand man ihn daher eines Morgens in todter Gefühllosigkeit und Erstarrung. So hatte nun der Erlöser aus aller Noth auch den Leiden dieses Unglücklichen ein Ende gemacht. — Sein tiefgerührtes Weib und seine Kinder — vielleicht die einzigen unter allen — weinten ihm ungekünstelte Thränen des Mitleids nach.

Man traf die erforderlichen Beerdigunsanstalten. Ungefähr dreißig Stunden, nachdem man ihn todt gefunden hatte, warf man die steife Leiche in den Sarg, um sie zu beerdigen. Es war in einer frühen Morgenstunde, als man den Deckel auf den Sarg legen und befestigen wollte. In diesem Augenblicke aber richtete sich der Tollhäusler im Sarge auf, und erwachte — zum neuen Leben.

Alle liefen vor Schrecken davon; denn sie sahen in dem Scheintodten nur das Gespenst und später nur den Rasenden. Einer von den beherztesten Leuten wagte es endlich, in das Sterbezimmer zurückzukehren. Er fand die vermeinte Leiche noch immer in sitzender Stellung im Sarge. Sie sah ihn bittend an, winkte ihm, und sprach matt einige unverständliche Worte.

Man gab der Obrigkeit Nachricht hiervon. Der Wiedererwachte ward sogleich in ein warmes Zimmer gebracht, und erhielt die Hülfe eines Arztes. So kehrte er nicht nur völlig in's Leben zurück, sondern hatte auch von nun an wieder seinen völligen Verstand. Gesund an Leib und Seele lebte er als ein fleißiger Arbeiter, und als ein thätiger Versorger der Seinigen, fort, um des Sarges noch lange nicht zu bedürfen.

Der Wiedererwachte erzählte, er habe während seines Scheintodes das Sprechen der Leute bey seiner Entkleidung deutlich vernommen, auch mit Seelenangst bemerkt, daß man nach seiner Länge Maaß zum Sarge nehme; aber es sey ihm durchaus unmöglich gewesen, auch nur den kleinsten Theil an seinem Leibe zu rühren, geschweige denn, zu sprechen. Auch meinte er, er würde ohne die außerordentliche Heftigkeit, womit man ihn in den Sarg geworfen habe, und wodurch sein ganzes Wesen erschüttert worden sey, schwerlich in's Leben zurückgekehrt seyn. (Von Hrn. v. Wehren zu Duderstadt)

Wagener, Sam. Chph., schrieb:

„Gespenster" 4 Theile; und „Neue Gespenster" 2 Theile (Berlin 1795 — 1800). Enthalten unter andern auch mehrere Wiederbelebungs-Geschichten von Scheintodten.

Wallroth, Fr. Hans Aug., schrieb:

„Predigt von der Christen-Pflicht gegen diejenigen, welche nur scheintodt sind." (Stollberg 1798.)

Wallroth's, Fr. Hein. Ant., Predigt:

„Nicht jeder Mensch ist todt, wenn er es auch scheint. (Stollberg am Harz bey Schulze 1798.)

Der Verfasser scheint der Meinung des General-Staabs-Medicus Dr. D.. in D.. zu seyn, welcher behauptete, daß ein Drittel Menschen lebendig begraben würde. Denn Seite 13 heißt es: „Würde man die Le-„bendigbegrabenen auf unsern Kirchen- und Neujahrs-„Zetteln eben so, wie die Todtgebornen, angeben und be-„stimmen können: — wer weiß, ob dann nicht die Anzahl „der Lebendigbegrabenen die der Todtgebornen öfters „übersteigen würde?"

Wärmebank (s. Harvey's Erwärmungs-Anstalten).

Warmholz, über die Eitelkeit der Furcht vor dem Scheintode; mit widerlegenden Anmerkungen des Herausgebers.

Der Candidat Chr. Fr. Warmholz zu Brachfeld machte im Reichs Anzeiger (Junius 1804) einen gut gemeinten Aufsatz: „über die Furcht, scheintodt begraben oder im Grabe wieder lebendig zu werden" — bekannt, dessen wesentlicher Inhalt mit den mir nöthig scheinenden Anmerkungen, hier folgt:

Man denkt sich das Wiederaufleben des Scheintodten im Grabe der Hauptsache nach ungefähr so: „Das Leben des Scheintodten, der bisher wie ein Ohnmächtiger oder tief Schlafender ohne Bewußtseyn *) da lag, kehrt bald und schnell zurück, so daß er sein volles Bewußtseyn, das Bewußtseyn seiner eignen Person und der Dinge die ihn umgeben, sogleich wieder erhält. Das Gefühl des Angenehmen und Unangenehmen und die deutliche Unterscheidung desselben durch die bestimmte Bildung von Vorstellungen machen ihn der Furcht und der Hoffnung fähig. Die letzte muß nun in dem durchaus hülflosen Zustande ganz verschwinden, um der ersten alle Gewalt über die verzweiflungsvolle Seele zu lassen, in dem Augenblicke, wo Hunger und Durst, ein hartes, enges, vielleicht nasses Lager den Leib mit allerley Schmerzen angreifen und wo die erschreckte Einbildungskraft in der dunkelsten Finsterniß alle möglichen und unmöglichen Uebel versammelt, um sie den von aller Hülfe verlassenen Geist fühlen zu lassen."

Um zu sehen, ob diese Vorstellung von dem Wiederaufleben oder Erwachen des Scheintodten im Grabe rich-

*) Die starrsüchtigen Scheintodten machen bekanntlich eine Ausnahme; diese sind sich oft alles dessen bewußt, was um sie her vorgeht. A. d. H.

tig sey, müssen wir beobachten, wie Scheintodte in's Leben zurückkehren: müssen die Bedingungen der Lebensrückkehr merken, um zu untersuchen, ob der Scheintodte im Grabe diese Bedingungen finde.

Wenn wir Scheintodte haben in's Leben zurückkehren sehen, so ging es, den Hauptumständen nach, dabey immer folgendermaaßen her: Der Scheintodte gab Anfangs einige ganz unbedeutende, nur dem Auge des geübten und scharfen Beobachters bemerkliche, Zeichen einer animalischen Bewegung; diese Bewegung vermehrte sich allmählich so weit, daß sie auch dem unachtsamsten Auge bemerkbar wurde. Sie stieg nach und nach dahin, daß sie sichtbar den Reizen, die auf die animalischen Fibern und Nerven wirken sollten, entsprachen und eine Ankunft des Gefühls voraussagten. Dieß Gefühl erschien dann in Einem Sinne nach dem andern. Entweder, wenn alle Sinne wieder in ihre Functionen eingetreten, oder doch die edelsten wieder hergestellt waren, erhob sich das Bewußtseyn und warf die Strahlen des wiedergekommenen vollen Lebens auf die harrenden Umstehenden, ungefähr wie die Sonne, deren Bild in den atmosphärischen Dünsten des Morgens von Unkundigen schon lange für die Licht- und Wärmegeberinn gehalten wurde. Selbst die Stimme stellte sich vor der Ankunft des Bewußtseyns zuweilen ein und zwar auch wol so weit, daß Worte zum Vorschein kamen.

Zur Wiederbelebung vermeintlicher Scheintodten gehen die Aerzte drey Wege, von welchen sie vorzugsweise einen vor dem andern einschlagen müssen, je nachdem der zu Erweckende auf eine oder die andre Art in den Zustand des Scheintodes gebracht worden ist. Auch müssen zuweilen wol alle drey Wege an einem und demselben Subjecte versucht werden.

Der erste Weg, auf welchem vermeintliche Scheintodte in's Leben zurückgeführt werden sollen, ist der, daß man den Respirations-Werkzeugen respirable Luft zuführt. Dieß ist besonders anwendbar bey Personen, die durch jede Art von Erstickung in den Zustand des Scheintodes gekommen sind. Die zweyte Art, Scheintodte zu beleben, bezieht sich besonders auf die, welche durch Erstarrung alle Zeichen des Lebens verloren haben. Sie besteht darin, daß man sucht, die im Innersten noch verborgenen Funken der Lebenswärme zu erhalten und anzufachen, und durch äußere Manipulationen ihr die Wege in alle Glieder des Körpers zu eröffnen. Die dritte Weise wendet sich vorzüglich an Scheintodte, die dieß durch Entkräftung der Lebensgeister, durch langwierige Krankheiten und Anstrengung geworden sind, indem sie durch schnell stärkende und reizende Mittel die niedergedrückten Kräfte zu heben und zu wecken sucht, damit sie erst nur Zeichen ihrer Anwesenheit geben, um nachher sie noch mehr unterstützen zu können.

Aerzte und Chirurgen haben schon so Manchen, den die Laien in der Heilkunde für gänzlich todt hielten, in's Leben zurückgerufen. Auch sind die Beyspiele nicht selten, daß vermeintlich Gestorbene ohne ärztliche und chirurgische Hülfleistung sich wieder aus ihrem todtähnlichen Zustande, bald zum Schrecken und bald zur Freude ihrer Verwandten, erhoben. — —

Ist der Mensch durch Erstickung in den Zustand des Scheintodes gesenkt, so ist die erste Bedingung seiner Wiederbelebung: er muß nicht allein mit respirabler Luft umgeben, sondern sie muß auch seinen Respirations-Werkzeugen zugeführt werden.

Dem erstickten Scheintodten im Grabe mangelt nach der ersten, zweyten oder dritten Minute seines Eingescharrtseyns alle respirable Luft.

(Dieß ist ein großer Irrthum. Hr. W. gesteht selbst, daß er die Versuche Landriani's, Fontana's,

Achard's, Scherer's, und anderer großen Physiker, nicht kenne, welche sie angestellt haben möchten, um bestimmt angeben zu können, wie lange ein Mensch in einem verschlossenen Sarge von bestimmter Größe atmosphärische Luft einathmen könne, ohne sie irrespirabel zu machen. Er sollte daher nicht sagen, daß dem Scheintodten im Grabe schon nach der ersten, zweyten oder dritten Minute alle respirable Luft mangle. Der Prof. Hebenstreit hat vielmehr erwiesen, daß die Höllenqual eines im Grabe sterbenden Scheintodten an vierzig Minuten dauern könne. — Siehe den Artikel: Titius B.) A. d. H.

Der erstickte Scheintodte kann also, wenn er nicht in diesen ersten drey Minuten im Grabe zu athmen anfängt, und so das erste Zeichen des Lebens von sich giebt, nachher auf keine Weise in's Leben zurückkehren, wenn auch sonst alles, was dem entkräfteten, erstarrten Scheintodten nützlich werden könnte, auf ihn wirkte.

(Unrichtige Voraussetzungen veranlassen auch falsche Folgerungen; das wird hier recht sichtbar Aber auch angenommen (wiewol nie zugegeben), daß der Scheintodte, nachdem er im Grabe in's Leben zurückzukehren anfing, nur drey (statt vierzig) Minuten lebe, warum sollte er dann, wenn er nicht gerade in den drey ersten Minuten nach dem Verschlusse des Sarges im Grabe zu athmen anfinge, nachher auf keine Weise in's Leben zurückkehren können? — Warum sollte der Scheintodte nicht, selbst im Grabe, stundenlang seinen festen Schlaf ohne Gefahr fortschlafen, und doch, unter günstigen Umständen, aus dem tiefen Schlummer noch erwachen können? — Hr. W. selbst giebt ja dieß gegen das Ende seines Aufsatzes zu. Auch ist unbezweifelt gewiß, daß, so lange der Scheintodte noch nicht wieder athmete, er die Luft um sich her nicht verderben konnte. Denn die wässerichten Ausdünstungen seines für todt da liegenden Körpers können sie wol feucht, aber nicht irrespirable machen. Ueberhaupt kann der Scheintod, wie Hufeland sehr richtig bemerkt, das beste Mittel gegen den Tod selbst werden. Ein Scheintodter kann, so lange dieser sein Zustand dauert, weder verhungern noch ersticken, denn er braucht weder Nahrung noch Luft zur Subsistenz; und eine Menge Ursachen, Gift u. dgl., die dem Lebendigen absolut tödtlich seyn würden, werden auf den Zustand des gebundenen Lebens unwirksam seyn. Hierauf gründen sich die Beyspiele von Personen, welche in dem Augenblicke, wo sie ersäuft werden sollten, vor Schrecken in Ohnmacht fielen, und nun Viertelstunden lang im Wasser zubrachten, ohne zu ertrinken.) A. d. H.

Der Raum, in welchem der erstickte Scheintodte liegt, ist klein, und durch den Deckel des Sarges gegen den freyen Zutritt der atmosphärischen Luft verwahrt; durch die Ueberschüttung mit Erde aber ganz von ihr abgeschnitten.

(In der Regel wird der Sarg wol nicht so fleißig gearbeitet, der Sargdeckel wol nicht so fest anschliessend auf den untern Theil des Sarges aufgelegt und befestigt, daß nirgends eine Ritze der Luft einen freyen Zutritt verstatten sollte. Vielmehr ist es höchstwahrscheinlich, daß die frische atmosphärische Luft, in den Zwischenräumen der locker auf den Sarg geworfenen Erde, die Luft im Sarge eine Zeitlang verbessert, indem sie durch die feinen Rizzen des Sarges in dasselbe eindringt.) A. d. H.

Der Scheintodte, der es durch Erstarrung und den Verlust der natürlichen Lebenswärme geworden ist, findet im Grabe manches, was auf seinen Körper wirken und ihm ein Mittel der Sammlung und Wiederanfachung der Lebenswärme werden kann.

Die natürliche Wärme der Erde, die Eingeschlossenheit in einen engen Raum, von dem der Zutritt der kalten Luft abgehalten wird, das Lager aus leicht sich erwärmenden Dingen, auf Heu, Stroh und Spänen rc., selbst die Beschaffenheit der eingeschlossenen und durch die Ausdünstungen des Körpers und aus der Erde hineindringenden verdickten Luft, können unstreitig so auf den Körper wirken, daß die im Innersten noch verborgene Wärme nicht mehr durch Austritt in die äußern Theile und von da in die kältere, umgebende Luft verringert, sondern im Innern und in den Gliedern mehr gesammelt und selbst vermehrt wird. Wird die Lebenswärme im Innern wieder gesammelt, so daß sie in die äußern Theile wirken kann, und kann sich Wärme entwickeln in dem verschlossenen Raume, um sich den äußern Gliedern des Körpers mitzutheilen, so sind die ersten Bedingungen zum Aufleben wieder da, der Kreislauf der Säfte des Körpers beginnt allmählig und wird stärker, so lange die eingeschlossene Luft zum Athmen noch tauglich ist. Ist sie aber nicht mehr tauglich, oder reicht sie nur noch zu einigen Athemzügen zu, so muß sogleich der Zustand der Erstickung wieder eintreten; und es muß hier, bey dem Scheintodten durch Erstarrung, der Zustand der Erstickung um so früher anfangen, je später die im Grabe sich findenden Erregungs- und Sammlungsmittel der Wärme die, für den ganzen Körper und den Kreislauf seiner Säfte nothwendige, Wärme liefern konnten und jemehr, wegen der längern Ausdünstung des Körpers, die Luft untauglich zum Athmen gemacht wurde.

Haben scheinbare Erschöpfung der Lebenskräfte oder Schwächung derselben durch übertriebene Arbeiten oder langsame Krankheiten den Zustand des Scheintodes herbeygeführt, so wird das zufällig oder absichtlich angewandte Reiz- oder Stärkungsmittel seiner Wirkung niemals verfehlen. Die Manipulationen, die der Scheintodte, welcher beerdigt werden soll, an sich geschehen lassen muß, sind eine Reihe, und das Grab, in das er gelegt wird, ein Sammelplatz von Reiz- und gewissermaaßen auch von Stärkungsmitteln.

Das Hin- und Hertragen des Scheintodten, das Abwaschen desselben, das Einkleiden in frische Wäsche, das Ausstrecken auf duftendes Heu oder Späne, das Einschließen in den Sarg, der an sich, und noch mehr von den oft daraufgetragenen Firnissen, stark riecht, dieß alles muß auf die Organe des Gefühls und des Geruchs wirken. Nehmen wir dazu, daß alle die Ausdünstungen des Lagers, des Sarges, des in den Sarg eingeschlossenen Körpers, sich vereinigen, daß sie in der wärmern Erde sich noch mehr entwickeln müssen, daß die Erde selbst, durch die Einsenkung eines fremden Körpers veranlaßt, besondre Gasarten darstelle, von denen einige Theile auch durch die Ritzen des Sarges dringen können, so haben wir eine Atmosphäre rings um den Scheintodten, die mit der stärksten Kraft auf ihn wirken muß, um der noch inwohnenden Kraft den hülfreichen Anstoß zu geben, der sie von den Fesseln befreyt, die sie bis jetzt hinderten, ihre Functionen zu verrichten, oder ihr einen kleinen Beytrag von Stärke zu liefern, der gerade hinreichend ist, um das Uebergewicht über die das Leben belastenden Stoffe zu verschaffen. Auf diese Art ist es also erweislich, wie Scheintodte der letzten Art bis auf diesen Punct geführt werden müssen, wieder Zeichen des Lebens von sich zu geben. Es mangelt aber einem solchen Wiederbelebten gerade das am meisten, was er nun am nothwendigsten braucht, nämlich respirable Luft, und ihm ist das jetzt am schädlichsten, was ihn reizte und stärkte, und die Hauptbedingung seiner Rückkehr in's Leben war. Wie lange dieß so begonnene Leben dauern kann, ergiebt sich aus dem, was oben von den Scheintodten der ersten und zweyten Art gesagt wurde.

Diese Betrachtungen widersprechen also der Möglichkeit, im Grabe wiederaufzuleben, keinesweges. Wären auch die vielen Erzählungen von solchen Fällen allesammt, mit Ausnahme von zweyen oder dreyen, erdichtet, so wäre die Wirklichkeit der Behauptung, im Grabe aufleben zu können, auch schon dadurch hinlänglich erwiesen.

Unsre Furcht, unser Grausen vor dem Gedanken an die Möglichkeit, daß auch uns das Loos treffen könne, lebendig begraben zu werden, ist aber dennoch unnöthig, mindestens sehr übertrieben. Denn man macht bey der Furcht, scheintodt begraben und im Grabe wieder lebendig werden zu können, keinen Unterschied zwischen dem Lebendigwerden und dem Erwachen, zwischen dem Wiederbeginnen des animalischen Lebensprozesses und dem Anfange des geistigen Lebens, der Thätigkeit unserer Geisteskräfte, die uns unser Bewußtseyn wiedergiebt.

Wenn es bewiesen ist, daß im verschlossenen Grabe der Scheintodte wieder lebendig werde, daß sein Körper und die ihn bewegende Seele den animalischen Lebensprozeß wieder sichtbar anfangen könne und hier und da angefangen habe, so fehlt noch viel, ehe wir glauben dürfen, daß auch das geistige Leben die Thätigkeit der Geisteskräfte, deren vereinigte Zusammenwirkung in uns, das Bewußtseyn unsrer selbst und der uns umgebenden Dinge hervorbringt. Dem Lebendigwerden können wir ohne Furcht entgegensehen; denn dieses Uebels können wir uns niemals bewußt werden; es kann für uns keine fühlbare Folgen haben. Vor dem zweyten aber, wenn es möglich ist, haben wir Recht, Grausen zu bekommen.

(Der Herausgeber dieses Wörterbuchs ist andrer Meinung, und Tausende mit ihm werden beyde Wiederbelebungsarten — die mit und die ohne Bewußtseyn — höchst schaudervoll, ja sündlich und entehrend für diejenigen nennen, deren größere Aufmerksamkeit und Sorgfalt für die Scheintodten das scheußliche, empörende Sterben der letzten unter der Erde hätte verhindern können. Niemand ist schläfrig für den Todesschlaf; ein jeder will noch gern ein Stündchen aufbleiben. So will es die Natur — der Schöpfer, der den Trieb zu einem möglichst langen Leben, unstreitig aus weisen Absichten, in die Brust aller empfindenden und denkenden Wesen pflanzte. Aber so ungern man stirbt: so wird doch unfehlbar alle Welt lieber eines natürlichen Todes über der Erde, als unter derselben jenes unnatürlichen Todes der beerdigten Scheinleichen sterben wollen. — Wenn ich erfahren — oder auch nur mit Wahrscheinlichkeit fürchten müßte, daß Eins von den Meinigen, oder auch selbst nur eine fremde Person, deren Beerdigung mir übertragen wäre, unter der Erde auch nur auf Augenblicke, auch nur für's animalische Leben wieder lebendig geworden — und dann erst wirklich gestorben wäre, da ich sie doch, bey größerer Vorsicht und strengerer Pflichterfüllung, gerettet haben würde, ich glaube, ich würde mich, wegen dieses von mir verübten Menschenmordes, nie ganz haben beruhigen können. — Ich traue billig den Herren ꝛc. Titius, Marx, Warmholz nicht weniger Gewissenhaftigkeit und Menschenfreundlichkeit, als mir selbst, zu: unbegreiflich ist es mir daher, wie diese Herren es vor dem Richterstuhle der Moralität verantworten können, wenn sie ihre Leser gegen das unterirdische Belebtwerden gefühllos und gleichgültig machen. — — Mich dünkt, wir müssen uns fürchten, durch Dummheit der Leichenfrauen und Krankenwärter, durch Bequemlichkeitssucht der Angehörigen eines Scheintodt-Sterbenden — kurz durch irgend eine Leichen-Vernachlässigung zu morden, oder uns selbst morden zu lassen. Denn eben diese Furcht kann und wird — wenn sie erst allgemein ist — uns zuletzt vor diesem Verbrechen, so wie vor diesem Unglücke, ganz bewahren.) A. d. H.

Ist das Erwachen im Grabe, mit Bewußtseyn vereint, schon wirklich hier und da geschehen und bewiesen? Kann überhaupt die Belebung der Scheintodten im verschlossenen Grabe jemals bis zur Stufe des Bewußtseyns steigen?

Die Erzählungen von Belebung der Scheintodten im verschlossenen Grabe, mit denen man sich trägt, um den Zustand solcher Unglücklichen recht gräßlich zu machen, setzen allerdings voraus, daß die Scheintodten, von denen die Geschichten handeln, im verschlossenen Grabe wirklich erwacht, nicht bloß gelebt, sich bewegt und geathmet, sondern sich ihres Wiederlebens und ihres hülflosen Zustandes bewußt geworden seyen.

Da man keine Zeugen zum Beweise dieser Behauptung aus der Classe der im verschlossenen Grabe Erwachten aufstellen kann, und diejenigen Scheintodten, die bey zufälliger Eröffnung ihres Grabes wieder erwachten, hier keine Stimme haben können: so hat man sich allein auf gewisse Voraussetzungen stützen müssen, um diese Behauptung zu vertheidigen.

Man führt als Thatsache an, daß man Begrabene in ihrer engen Wohnung habe rufen und pochen hören; man erzählt, daß man bey Wiedereröffnung der Gräber die Leichen darin blutig, verwundet und mit abgekratzten

Nägeln, so wie die Gerippe oft auf dem Angesicht liegend gefunden habe. Hieraus schließt man: haben die begrabenen Scheintodten im Grabe gerufen, gepocht, haben sie sich darin selbst verwundet, sich umgewendet, haben sie geblutet, so müssen sie Schmerzen und Angst, so müssen sie Bewußtseyn gehabt haben; denn dieß alles konnten sie nur im Uebermaaße ihres Schmerzes und voll Bewußtseyn ihrer selbst thun.

Gegen die Behauptung, daß beerdigte Scheintodte, in ihren Gräbern verschlossen, gerufen haben, drängen sich die Bedenklichkeiten auf: kann die Stimme eines durch irgend eine Ursache in den Scheintod gesenkten und folglich sehr geschwächten Menschen, in liegender Stellung, in einem so engen Raume, in verdickter Luft, unter einer Erd-Decke von ein bis zwey Ellen, auch mit der größesten Anstrengung ausgestoßen, den Menschen oberhalb des Grabes hörbar werden? selbst wenn sie sich mit horchendem Ohre auf die Erde über und neben dem Grabe legen? —

Die uns bekannten Gesetze der Natur in Hinsicht auf die Fortpflanzung des Tons nöthigen uns, nein zu antworten.

(Aber sollten wol die Naturgesetze über diesen Gegenstand schon so ganz auf's Reine seyn? — Der Herausgeber muß es bezweifeln; er erinnert sich, irgendwo gelesen zu haben, daß ein Gelehrter in Frankreich zu jener Zeit, wie Brühier's Piece: „Sur l'incertitude des signes de la mort etc.“ überall so viel Aufsehen erregte — gründlich erwies, daß ein beerdigter Scheintodter nach der Rückkehr in's Leben allerdings Töne hervorbringen könne, welche dem horchenden Ohre der Oberwelt vernehmlich seyn müßten. Dieser Gelehrte ließ nämlich einen Sarg machen, dessen innerer Raum zu dem Körper eines bestimmten Hundes eben das

Verhältniß hatte, welches der Raum eines gewöhnlichen Sarges zu dem Leichname eines erwachsenen Menschen zu haben pflegt. Er ließ nun diesen Hund fleißig in den Sarg einsperren, und so abrichten, daß er jedesmal im Sarge anhaltend bellte, wenn man über ihm ein Geräusch machte, dem dumpfen Poltern ähnlich, welches entsteht, wenn man Erde auf den Sarg in einer Gruft wirft. Nachdem der Hund hierzu abgerichtet war, senkte man ihn mit diesem Sarge an einem stillen Abende in ein für ihn bereitetes Grab, überschüttete den Sarg drey Pariser Fuß hoch locker mit gewöhnlicher Erde, und vernahm hierauf das dumpfklingende Bellen des begrabenen Hundes, ohne daß man nöthig hatte, das horchende Ohr auf die Erde zu legen. — Es wäre der Mühe werth, diesen Versuch nachzuahmen, theils um das angegebene Resultat auch für den Ungläubigsten außer Zweifel zu setzen, theils um damit zugleich den nicht minder wichtigen Versuch zu verbinden: wie lange verschiedene Thiere in dem von der atmosphärischen Luft abgesonderten Sargraume unter der Erde leben können, ohne zu ersticken.) A. d. H.

Nehmen wir aber auch alles als wahr an, was vom Rufen oder Pochen der Begrabenen, vom Selbstverwunden und vom Umwenden der Scheintodten im Grabe erzählt wird: so folgt noch keinesweges daraus, was man bisher folgerte: daß dies mit dem Bewußtseyn des Begrabenen geschah.

Das Verwunden des Gesichts, der Hände, das Abreißen der Nägel, das Umwenden auf das Angesicht, was wol niemand denjenigen, die es bey Eröffnung der Gräber an den Leichen gefunden haben wollen, ganz abläugnen wird, ist eine Folge der Bewegung und kann kein Beweis für Anwesenheit des Bewußtseyns in dem

Verwundeten zu der Zeit, als er sich verwundete und bewegte, seyn.

Wir können hier noch eine Einwendung erwarten, daß die Schmerzen bei der Verwundung, wenn sie bey dem Scheintodten im Grabe nach seinem Wiederaufleben von ihm selbst herkommen, als ein heftiges Reizmittel das Bewußtseyn geweckt haben, wenn es auch vorher bey seiner activen Bewegung noch nicht gegenwärtig war. Das Abreißen der Nägel setze den höchsten Grad des körperlichen Schmerzes voraus und sey deswegen das schneidendste Reizmittel zur Erweckung des Bewußtseyns.

Diese Einwendung würde für die Anwesenheit des Bewußtseyns in dem im verschlossenen Grabe wiederbelebten, sich verwundeten Scheintodten etwas beweisen; wenn wir nicht so viele Beyspiele hätten, daß gerade Menschen im wachen oder schlafenden Zustande, Betrunkene und Wahnsinnige sich verwundeten oder verwundet wurden und dennoch nicht darüber zum Bewußtseyn kamen.

> (Immer wieder das alte Lied vom Mangel des Bewußtseyns beym Wiederaufleben im Grabe! ich mag aber so wenig ohne Bewußtseyn, als mit demselben unter der Erde wieder aufleben, sondern wünsche, mit unzähligen meiner Brüder, im Grabe zu ruhen.) A. d. H.

Wir können nicht anders annehmen, als daß sich das Bewußtseyn bey den Scheintodten im Grabe auf demselben Wege und nach denselben vorhergehenden Umständen einfinde, wie bey denen unter der Hand der Aerzte.

Wir haben gesehen, wie manche Gattung von Scheintodten im Grabe zufälligerweise diejenigen Hülfsmittel zur Wiederbelebung finden kann, die man sonst durch Kunst herbeyschaft. Diese im Grabe vereinigten Belebungsmittel des Scheintodten können aber nicht schneller wirken, als die künstlich und absichtlich angewandten, sie müssen im Gegentheile der Regel nach langsamer wirken.

Sehen wir bey der Wiederbelebung der Scheintodten unter der Hand der Aerzte oft Stunden verfließen, ehe sie nach dem Anfange ihrer Behandlung Zeichen des Lebens geben, so müssen wir auch annehmen, daß auch der Scheintodte im Grabe oft stundenlang gelegen haben müsse, ehe die im Grabe sich sammelnden Wärmungs- und Stärkungsmittel durch ihre vereinigte Kraft auf ihn so wirken konnten, daß er die ersten Zeichen des Lebens geben konnte.

Diese ersten Zeichen des Lebens gehen vor dem wirklichen Erwachen, der Ankunft des Bewußtseyns, voraus. — Während des Verlaufs dieses Zeitpunkts muß die eingeschlossene Luft des Grabes so sehr verdorben seyn, daß sie berauschend und betäubend sogleich auf den Scheintodten wirkt, dessen Bewußtseyn sich jetzt näherte, und daß sie folglich das Bewußtseyn zurückdrängt, d. h völligen Tod durch Ersticken herbeyführt.

Wir dürfen sogar annehmen, daß ein gesunder Mensch, im tiefen Schlafe in's Grab gesenkt und verschüttet (verließe ihn auch im ersten Augenblicke des Verschüttetseyns der Schlaf), sein Bewußtseyn dennoch nicht wieder erhalten werde, indem die ihn umgebende Finsterniß ihn die ersten Augenblicke aufhalten würde, sich zu sich selbst zu finden, dann die sich in jedem Augenblicke verdickende Luft berauschend und betäubend auf ihn wirken, ihn sogleich wieder in einen Schlaf senken, und so seinen Tod, wenn gleich vielleicht unter heftigen Convulsionen, doch ohne daß er sich dessen bewußt wäre, herbeyführen würde. — — Personen, welche an Oertern, die mit Stickluft angefüllt waren, scheintodt hinsanken, aber gerettet wurden, beweisen es, wie sie bey vollem Bewußtseyn, mit der besten Gesundheit, doch so angegriffen wurden, daß plötzlich alles Bewußtseyn sie verließ, oder daß sie allmählig in einen Taumel, und aus diesem in die Bewußtlosigkeit übergingen, und ohne Qual und Schmerzen des Todes Opfer geworden seyn würden, wenn man sie nicht in's Leben zurückgeführt hätte.

Eben so sind diejenigen, die im Wasser ertranken, und in's Leben zurückgebracht wurden, Zeugen davon, wie schnell ihr Bewußtseyn sie verließ, und wie schnell den Menschen das Bewußtseyn überhaupt verläßt, so daß, wenn sein animalisches Leben noch gegen den Tod kämpft, das rationelle und mit ihm die Empfindung, die Beziehung der Uebel auf das Ich, längst verschwunden ist. Der Zuschauer, der den Kampf eines in's Wasser Gestürzten oder eines in der Stickluft Niedergesunkenen beobachtet, verknüpft das Händeringen, die Anstrengung der Arme und Füße, die krampfhaften Oeffnungen des Mundes zum Rufen, noch mit Bewußtseyn, er substituirt dem ringenden Ertrinkenden oder Erstickenden sein eigenes volles Bewußtseyn. — —

Darum fürchtet euch nicht — ihr, die ihr auf dem Krankenlager mit Schmerzen kämpft, ihr die ihr dem Tode, als dem Befreyer von euern bittern Leiden, die Arme gern entgegenstrecktet, wenn ihr nur sicher wär't, daß die Ruhe des Grabes euch nicht durch die fürchterlichsten Qualen des Wiedererwachens gestört werden könne! — Ist euer Bewußtseyn einmal entflohen; im Grabe kehrt es nie wieder; es ist ein Gespenst eurer Einbildungskraft, was euch quält. Ihr dürft nur das Licht der Untersuchung ihm entgegentragen und es verschwindet. Ihr könnt euch wieder zurufen: „Selig sind, die in dem Herrn sterben, sie ruhen, — keine Qual rühret sie an."

Wir dürfen hier zwey Schlußbetrachtungen nicht übergehen.

Bey Einer Classe von Scheintodten ist es offenbar, daß das bisher Gesagte nicht auf sie passe, bey denen, welche durch Starrsucht in den Zustand der Todtenähnlichkeit gebracht wurden, wenn das wahr ist, was Layen und Aerzte von diesem Scheintode sagen, daß sie bey dem Bewußtseyn ihres Zustandes auch den freyen Gebrauch mancher Sinne hätten. Doch scheint es, als wenn es dem erfahrnen und aufmerksamen Arzte unmöglich seyn müßte, einen in der Starrsucht Liegenden für einen Scheintodten anzusehen.

Die Scheintodten, welche in ausgemauerte, weite Gräber oder gar in Familien-Grüfte beygesetzt werden, können die obigen Betrachtungen nicht gelten. Bey den letzten ist es offenbar, daß, wenn sie auch in einem Sarge mit zugeschrobenem Deckel in's Leben kehrten, doch der Luftzug, der im Gewölbe ist, durch die Sargritzen in den innern Raum eindringen und den Scheintodten dem wirklichen Erwachen durch Zuführung respirabler Luft näher bringen könne. Kann der Sargdeckel vollends von dem in's Leben Kehrenden abgeworfen werden, so tritt der lebendig Gewordene in den Vollgenuß der Luft; und er stirbt, im vollen Bewußtseyn seines schrecklichen Zustandes, den qualvollsten Tod des Hungers, der langsamen Erstarrung und der Verzweiflung.

Wendelstädt's Bitte an edle Fürstendiener, zu Gunsten der Scheintodten auf Wahlplätzen.

Der Medicinalrath Dr. Wendelstädt zu Wetzlar wiederholt menschenfreundlich die Faustische Bitte: „dem verwundeten — nicht selten scheintodt daliegenden — Krieger die ihm schuldige Wohlthat zu erweisen, daß man den Wahlplatz für heilig — die Hospitäler für neutral und unverletzlich erkläre. Jeder Soldat, Arzt und Wundarzt, der jemals Zeuge von der unbeschreiblichen Marter war, welche man beym Transporte auf schlechten Wagen und über vernachlässigte Straßen den Verwundeten zuzieht — und jeder Menschenfreund, der ein mit Leichen und Scheintodten besäetes Schlachtfeld sah, und die Barbareyen kennt, welche der infamste Eigennutz gefühlloser Räuber an den Scheinleichen nicht weniger als an den wirklichen Todten verübt — muß herzlich wünschen, die Faustischen Vorschläge, die Wendelstädtischen Bitten, die Spener'schen Plane, recht bald erfüllt und in Ausübung gebracht zu sehen; zumal da die Britten in dieser Hinsicht schon einmal mit einem nachahmungswürdigen Beispiele vorangingen und mit ihrem nicht minder edelmüthigen Feinde die Uebereinkunft trafen, daß man beyderseits die in Feindes Hand fallenden militairischen Lazarethe als einen Zufluchtsort der leidenden Menschheit ansehen, unangetastet lassen und in jedem Betrachte schützen wolle. (S. Reichsanzeiger 1805 Nr. 288 S. 3689)

„Von allem menschlichen Elende — sagt Wendelstädt — ist das äußerste — das Flüchten eines Heeres von Menschen, die für ihr Vaterland und ihre Beherrscher fochten, im Kampfe unterlagen, zerschossen, zerschmettert, zusammengehauen, verkrüppelt in ein Hospital gebracht — (wo nicht gar verblutet, scheintodt, entkleidet und erstarrt mit den Cadavern der Menschen und Pferde in die Erde gescharrt) werden. O, man muß einen solchen Auftritt gesehen haben, um ganz das Schreckliche fühlen zu können; man muß, wie ich es sah und hörte, das Seufzen, das Weinen, das Schreyen, das Lamentiren eines transportirten Hospitals, das ungeschickte Auf- und Abladen vieler hundert Verwundeten gehört und gesehen haben, und man wird keinen lebhaftern Wunsch mehr hegen, als den daß jetzt — wo noch immer das Schwerdt über dem Haupte von Hunderttausenden gezuckt ist — die Großen der Erde die Uebereinkunft träfen, alle ohnehin an und für sich schon unschädliche Verwundete für unantastbar für jede Partey zu erklären. Welchen Trost würde das den Tapfern, die ihren Fahnen folgen, gewähren, und welche Segnungen, welchen unaussprechlichen Dank würden sie von ihren Heeren und der ganzen Menschheit einerndten! —

Möchte diese Bitte Männern von Einfluß einleuchten! Möchten Diese — Menschen seyn und als solche zu ihren Fürsten reden, die gewiß schon aus eigenem Antriebe diese Verfügung getroffen haben würden, wenn sie nicht fast immer, wegen des unübersehbaren Zusammenflusses von Geschäften, abgehalten würden, in eigener Person Zeuge jenes menschlichen Elends zu seyn."

Wenzel, der Scheintodte, erhält nach drey Tagen die Bewegungskraft wieder.

Der Schulmeister Wenzel zu Wohlstadt bei Saarbrück starb; wenigstens war dieß die unbezweifelte Meinung der Hausgenossen und Nachbarsleute. Einige Meilen von ihm hatte sich seine Schwester häuslich niedergelassen. Da man ihre Gegenwart bei dem Leichenbegängnisse wünschte, und deshalb ihre Ankunft, die erst am dritten Tage erfolgen konnte, abwarten wollte: so konnte der Verstorbene, zu seinem Glücke, nicht, nach dortiger Gewohnheit, schon nach acht und vierzig Stunden, sondern erst nach drei Tagen begraben werden. Während dieser Zeit lag er mit völligem Bewußtseyn da, aber ganz unfähig, sich zu bewegen.

Die Schwester kam. Das Begräbniß sollte nun vor sich gehen. Die Schwester trat mit lautem Wehklagen an den noch offenen Sarg. Der entsetzliche Gedanke: „Sobald die Schwester vom Sarge abtritt, wird er zugenagelt" — spannte die noch vorhandenen Kräfte des unglücklichen Mannes (wie er nachher erzählte) auf's höchste, so, daß er jetzt ein Auge bewegen konnte. Die Schwester ward's gewahr, bebte anfangs, heftig erschrokken, vom Sarge zurück, erkannte aber bald den Werth dieses wohlthätigen Lebensblickes; denn die gute Natur dieses Scheintodten gab denselben, mit Beyhülfe eines Arztes, bald, völlig hergestellt, den Seinigen wieder. (Justi's Vorschlag)

Wernigerode's Scheintodter (s. Reckard).

Wesel's (Baruch) Kind wird ein Opfer der Unvorsichtigkeit im Behandeln der Scheinleichen.

Im Winter des Jahres 1798 würde zu Breslau die Scheinleiche eines jüdischen Säuglings lebendig in die Erde verscharrt worden seyn, wenn nicht die zufällig einbrechende Nacht es wohlthätig verhindert hätte.

Die Frau des Juden Baruch Wesel zu Breslau kam in der Nacht vom 1sten zum 2ten November des genannten Jahres mit Drillingen nieder. Eines der drey Kinder starb vier und zwanzig Stunden nach der Geburt. Das jüngste, zwar schwächlich gebildet, lebte bis zum dreyzehnten vollkommen gesund. Den vierzehnten aber fing es an zu kränkeln und verfiel in einen dem Tode ähnlichen Schlaf. Der herbeygerufene Krankenwärter des Hospitals erklärte es für todt. Nur die schon eingetretene Nacht verhinderte, daß es nicht, dem bekannten barbarischen jüdischen Religionsgebrauche gemäß, schon in der nämlichen Stunde begraben wurde. Indessen behandelte man das bloß scheintodte Kind, als ein wirklich gestorbenes. Man legte es — trotz der Novemberkälte — im bloßen Hemde auf die Erde, und bedeckte es mit einem Betttuche. — In dem nämlichen Zimmer befand sich auch das dritte, völlig gesunde, Kind in einer Wiege. Das Aufschreien eines Kindes weckte die Wärterinn. Weit entfernt aber, auch nur zu ahnen, daß dieses klägliche Wimmern von dem auf der Erde liegenden, todtgeglaubten Kinde herrühren könne, lief die Frau nach dem Kinde in der Wiege, und ging, als sie dieses in sanftem Schlafe erblickte, ruhig wieder zu Bett. Ein abermaliges Wimmern weckte sie aufs neue. Sie springt auf, eilt wieder zur Wiege. Der Umstand, daß das Wiegenkind so ruhig und so fest schlief, setzte sie, so schlaftrunken sie auch war, in Erstaunen, Verwirrung und Unentschlossenheit.

Zum Glück ertönte das Jammergeschrey des todtgeglaubten Kindes jetzt zum drittenmale. Sie stutzte äusserst überrascht; denn aus dieser Gegend des Zimmers her hatte sie nicht Töne eines lebendigen Wesens erwartet. Indessen eilte sie vernünftigerweise dem fast schon erstarrten, wenigstens längst erkalteten Kinde rasch zu Hülfe, und legte es in ein warmes Bett. Es ward ein Arzt geholt, und das arme Wesen kehrte zwar in's Leben zurück, starb aber nach wenigen Tagen wirklich; ohne Zweifel an den Folgen der Erkältung, der es als Leiche ausgesetzt geworden, und welche die Natur eines ohnehin schwachen Säuglings zu übertragen nicht stark genug war.

„Wie sich lebendig Begrabene gar leicht wieder aus Sarg und Grab helfen und ganz bequem herausgehen können. Zweyte, vermehrte Auflage"

Diese ohne Druckort und Jahreszahl erschienene Flugschrift strotzt von albernen und durchaus unausführbaren Vorschlägen, so daß man versucht wird, sie für eine plumpe Satyre auf einen die Menschheit interessirenden Gegenstand zu halten. Siehe Sargdeckel von Thon.

„Wiederauflebungs-Geschichten von scheintodten oder lebendigbegrabenen Menschen. Gesammelt und zur Warnung aufgestellt von einem Freunde der Menschen." (8. Wien und Prag 1798.) Thatsachen und Mährchen bunt untereinander, ohne Auswahl und Prüfung aufgenommen und ohne durch Namhaftmachung der Quellen wenigstens den Leser in den Stand zu setzen, den Grad der Glaubwürdigkeit beurtheilen zu können.

Wien's scheintodter Knabe fordert sich Kaffee im Sarge.

Im Jahre 1791 starb zu Wien der elfjährige Sohn eines Pförtners. Schon mehrere Tage lag er für todt gehalten da, und man machte Anstalt zu seiner Beerdigung. Unvermuthet machte jetzt der Knabe im Sarge die Augen auf, gerade als seine Mutter vor ihm stand. „Mutter! Kaffee!" rief er ihr lüstern entgegen, stand gesund auf und lebte. (Wiener Zeitung 1791.)

Wien's Fabrikant, scheinbar gestorben, klopft in der Todtenkammer, und wird am Leben erhalten.

Zu Wien ereignete sich am 8ten July des Jahres 1797 folgende merkwürdige Geschichte: Es starb ein Fabrikarbeiter, dessen Leiche dem Begräbnißplatze überliefert wurde, nachdem sie nicht nur zweymal vier und zwanzig Stunden ausgesetzt, sondern auch, der Gewohnheit gemäß, von der Todtenschau für wirklich todt erklärt worden war. Auf den Begräbnißplätzen vor den Linien befinden sich Todtenkammern, in welchen man die Särge so lange aufbewahrt, bis mehrere zusammen kommen, die dann sämmtlich in eine große Grube eingesenkt werden. Der Todtengräber hatte diese beynahe vollendet, als er klopfen hörte. Er kehrte sich um und horchte; als er nichts sah, fuhr er fort zu arbeiten. Es klopfte abermals; jetzt schien ihm der Schall aus der Todtenkammer zu kommen, in welcher drey Särge standen. Er ging hinein, und sah Niemanden. Es klopfte zum drittenmale, und nun bemerkte er, daß der Ton aus dem Sarge rechts kam. Er hohlte in der Bestürzung erst zwey andre Todtengräber herbey; nun erst eröffnete man den Sarg, und der Todte richtete sich auf. Man labte ihn, und brachte ihn ins Spital, wo er im July 1797 von diesem Scheintode sich noch nicht ganz erholet hatte. Der Todtenbeschauer wurde seines Amts entsetzt. (National-Zeitung Julius 1797 und: Unterricht vom Scheintode. 8 Breslau 1798. S. 53.)

Wien's Rettungs-Anstalt für Scheintodte.

Die zur Rettung der Scheintodten zu Wien bestehende Anstalt hatte im Jahre 1806 seit einem Jahre 9 Ertrunkene, und mehrere, auf andere Art verunglückte, Menschen gerettet. Vorzügliche Verdienste erwarben sich dabey, durch unermüdeten Eifer und tiefe Kenntnisse, der Arzt Schallgruber und der Wundarzt Lippert. Unter andern ist, durch viertehalbstündige Anstrengung und zweckmäßige Anwendung der Heilmittel, eine Person, welche sich im Wahnsinne durch Hunger tödten wollte, und unter einem Dachbalken, wo sie mehrere Tage ohne Nahrung zugebracht hatte, dem Anscheine nach leblos gefunden worden war, von ihnen in's Leben zurückgebracht worden. —

Wieslow, ein Anatom, schrieb:

„Dissertatio, an mortis incerta signa minus incerta a chirurgicis, quam ab aliis experimentis?“ — (Paris 1740.)

Wilkes in London erwacht im Sarge.

Von dem zu seiner Zeit berühmten Wilkes in London wird erzählt, daß er einst plötzlich krank geworden, und den Athem dergestalt verloren habe, daß man ihn völlig für todt hielt. Wirklich schon in einen Sarg gelegt, sollte er bald dem Schooße der Erde anvertrauet werden. Gerade in dem Augenblicke, da man den Sarg zudecken wollte, richtete sich Wilkes zum größten Erstaunen der Anwesenden wieder auf, und man überzeugte sich, daß sein vermeynter Tod weiter nichts als eine starke Ohnmacht gewesen war.

Willis erfährt die Wirksamkeit der Oehl=Einreibungen im Scheintode.

Der Graf von Berchtold erzählt: Der Englische zu Alexandrien in Egypten residirende General=Consul Baldwin, ein tiefdenkender Menschenfreund und Erfinder des neuen Mittels gegen die Pest, hatte seinen mehr als sechszigjährigen Freund Willis in sein Haus zu Alexandrien aufgenommen, nachdem dieser aus Ostindien nach Suez am rothen Meere einen sehr starken Blutfluß durch den After mitbrachte, und halb todt von da nach Alexandrien in das Haus Baldwin's überbracht worden war. Dort verlor er täglich eine schreckliche Menge Bluts, bis er endlich todt zu seyn schien. In diesem Zustande fand man ihn, ohne eigentlich zu wissen, wie lange derselbe schon gedauert hatte. Genug, er war ohne Athem, ohne Puls, eiskalt, steif, und ohne die geringste merkliche Bewegung. Sobald diese Umstände seinem Freunde Baldwin gemeldet wurden, eilte er, den Scheintodten zu besehen, und hielt ihn anfänglich für todt. Allein seine Erfahrungen bey der Pest veranlaßten ihn, zu versuchen: ob Reibungen mit erwärmtem Olivenöhle nicht im Stande wären, den Lebensfunken, wenn er noch nicht ganz erloschen wäre, zu erhalten, und nach und nach die nöthige Lebenswärme zu erwecken. Sogleich wurde Olivenöhl warm gemacht, und auf wollenes Zeug gegossen. Baldwin rieb damit die Brust, den Magen, den Bauch, die Handflächen und die Fußsohlen des Scheintodten, anfänglich gelinde, dann stärker. Bald darauf gab Willis schwache Zeichen des Lebens: er athmete ein wenig, der Puls stellte sich sehr schwach wieder ein. So wie man mit den Einreibungen des Olivenöhls fortfuhr, und sie verstärkte, wurde auch der Puls immer stärker, und endlich so stark, als ob der Patient ein hitziges Fieber hätte. Als Baldwin sah, daß Willis voll Leben war, ging er vergnügt

gnügt zu Bette, und befahl, den Patienten aufs beste zu besorgen und warm zu halten. Jedoch zum Unglück wurde dieser Befehl nicht vollzogen. Der großen Zimmerhitze wegen, welche durch die Kohlen zum Oehlwärmen stark vermehrt und unerträglich geworden war, machten die Krankenwärter das Fenster auf; der Patient war ruhig eingeschlafen, erkältete sich aber und des Morgens fand man ihn wirklich todt.

Diese merkwürdige Begebenheit veranlaßt den Wunsch, daß Sachverständige die Wirksamkeit und das Maaß der **Reibungen mit reinem und erwärmtem Olivenöhl bey Scheintodten** fleißig versuchen möchten (Hufeland's Journal der Heilkunde. Bd. 7. Stck. 2 S. 176).

Wittenberg's Scheintodter (s. Schwenk).

Witzel rettet einen Scheintodten (s. Zahn).

Wohlstadt's Schulmeister (s. Wenzel).

Wolf, J. W. G., schrieb:

„Predigt über die nöthige Vorsicht, die Verstorbenen nicht früher zu beerdigen, als bis wir ihres Todes völlig gewiß seyn können." (Braunschweig 1791.)

Wunderlich, ein Scheintodter, erwacht im Sarge.

Im Jahre 1642 starb zu **Grünberg** in **Schlesien** der Tuchknappe, Salomo Wunderlich, den Scheintod. Er war bey einem Meister, der in der **Krautgasse** wohnte, in der Lehre, und nur einige Tage kränklich, indem er über Kopfschmerzen klagte. Der Meister erlaubte ihm nicht, in der Stube zu bleiben, sondern nöthigte ihn, sein Bette auf den Söller bringen zu lassen. Freytags früh, am 14ten November, wollte ihm die Spinnerinn eine Suppe bringen. Sie fand ihn bewegungslos, und eilte zu den Hausgenossen mit der Versicherung, er sey todt. Der Meister meldete es den Anverwandten des jungen Menschen, und ließ ihm das Oberbette wegnehmen. Die

Verwandten besorgten einen Sarg, in welchen er noch an demselben Tage, Nachmittags um 5 Uhr, gelegt ward. Zwey Weiber, welche dieses Geschäft verrichteten, und alle übrige Anwesende hielten ihn für todt. Er war nach ihrer Aussage erstarrt und zeigte auch wirklich nicht das geringste Gefühl. Man brachte den Sarg, legte den Verstorbenen hinein, und ließ ihn so auf dem Söller zurück. Man bestellte Schule, Grab und was sonst zum Leichenbegängniß erforderlich war. Er lag vom Freytage bis Sonntags früh, als der Meister über sich unter der Frühpredigt etwas rumpeln hörte. Weil es noch finster war, so war er nicht so dreist, nach der Ursache zu sehen, die Spinnerinn aber ging nach der Frühpredigt, vermuthlich ihrer Geschäfte wegen, auf den Saal und fand den Deckel des Sarges abgeworfen auf der linken Seite, den jungen Menschen aber auf der rechten Seite liegend. Sie erschrak und zeigte es dem Meister an. Die herzugerufenen Verwandten fanden bald, daß sich der angebliche Todte rührte, und schnaubend Athem holte. Die Obrigkeit, die davon Nachricht erhielt, befahl, daß er in ein Bett gebracht werden sollte. Als dieß eine Zeitlang geschehen war, fing er an, sich zu erholen und zu reden. Man brachte ihn in das Knappenhaus, pflegte seiner, und fand nichts an ihm zu kuriren als ein paar erfrorne Füße. Er erzählte, es wäre ihm vorgekommen, als ob er in einem engen Orte eingeschlossen gewesen sey, und hart hätte arbeiten müssen.

Würzburg's Scheintodten-Polizey.

Die allgemeine Leichen- und Trauerordnung für die Städte des Fürstenthums Würzburg enthält unter andern folgendes seinem Hauptinhalte nach hierher Gehörige:

Anstalten nach vermuthetem, oder wirklich erfolgtem Ableben: Um vor dem schrecklichen Schicksale, scheintodt begraben zu werden, zu sichern, wird ein eigner Todtenbeseher ernannt. Dieser und der Arzt des Verstorbenen sollen sogleich zur Prüfung des Todes gerufen werden. Vor der Ankunft des Todtenbesehers ist weder eine Veränderung der Lage des Todten noch die Verstopfung seines Mundes rc. erlaubt; bey 10 Rthlr. Strafe. — Der Todtenbeseher entwirft, mit Zuziehung des Arztes, den Todtenschein, überschickt ein Exemplar davon an das Pfarramt, das andre an die Ortspolizey, und bestimmt die Behandlung des Leichnams und die Zeit des Begräbnisses.

Wuth stirbt scheintodt und bemerkt alles, was um ihn her vorgeht.

„Ich lag als neunjähriger Knabe — so erzählte der vielleicht noch lebende Schloßküster, Georg Adam Wuth zu Hannover — an einer schweren Krankheit darnieder, und — starb den Scheintod. Meine Eltern hielten mich indessen für todt. Wenn ich auch bey halb offenen Augen, mit gesundem Gehöre, alles, was um mich her vorging, deutlich hörte, und mir dessen auch klar bewußt war: so vermochte ich doch nicht, dieses nur mit einer Sylbe, oder durch die geringste Bewegung eines Gliedes meines starrsüchtigen Körpers, zu äußern. Ich hörte das laute Weinen und Klagen meiner Mutter und Geschwister; hörte wie es meiner Schwester aufgetragen ward, die Todtenfrau zu rufen. Doch ist's mir, indem ich dieß schreibe, als sähe ich die breitschultrige Katharine zu mir kommen, und in das bey ihrer Ankunft von neuem laut werdende Weinen und Schluchzen mit einstimmen." —

„Ich bemerkte ferner, wie mein Vater das Stroh zum Todtenlager, bey meinem Bette vorbey, in die Kammer trug, wie die alte Katharine auf mich zu kam, mir die Augen zudrückte, mich wusch, und in die Kammer tragen half. — Während aller dieser Vorgänge, hatte ich mein völliges Bewußtseyn. Nachdem man mir die

Augen zugedrückt hatte, war ich nicht im Stande, die Augenlieder wieder zu öffnen. — Körperliche Schmerzen litt ich nicht; und da ich als Kind das unbeschreibliche Leiden, lebendig begraben zu werden, noch nicht kannte, so wurde ich auch von keiner Besorgniß beunruhigt."

Wie lange Herr Wuth in der Kammer gelegen, auf welche Art er wieder zum Gebrauche seiner Glieder gekommen sey, und wie man sein Aufleben zuerst wieder erkannt habe, das weiß er sich aus seinem Kindesalter nicht mehr bestimmt zu erinnern. Auch scheint man im väterlichen Hause, das er ohnehin bald nach diesem Vorfalle verließ, — geflissentlich davon geschwiegen zu haben. (Hannöverisches Magazin 1791 No. 89.)

3.

Zachias scheintodter Pestkranker wird zweymal gerettet.

Zachias, ein berühmter Arzt, schreibt: Ein Jüngling sey in einer Pest, die in Rom zu seiner Zeit wüthete, zweymal als todt auf den Begräbnißort gebracht worden. Da man aber beidemal Spuren des Lebens an ihm gefunden habe, so sey er auch durch Hülfe zweckmäßiger Mittel wieder hergestellt worden. Dergleichen Beispiele sind zu Pestzeiten an vielen Orten mehrere vorgefallen, daß Personen, die man als todt auf den Gottesacker getragen hatte, aus den Särgen herausgestiegen sind, und hernach noch lange gelebt haben.

Zahn und Metz retten ein scheintodtes Kind.

Martin Witzel zu Vilbel, einem Hessenschen Städchen an der Nidda, sah im Sommer 1803 einen fünfjährigen Knaben dieses Orts in der Nidda baden. Nach einiger Zeit war das Kind verschwunden. — „Unstreitig, „dachte Witzel, ist es ertrunken, und vielleicht kann ich „es noch retten."

So denken, die obern Kleider von sich werfen und

nach der Tiefe der Nidda eilen, war das Werk Eines Augenblicks bey dem guten Witzel. Wirklich ging seine menschenfreundliche Hoffnung in Erfüllung. Es glückte ihm endlich, das ertrunkene Kind aus dem Grunde des Wassers hervorzuholen und an's Ufer zu bringen; aber — es war schon völlig erstarret und todt. Indessen wandten die eiligst herbeygeholten Wundärzte Zahn und Metz allen Fleiß an die dem Kinde schuldigen Versuche, ob nicht vielleicht noch eine schlummernde Lebenskraft in der vermeinten Leiche zu erwecken wäre. Wirklich hatten sie die lohnende Freude, das scheintodte Kind durch ihre fortgesetzten Bemühungen endlich in's Leben zurückzurufen. (National-Zeitung 1803. Stück 38. Seite 793.)

Zarda's Rettungskasten zum Gebrauch für Scheintodte.

Eigentlich sollte wenigstens in jeder Stadt eine Rettungsanstalt für Ertrunkene, Erfrorne, Erstickte oder Erdrosselte seyn. Da müßte man denn die erprobtesten Mittel und Vorrichtungen beysammen haben, damit man die Versuche mit dem Verunglückten sogleich in gehöriger Ordnung anstellen könnte. Ein Rettungskasten, Nothkasten müßte z. B. alle die Sachen enthalten, womit man die Versuche zur Wiederbelebung macht. Der vollständigste, tragbarste, wohlfeilste und in jeder Hinsicht zweckmäßigste Nothkasten ist derjenige, welchen der rühmlichst bekannte k. k. Regierungsrath Dr. Jos. Ferro, bey Gelegenheit der von ihm vorgeschlagenen und in Gang gebrachten Verbesserung der Wiener Rettungsanstalten, im Jahre 1802 erfand, und mit dem galvanischen Apparate bereicherte. Etwas größer, als dieser Nothkasten, ist derjenige, dessen sich der rastlose Geschäftsleiter der Prager Rettungsanstalt, Dr. Zarda, bey vielen Gelegenheiten mit dem besten Erfolge bedient hat, und der sogar mit einer elektrischen Maschine versehen ist. (Zarda's Taschenbuch der Rettungsmittel für Scheintodte.)

Zarda, Dr. Adelb. Winz., schrieb:

a) „Von dem Nutzen, über die Rettungsmittel in plötzlichen Lebensgefahren auch den Nichtärzten Unterricht zu geben." (Prag 1792.)

b) „Rettungstafeln."

c) „Alphabetisches Taschenbuch der hauptsächlichsten Rettungsmittel für todtscheinende und in plötzliche Lebensgefahr gerathene Menschen." (Prag 1796.)

d) „Patriotischer Wunsch für die Wiederbelebung scheintodter Menschen, damit Niemand lebendig begraben werde." (Prag 1797.) Was Struve als populairer und gemeinnütziger Arzt in Norddeutschland durch seine Schriften dieser Art ward, das ist Zarda in den mittäglichen Gegenden durch diese seine schätzbaren Schriften geworden.

Zimmermann wird durch Braunold's standhafte Bemühungen aus dem hartnäckigsten Scheintode gerettet.

Johann Zimmermann, ein Schuhmacher-Meister zu Truppach, einem Vittingshofischen Dorfe unweit Bayreuth, hatte am 14ten November 1798 das Unglück, von einem umwerfenden Fuder Laubstreu, welches er fuhr, erschlagen zu werden. Herr Lor. Fried. Braunold, Pfarrer zu Mengersdorf und Truppach, ein junger Mann voll Thätigkeit und Menschenliebe, suchte den Erschlagenen so geschwind als möglich von der auf ihm liegenden Last zu befreyen. Dies gelang ihm auch, aber man bemerkte auch nicht die kleinste Spur des Lebens mehr. Wie ein Geräderter ließ der Verunglückte die Glieder sinken; sein Gesicht war gänzlich entstellt; aus seinem Munde floß Schleim und Blut, und alle Hoffnung, ihn zu retten, war dahin. Dennoch bespritzte der Pfarrer das Gesicht des Todten mit frischem Wasser und machte demselben vor allen Dingen Luft durch Auflösung des Hemdes, der Halsbinde und des Brusttuchs.

Indessen hatten sich viele Menschen versammelt, deren Keinem die Möglichkeit des Wiederauflebens dieses Verunglückten einfiel. Einige machten dem Prediger, wegen des in's Gesicht gespritzten kalten Wassers, sogar Vorwürfe; ja die Unvernunft und Unverschämtheit Anderer ging so weit, daß, als der Erschlagene von allen, den Blutumlauf hindernden Banden der engen Kleidung befreiet, und, so entblößt, stark gerieben ward, man laut sagte: „Er geht mit der Leiche um, wie ein Schindersknecht."

Diese lästernden Reden konnten indessen den Menschenfreund weder aus der Fassung bringen, noch auch den Vorsatz ändern, an dem Verunglückten alle möglichen Versuche zu machen. Er stellte vielmehr einigen Männern, welchen er Unbefangenheit und Pflichtgefühl zutrauete, auf das Nachdrücklichste die ihnen obliegende Pflicht der Nächstenliebe vor, und schloß seine Anrede mit den Worten: „Wenn nun auch unsre Bemühungen — welches leicht möglich ist — vergeblich seyn sollten, so haben wir doch unsre Pflicht gethan, unser Gewissen bewahrt, und uns außer Verantwortung gesetzt."

Hierdurch sowohl, als durch Anlegung seiner eigenen Hand, brachte er endlich einzelne Umstehende dahin, daß sie den Todten in's Dorf trugen, und auf einen Tisch der geräumigen Schulstube legen halfen.

Jetzt holte man den im Preußischen allen Pfarrämtern zugefertigten Unterricht, die Behandlung der Scheintodten betreffend, herbei. Dieser Anweisung zufolge bestrich er die Schläfe, die Nase und den Mund des Verunglückten mit Salmiakgeist, ließ den ganzen Kopf mit Essig waschen, gab ihm den Hofmannischen Liquor ein, und rieb, mittelst erwärmter, mit Branntewein besprengter, Flanelltücher, den ganzen Körper, besonders aber die Gegend der Herzgrube.

Nachdem diese Arbeit eine halbe Stunde gedauert hatte, glaubte man schon, eine Veränderung der Gesichtsfarbe zu bemerken. Nun hielt der Prediger für nöthig, den Mund vom Schleim und anderem Unrathe zu reinigen, hätte aber beinahe einen Finger darüber eingebüßt; allein er vergaß dieß gern, und freuete sich nur, dieß starke, krampfhafte Klemmen der Zähne für ein sicheres Zeichen der noch vorhandenen Lebenskraft halten zu können; denn nur im Scheintode sind dergleichen Krämpfe noch gegenwärtig. Er setzte hierauf mit seinen Gehülfen den Kranken in ein lauwarmes Bad, ließ immer mehr Wasser hinzu gießen, und die Beine mit warmen Tüchern reiben. Diese zweckmäßige Behandlung, und das immer fortgesetzte Reiben mit Flanell auf der linken Seite der Brust, vornämlich aber das abwechselnde Tropfbad auf die Herzgrube, wirkten schnell und kräftig: denn die Scheinleiche fing nun an, gleichsam nach Luft zu schnappen.

Jetzt verdoppelte ein jeder seine Thätigkeit. Indessen war nun auch der herbeigeholte Wundarzt aus Obernsee angekommen. Alle bisher angewandten Rettungsmittel hatten erwünschten Erfolg gehabt; daher wurde nun auch Blut gelassen. Das Blut sprang wie bei einem gesunden Menschen. Es erfolgten krampfhafte Bewegungen darnach; bald schlug er mit Händen und Füßen schrecklich um sich, und wand und krümmte sich dabei, wie ein Wurm. Die Bewegung seines Herzens war mehr ein Zucken, als ein Schlagen; der Schaum stand auf seinem Munde, und er brüllte wie ein Thier.

Diejenigen, welche die bloße Neugierde herbeigelockt hatte, liefen über diesen schaudererregenden Anblick davon, und selbst wer bisher hülfreiche Hand geleistet hatte, ermüdete nun in dem menschenfreundlichen Geschäfte der Lebensrettung. Der Prediger, der sie nur mit Mühe zur Ausdauer in dem angefangenen guten Werke beredete, machte einen Versuch mit einem Brechmittel, welches aber nicht wirkte. Ueber zwei Stunden blieb der Kranke in den schrecklichsten Verzuckungen und ohne Besinnung.

Bey diesem traurigen Anblicke, fingen die fleißigen Arbeiter wieder an in ihrem Diensteifer nachzulassen, und laut zu äußern, daß es unstreitig besser gewesen wäre, den Unglücklichen im Scheintode gelassen, als ihn für diese Qualen erweckt zu haben; denn er werde darüber doch endlich seinen Geist aufgeben müssen. — Dem Prediger war es zwar sehr schmerzhaft, so beurtheilt zu werden, aber er ließ sich auch dadurch in seinen Rettungsversuchen nicht irre machen. Er beobachtete jede Bewegung des Körpers genau, und da die krampfhaften Zuckungen schwächer wurden und ein wenig aufhörten: so nahm er nochmals seine Zuflucht zu einem Brechmittel, auf welches auch bald ein heftiges Erbrechen erfolgte.

Von diesem Zeitpunkte an, verlor sich die Stärke der Convulsionen immer mehr; und es stellte sich abwechselnd ein matter Schlummer ein. Diese ziemlich zuverlässigen Vorbedeutungen eines guten Ausganges aber beobachtete man erst am Abend, nachdem man, von zehn Uhr Vormittags an, sich fast ununterbrochen mit dem Scheintodten beschäftigt hatte. Froh hülleten nun die Menschenretter den leidenden Mann in Betten ein, und brachten ihn nach seinem eignen Wohnhause, wo er unverändert, bis an den Morgen des folgenden Tages, ohne Besinnungskraft liegen blieb. Nachmittags aber schlug der Verunglückte zum erstenmale mit Selbstbewußtseyn wieder die Augen auf.

Der Entkräftete gab jetzt durch Zeichen sein Verlangen nach einem Trunke zu erkennen; und der Prediger reichte ihm ein Glas Wein. Begierig schlürfte er es hinunter, und fühlte sich dadurch so gestärkt, daß er nun auch zu reden anfing Bei der fortgesetzten guten Pflege und Diät, nach der Anordnung seines Retters, konnte er am dritten Tage nach geschehenem Unglücke schon außer dem Bette bleiben, und am vierten ging er, völlig gesund, wieder an seine Arbeit.

Strömten die Leute vorhin schon haufenweise herbei, um einen Verunglückten todt zu sehen, so waren sie jetzt noch viel neugieriger, sich von der Wirklichkeit seiner Auferstehung zu versichern.

Ohne Zweifel wäre der Gerettete an einem andern Orte, wo man die Mittel zur Rettung der Scheintodten entweder nicht gekannt oder doch die Anwendung derselben nicht so musterhaft und entschlossen versucht hätte, lebendig begraben worden. Unstreitig verdient der feste, menschenfreundliche Prediger eine Bürgerkrone, der sich durch kein Geschwätz alter Weiber, und durch keine Naseweisheit andrer einfältiger Menschen in seiner Thätigkeit irre machen ließ, so laut man ihm auch zurief: „Reicht ihm lieber das heilige Abendmahl, anstatt ihn so zu plagen."

Zornige, wie sie im Scheintode zu retten sind (s. Leidenschaftliche).

Zuruf, starker, erweckt vom Scheintode (s. Rehm).

Druckfehler.

Seite 294 Zeile 11 v. oben ließ Roussel statt Russel.

FSC
www.fsc.org
MIX
Papier | Fördert gute Waldnutzung
FSC® C083411

Zeitfracht Medien GmbH
Ferdinand-Jühlke-Straße 7
99095 Erfurt, Deutschland
produktsicherheit@kolibri360.de